Springer
Berlin
Heidelberg
New York
Barcelona
Budapest
Hongkong
London
Mailand
Paris
Santa Clara
Singapur
Tokio

Herbert Ding

Aurale Rehabilitation Hörgeschädigter

Aller Anfang ist Hören

Mit 52 Abbildungen

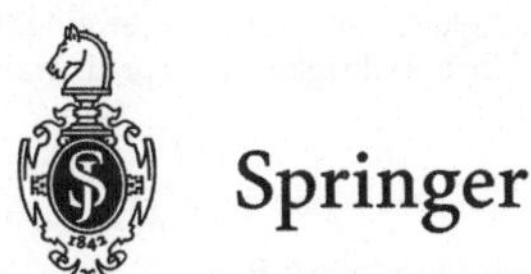

Springer

Professor Dr. Herbert Ding

Peter-Wenzel-Weg 8
69118 Heidelberg

ISBN-13:978-3-540-59321-8   e-ISBN-13:978-3-642-79779-8
DOI: 10.1007/978-3-642-79779-8

Die Deutsche Bibliothek – CIP-Einheitsaufnahme
Ding, Herbert: Aurale Rehabilitation Hörgeschädigter: aller Anfang ist Hören / Herbert Ding.
– Berlin; Heidelberg; New York; Barcelona; Budapest; Hong Kong; London; Mailand; Paris;
Tokyo: Springer, 1995
  (Rehabilitation und Prävention; 35)
  ISBN-13:978-3-540-59321-8
NE: GT

Umschlaggestaltung: Künkel + Lopka, Werbeagentur, Ilvesheim
Satzarbeiten: RTS, Wiesenbach
SPIN 10133457   21/3133–5 4 3 2 1 0 – Gedruckt auf säurefreiem Papier

Für
Gertrud

die den Raum für dieses Buch
geschaffen hat

Vorwort

Dieses Buch hat viel mit einem Weg zu tun. Es beschreibt einen *Weg der Rehabilitation hörgeschädigter Kinder,* der sich für den Sprachunterricht in der Schule, aber auch für die Einzelförderung integrativ beschulter Kinder und für die Sprachtherapie der logopädischen Praxis anbietet. Dieser Weg gründet auf den bei einem hörgeschädigten Kind noch vorliegenden Hörfähigkeiten, den technischen Möglichkeiten, sie verfügbar zu machen, und den methodischen Strategien, die diese auditiven Kapazitäten auszuformen und sie für den Sprachunterricht zu nutzen vermögen. Es ist dies kein leichter Weg, weder für das hörgeschädigte Kind noch für den Pädagogen oder Therapeuten. Wird er gegangen, bietet er die Chance, daß Kinder eine kommunikativ-sprachliche Kompetenz entwickeln, die es ihnen erlaubt, sich authentisch an Formen der Interaktion und Kommunikation zu beteiligen, wie sie von Guthörenden gelebt werden.

Dieses Buch beschreibt nicht nur einen Weg, es ist zugleich *Frucht eines Weges,* meines Weges. Dieser führte vom Ganzheitlichen Sprachunterricht meines Lehrers E. Kern über den Muttersprachlichen Unterricht A. van Udens, der dadurch zu meinem 2. Lehrer wurde, zum eigenen Aural-ganzheitlichen Ansatz. Begleiter und Ratgeber auf diesem Weg waren insbesondere A. Braun und K. Schulte sowie meine beiden Freunde H. Claußen und H. Jussen. Aus Gesprächen mit ihnen und aus dem von ihnen Gelesenen ging vieles in das vorliegende Buch ein, ohne daß es zitiert werden könnte. Wertvolle Impulse kamen auch von meinen Studentinnen und Studenten, den Pädagogen, mit denen ich in den Praktika zusammenarbeitete, und nicht zuletzt aus Seminaren für Eltern hörgeschädigter Kinder. Stationen dieses Weges waren nicht nur wissenschaftliche Untersuchungen und Publikationen, sondern auch und in besonderer Weise die praktische Erprobung eigener Konzeptionen in der Frühförderung und im Unterricht. So beschreiben auch die Praxiskapitel dieses Buches eine bei hörgeschädigten Kindern evaluierte Förderung. Allen, die mich auf diesem Weg begleitet haben, auch den nicht namentlich Genannten, möchte ich meinen Dank aussprechen, daß sie mich getragen und ertragen haben.

Es war schließlich auch ein *ganz eigener Weg,* den ich mit diesem Buch gegangen bin, beginnend mit einer ersten vagen Idee bis zur endgültigen Gestalt. Auch hier gab es treue Begleiter, denen ich danken möchte, insbesondere den Schülern und Studierenden, die sich für die Experimente als Versuchspersonen zur Verfügung stellten, den Direktoren der Schulen, die mich bei der Organisation unterstützten, und nicht zuletzt Chr. Strauß für die Hilfen bei der statistischen Auswertung. Mein besonderer Dank gilt Frau I. Wegener für die sorgfältige und verläßliche Schreibarbeit, Frau E. Costea für die gewissenhafte und kompetente Durchsicht des Manuskripts, Herrn Desrochers für die Erstellung der Zeichnungen sowie A. M. und G. L., die nicht erwähnt werden wollen. Es war ein langer Weg, ich bin angekommen, Gott sei Dank.

Heidelberg, 1995   H. Ding

Inhalt

1 Aural-oraler Ansatz

1.1 Geschichtlicher Hintergrund

Eine Schädigung des Gehörs bedingt eine umfassende und meist tiefgreifende Erschwerung des Lebens. Schon leichte Formen einer Hörschädigung erschweren es, an alltäglichen Kommunikationssituationen teilzunehmen und sich sicher in Interaktionssituationen zu verhalten, in denen akustische Signale beachtet werden müssen. Liegt die Hörschädigung schon bei Geburt vor oder tritt sie innerhalb der ersten beiden Lebensjahre ein, so ist die gesamte Entwicklung eines Kindes in hohem Maße gefährdet. Eine besondere Bedeutung kommt hierbei dem sprachlichen Bereich zu. Mittels Sprache werden nicht nur Mitteilungen an andere gerichtet und soziale Beziehungen gestaltet, Sprache ist auch von Bedeutung für die Prozesse der Auseinandersetzung mit der Umwelt (der Wahrnehmung, des Handelns und des Lernens) und mit der eigenen Person (den Prozessen der Selbstwahrnehmung und -steuerung sowie der inneren Strukturierung). Alle diese Entwicklungen sind gefährdet, steht Sprache als Medium nicht oder nur bedingt zur Verfügung.

Orale Methode

Ein Blick in die Geschichte der Rehabilitation Hörgeschädigter zeigt denn auch, daß die Entwicklung der Sprache von den Anfängen an als das zentrale Problem der Erziehung Hörgeschädigter gesehen wird. Allerdings wird nicht immer auch die Lautsprache (die gesprochene Sprache) als das adäquate Sprachsystem angesehen. Es wird – gerade bei hochgradig Hörgeschädigten– auch der Weg einer gebärdensprachlichen Erziehung gegangen. Dies gilt für die Vergangenheit und für die Gegenwart. Es stehen sich 2 unterschiedliche Methoden gegenüber, die orale Methode, die die gesprochene Sprache (os = Mund) anstrebt und die manuale Methode, die eine primär mittels Handzeichen (manus = Hand) dargestellte Gebärdensprache vermittelt. Jede dieser Methoden erfährt in ihrer Konkretisierung eine Fülle von methodischen Modifikationen.

Der hier vertretene Ansatz steht auf dem Boden der oralen Methode, strebt also die Entwicklung der gesprochenen Sprache an. Er erachtet es, wie alle anderen oral ausgerichteten Ansätze, für notwendig und möglich, daß hörgeschädigte Kinder die Lautsprache erwerben, obwohl diese zuallererst ein akustisches Phänomen darstellt. Dies wird in der Vergangenheit wie heute mit der damit eröffneten Möglichkeit Hörgeschädigter begründet, an den Formen der Kommunikation und Interaktion teilzuhaben, wie sie von Guthörenden gelebt werden. Dieser Weg ist leichter zu gehen für Kinder mit weniger starker Hörschädigung (als schwerhörig klassifizierte Kinder) – insbesondere heute, da für diese Kinder eine Vielfalt individuell anpaßbarer Hörhilfen zur Verfügung steht. Schwieriger gestaltet sich der Weg für schwer hörgeschädigte (als gehörlos definierte) Kinder – trotz der auch heute für diese Kinder gegebenen Möglichkeit der Versorgung mit Hörgeräten oder mit einem Cochlear-Implant. Ihnen sind akustische Informationen der Sprache nur in stark eingeschränktem Maße zugänglich, so daß neben dem Hören auch auf andere Sinnesmodalitäten zurückgegriffen werden muß.

Es ist Kennzeichen des hier beschriebenen Weges, daß er die Möglichkeiten der technischen Verstärkung des Hörens nutzt (bei schwerhörigen wie bei gehörlosen Kindern) und die volle Entfaltung der erhaltenen auditiven Kapazität eines hörgeschädigten Kindes anstrebt. Damit gehört er zu all den Ansätzen, die dem Hören Priorität einräumen – wie der von Pollack (1970), Ling (1989) oder Erber (1982) – und die sich unter dem Begriff „aural" (auris = Ohr) zusammenfassen lassen.

Der Begriff aural ist der englischsprachigen Literatur entliehen (s. Sanders 1971; Ling u. Ling 1978). Er wird im Deutschen erstmals von Martin (1991, S. 220) verwendet. Ling (1989, S. 12) spricht auch von auditiv-oralen Programmen („auditory-oral programs"). Hier wird der Begriff aural gebraucht. Mit ihm werden alle oralen Methoden gekennzeichnet, die sich auf das Hören als bevorzugter Sinnesmodalität stützen. Den eigenen Ansatz nennen wir *aural-ganzheitlich,* weil er aurale und ganzheitliche Aspekte der Rehabilitation Hörgeschädigter integriert (s. Kap. 4).

Hörerziehung

Wie Wedenberg (1981, S. 2) und Löwe (1991, S. 14) darlegen, setzt das Bemühen, die noch erhaltenen Hörmöglichkeiten Hörgeschädigter zu nutzen, schon mit Beginn des letzten Jahrhunderts ein. So hat Itard um 1800 in Paris Hörrohre zur akustischen Verstärkung der Sprache eingesetzt und systematische Hörübungen zur Schulung des Gehörs durchgeführt. Obwohl Itard Erfolge vorweisen kann, werden seine Ideen von anderen nicht aufgegriffen. Erst nahezu hundert Jahre später beginnen Urbantschitsch in Wien und Bezold in München erneut, mit hörgeschädigten Kindern, die Sprache über das Gehör noch wahrzunehmen vermögen, planmäßige Hörübungen durchzuführen. Beide sind erfolgreich, erklären aber die durch die Hörerziehung erzielbaren auditiven Fertigkeiten unterschiedlich. Urbantschitsch ist der Überzeugung, daß den beobachteten Hörleistungen physiologische Veränderungen, d. h. eine Verbesserung der Gehörfunktion zugrunde liegen. Bezold dagegen möchte die erzielten Hörerfolge psychologisch erklären, daß nämlich die Schüler lernen, das noch erhaltene Hörvermögen besser für die Wahrnehmung zu nutzen.

Es ist aus heutiger Sicht interessant, daß am eigentlichen Beginn der Hörbewegung, der sog. „1. Hörbewegung" (Kröhnert 1991, S. 117), schon zwei Erklärungsversuche auftauchen, die auch heute noch herangezogen werden. Einerseits wird heute aufgrund neurophysiologischer Forschungen davon ausgegangen, daß durch eine planmäßige Hörerziehung – setzt sie frühzeitig ein – physiologische Reifungsprozesse beeinflußt werden. Andererseits sind es aber auch wahrnehmungspsychologische Leistungen (wie die der Diskrimination, der Identifikation oder Interpretation akustischer Nachrichten), die in der Hörerziehung aufgebaut werden (s. hierzu Diller 1990b; Ding 1991b; Frerichs 1990).

Einen wichtigen Schritt auf dem Weg der Entwicklung auraler Methoden vollzieht in den 30er Jahren Goldstein in den USA. Er setzt als erster elektroakustische Verstärker ein und entwickelt einen an den Arbeiten von Urbantschitsch orientierten methodischen Ansatz, den er „acoustic method" nennt. Diese akustische Methode soll auf alle hörgeschädigte Kinder, ungeachtet der Schwere ihrer Hörschädigung, angewendet werden und hat die permanente Stimulation der noch vorhandenen Hörkapazitäten zum Ziel. Entscheidend kommt die Hörbewegung dann in den 50er Jahren mit der Entwicklung individuell tragbarer Hörgeräte voran. Hörerziehung gewinnt damit einen immer breiteren Raum in der Erziehung Hörgeschädigter. Wichtige Impulse gehen in dieser Zeit von England (vom Ehepaar Ewing sowie von E. Whetnall) und von den Niederlanden (van Uden) aus. Als schließlich in den 60er und 70er Jahren zunehmend leistungsstärkere und technisch ausgereifte Hörgeräte auf den Markt kommen, wird es mehr und mehr möglich, auch noch geringe Hörreste für die Sprachentwicklung zu nutzen. Erste aurale, d. h. sich primär auf das Hören stützende Ansätze entwickeln sich, wie die von D. Pollack, C. Griffith und L. Grammatico (s. hierzu Löwe 1991).

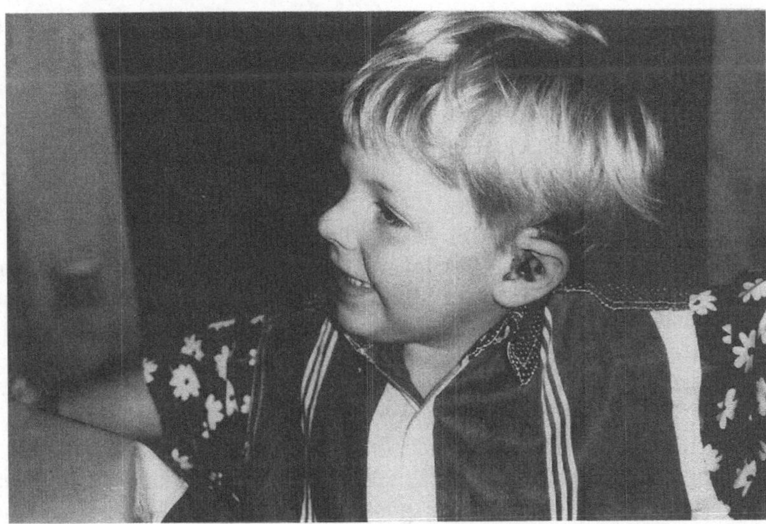

Abb. 1. Hörgeschädigtes Kind bei der Hör-Sprech-Erziehung

Phonetisch-phonologische Überlegungen

Einen ganz spezifischen auralen Ansatz entwickelt bereits in den 40er Jahren E. Wedenberg in Schweden. (Wedenberg ist Vater eines hörgeschädigten Sohnes, über dessen Förderung er zu seinem Ansatz kommt, den er später dann auch bei anderen hörgeschädigten Kindern anwendet.) Merkmal seines Vorgehens ist, daß Wedenberg – anfänglich mangels geeigneter elektroakustischer Verstärker – direkt an das Ohr („ad concham") spricht, wie dies vor ihm schon Bárczi tut, und damit die gewünschte Verstärkung der Sprache erreicht. Ein gleichzeitiges Absehen der Sprache vom Munde ist bei dieser Vorgehensweise ausgeschlossen. Absehen kommt erst hinzu, wenn eine stabile Orientierung des hörgeschädigten Kindes am Hören erreicht ist. Hörgeräte, die dann in den 50er Jahren zur Verfügung stehen, setzt Wedenberg erst ein, wenn das Kind spontan Zwei- und Drei-Wortsätze spricht.

Das Besondere dieses Ansatzes besteht zum einen darin, daß Wedenberg einen auralen Weg geht, indem er die Möglichkeiten einer ‚natürlichen' Verstärkung durch nahe Zusprache nutzt. Zum anderen aber stellt er als erster die Hörerziehung in den Zusammenhang phonetisch-phonologischer Überlegungen. Er analysiert, welche akustischen Anteile der einzelnen Sprachlaute (d. h. welche Formanten) hörgeschädigten Kindern entsprechend der Ausprägung ihrer Schädigung noch zugänglich sind. Auf dieser Grundlage unterscheidet Wedenberg 5 Hörgruppen, für die er je eigene Vorgehensweisen in der Hörerziehung vorsieht und eigene Prognosen bezüglich des Erfolgs der Hörerziehung aufstellt (s. Wedenberg 1960, 1981).

Neuere Ansätze

In Deutschland sind es A. Löwe und G. Diller, die einen auralen Ansatz in der Rehabilitation Hörgeschädigter vertreten. Es ist vor allem Löwe, der schon in den frühen 60er Jahren für eine konsequente Hörerziehung hörgeschädigter Kinder eintritt. Beeinflußt von den Arbeiten des Ehepaars Ewing, vertritt er in dieser Zeit eine Vorgehensweise, die dem Absehen Priorität einräumt und das Hören als ergänzende Modalität hinzunimmt. Löwe unterbreitet in dieser Zeit vor allem Vorschläge für eine frühe Hörerziehung im Rahmen der Hausfrüherziehung.

Löwe ändert in den 80er Jahren sein methodisches Vorgehen, nachdem er in den USA, insbesondere bei L. Gramatico einen Ansatz kennengelernt hat, der dem Hören vor dem Absehen Vorrang einräumt. Für ihn gilt nun auch, daß es in der Förderung eines hörgeschädigten Kindes zuallererst darum geht, das noch vorhandene Hörvermögen zu entwickeln. Er vertritt jedoch den Standpunkt, daß von Fall zu Fall zu entscheiden ist, welche Rolle hierbei dem Absehen zukommt. Damit verläßt er aber nicht den auralen Weg. Dies belegen die von ihm vorgeschlagenen praktischen Förderbeispiele wie auch seine gesamte Konzeption der Hörerziehung, bei der er sich eng – teils in direkter Übertragung – an die Arbeiten ausdrücklicher ‚Auralisten', wie Pollack, Gramatico, Erber und Boothroyd anlehnt (Löwe 1991).

G. Diller kommt aus der Praxis der Früherziehung hörgeschädigter Kinder und entwickelt einen Ansatz auraler Förderung, der von neurophysiologischen Überlegungen geprägt ist. Beeinflußt von seinem Lehrer W. Radigk stellt er die Maßnahmen der Frühförderung, insbesondere der Hörerziehung, eng in den Zusammenhang neurophysiologischer Erkenntnisse. Er hebt hervor, daß die Entwicklung der Hörbahn auch bei geschädigtem Gehör mit der Geburt nicht abgeschlossen ist und daß die nachgeburtlichen Entwicklungsprozesse stark davon abhängig sind, daß die Hörbahn stimuliert wird. Eine frühe Hörgeräteversorgung und früh einsetzende Hörerziehung haben darum auch Einfluß auf neuronale Entwicklungsprozesse. Die Funktion der Hörbahn kann verbessert werden. Diller spricht denn auch von der Entwicklung einer „funktionalen Hörfähigkeit". Dies geschieht auf dem Weg einer „hörgerichteten Früherziehung", bei der der aurale Ansatz mit der „muttersprachlich reflektierten Lautsprachmethode" van Udens verbunden wird. Hörenlernen und Spracherwerb gehen Hand in Hand (Diller 1990b).

Zusammenfassung

1. Schon früh wird in der Rehabilitation Hörgeschädigter versucht, die noch erhaltenen Hörmöglichkeiten für den Spracherwerb zu nutzen. Solche Versuche werden intensiviert, nachdem elektroakustische Verstärker entwickelt wurden, die es erlauben, hörgeschädigten Kindern technisch verstärkte Sprache anzubieten.
2. Heute besteht die Möglichkeit, nahezu alle hörgeschädigten Kinder mit individuell angepaßten Hörgeräten bzw. einem Cochlear-Implant zu versorgen. Dies eröffnet verstärkt die Möglichkeit, den Spracherwerb hörgeschädigter Kinder auf das Hören zu stützen, d. h. den auralen Weg der Rehabilitation zu gehen.

1.2 Audiologische Aspekte

Mehr als bei anderen oralen Methoden steht beim auralen Ansatz das noch erhaltene Gehör im Zentrum der Überlegungen. In welchem Maße die Entwicklung eines hörgeschädigten Kindes auf das Hören gestützt werden kann, hängt entscheidend davon ab, welche auditiven Fertigkeiten dieses Kind entwickelt. Von herausragender Bedeutung ist darum, daß ein hörgeschädigtes Kind frühzeitig mit sorgfältig angepaßten Hörgeräten versorgt wird und eine kompetente Hörerziehung erhält. Was ein Kind mit den audiometrisch ermittelten Hörkapazitäten anzufangen vermag, d. h. welche Hörfertigkeiten es auf der Grundlage seiner auditiven Kapazitäten entwickeln kann, hängt in starkem Maße von diesen ersten Interventionen ab.

Diller (1990b, S. 229) unterscheidet zwischen *physiologischer* und *funktioneller Hörfähigkeit*. Damit macht er darauf aufmerksam, daß zwar die Leistungsfähigkeit des Hörorgans die Grundlage der auditiven Wahrnehmung darstellt, die Wahrnehmungsleistungen eines hörgeschädigten Kindes sich jedoch aus dieser allein nicht herleiten lassen. Diese Unterscheidung ist vor allem in der Früherziehung von Bedeutung. Erste diagnostische Befunde geben noch keine Auskunft darüber, welche auditiven Fertigkeiten ein Kind dank Hörgeräte und Hörerziehung entwickeln wird. Was ein Kind mit seinen Hörgeräten zu hören vermag, ist das Ergebnis von Entwicklung, auch von neuronaler Entwicklung.

Auditive Kapazität

Bei der Beurteilung der Hörfähigkeit eines hörgeschädigten Kindes geht der aurale Ansatz eigene Wege. Er mißt dem audiometrisch ermittelten Hörverlust, der Einschränkung der Lautheitsempfindung also, nicht die Bedeutung bei, wie dies bei anderen Ansätzen geschieht. Die Hörschwelle wird nicht als die wichtigste Begrenzung der Hörfähigkeit angesehen. Sie kann dank leistungsstarker und technisch ausgereifter Hörgeräte entscheidend gehoben werden, so daß bislang ‚verborgene‘ akustische Geschehnisse zugänglich gemacht werden können. Damit rückt der audiometrisch festgestellte Frequenzverlust in den Vordergrund. Wie die Hörfähigkeit eines Kindes laut Audiogramm einzuschätzen ist, hängt entscheidend davon ab, welcher Frequenzbereich ihm noch zugänglich ist. In dem Maße, in dem die Tonhöhenempfindung eingeschränkt ist, ist das Kind auch von den in diesem Frequenzbereich liegenden akustischen Phänomenen ausgeschlossen. Technische Verstärkung vermag nur das zugänglich zu machen, was sich innerhalb der durch die Hörschädigung festgelegten Hörgrenzen befindet.

Diesen Sachverhalt möchte Abb. 2 veranschaulichen. Sie zeigt mit der unteren Kurve die Hörschwelle, mit der oberen die Aufblähkurve, d. h. die Schwelle verstärkten Hörens. Das dunkelgraue Feld stellt den Bereich dar, der dem Hören (auch mit Hörgerät) verschlossen ist. Das hellgraue Feld veranschaulicht, welchen Gewinn in diesem Fall das Hörgerät bringt.

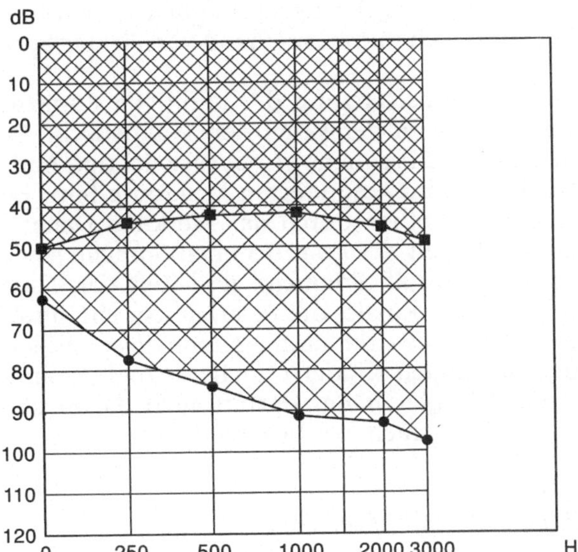

Abb. 2. Hörverlust- und Aufblähkurve eines hochgradig hörgeschädigten Kindes

Die Abbildung hebt hervor, daß zur Einschätzung der Hörfähigkeit eines Kindes nicht die Hörverlustkurve, sondern die Aufblähkurve heranzuziehen ist. Nicht das interessiert, was ein Kind ohne Hörgeräte zu hören vermag, sondern das, was ihm dank Hörgeräte zugänglich ist. Die Abbildung macht aber auch deutlich, daß eine Hörschädigung das Kind von bestimmten akustischen Phänomenen endgültig ausschließt (in diesem Fall von allen, die über 3000 Hz liegen). Dieser Sachverhalt ist insbesondere für die Sprachwahrnehmung von Bedeutung. Die – aufgrund frequentieller Beschneidung – fehlenden Anteile der Sprache bewirken Verzerrungen, die (derzeit) technisch nicht überwunden werden können. Hörgeräte verstärken lediglich diese ‚entstellte Sprache‘, vermögen sie aber nicht qualitativ zu verbessern (s. hierzu auch Stone u. Adam 1986).

Für den hier vorgestellten Ansatz stellt der einem hörgeschädigten Kind noch zugängliche Frequenzbereich das entscheidende Kriterium dar. Die ‚klassische‘ Einteilung in Schwerhörige und Gehörlose wird nicht vorgenommen; sie erweist sich als wenig relevant. Darauf haben in den 70er Jahren schon Biesalski (1973, S. 279) und in neuerer Zeit Kruse (1990, S. 148) mit Blick auf die Möglichkeiten elektroakustischer Verstärkung aufmerksam gemacht. Dies zeigt auch die Unsicherheit in der Handhabung des Kriteriums, nach dem zwischen Schwerhörigkeit und Gehörlosigkeit zu unterscheiden ist. Einige Autoren ziehen die Grenze – nach internationaler Konvention – bei 90 dB. Andere rücken sie in den Bereich von 100 dB oder 105 dB (s. Wood et al. 1986, S. 5; Claußen 1988, S. 215). Hier soll zwischen Gehörlosigkeit und Schwerhörigkeit nur in solchen Zusammenhängen unterschieden werden, in denen der über das dB-Maß definierbare Hörverlust von Relevanz ist. Die Grenze wird dann bei 100 dB gezogen, da es in der Regel möglich ist, ein hörgeschädigtes Kind bis zu diesem Bereich mit ausreichend verstärkter Sprache zu versorgen (s. Kap. 3.1).

Bei der Einschätzung der auditiven Kapazität eines hörgeschädigten Kindes bleibt in der Regel der 3. akustische Parameter, die Zeit (neben Intensität und Frequenz), unberücksichtigt. Audiometrische Verfahren geben hierzu keine gesonderten Auskünfte. Sprache stellt aber ein Phänomen dar, das wesentlich durch das Merkmal Dauer bestimmt ist. Sprachlaute und Lautfolgen der gesprochenen Sprache stellen Muster in den Dimensionen Intensität, Frequenz *und* Zeit dar. Nicht selten sind es erst die zeitlichen Merkmale, die es erlauben, ein sprachliches Muster eindeutig zu erkennen. Es sind häufig gerade diese zeitlichen Muster, die auch stark hörgeschädigten Kindern noch zugänglich sind. Die auditive Kompetenz Hörgeschädigter hängt darum auch davon ab, daß sie lernen, zeitliche Muster der Sprache zu beachten.

Hörbereich und Sprachfeld

Für aurale Ansätze ist es wichtig, einschätzen zu können, welche akustischen Anteile der Sprache einem hörgeschädigten Kind noch zugänglich sind. Sie setzen darum den audiometrisch ermittelten Hörbereich eines Kindes in Bezug zu dem akustischen Bereich, in dem sich die Sprache bewegt. Es wird geprüft, in welchem Umfange das Sprachfeld in den Hörbereich hineinreicht (s. Wedenberg 1966; Pollack 1970; Boothroyd 1982; Ling 1989). Darauf nimmt Abb. 3 Bezug. Abgebildet sind die Hörverlustsowie die Aufblähkurve eines Kindes (sie brechen bei 3000 Hz ab) und das Sprachfeld, d. h. der Bereich, innerhalb dessen die für die Kommunikation wichtigsten Sprachanteile liegen (= nierenförmiges Feld).

Die Abb. 3 zeigt zum einen, daß von einem Hörbereich, der nur bis 3000 Hz reicht, nur noch ein Teil des Sprachfeldes erfaßt wird. Die hochfrequenten Anteile der Sprache liegen außerhalb der Hörmöglichkeiten (= gerasterter Teil des Sprachfeldes). Zum anderen macht die Abbildung deutlich, daß es auch eine Frage der Verstärkung ist, ob alle einer bestimmten Hörschädigung grundsätzlich zugänglichen Sprachanteile auch wirklich gehört werden. In unserem Falle kann von einer optimalen Hörgeräteversorgung, d. h. bestmöglichen technischen Verstärkung der Sprache, ausgegangen werden. Und dennoch werden die dieser Hörschädigung zugänglichen Sprachanteile erst verfügbar, wenn in einer Entfernung von ca. 30 cm vom Mikrophon gesprochen wird (wie dies bei dem hier angenommenen Einsatz einer UKW-FM-Anlage der Fall ist).

Wenn hier von ‚Sprachanteilen' gesprochen wird, so sind damit nicht bestimmte Konsonanten oder Vokale gemeint. Das heißt, eine Beschränkung der Sprachperzeption auf Teile des Sprachfeldes bedeutet nicht, daß ganze bestimmte Sprachlaute nicht mehr zugänglich wären. Jeder Sprachlaut hat tiefe und hohe Komponenten, und stellt ein ganz bestimmtes Muster verschiedenfrequenter Anteile, sog. Formanten, dar. Wenn bestimmte Frequenzen nicht gehört werden, bedeutet dies, daß die in diesem

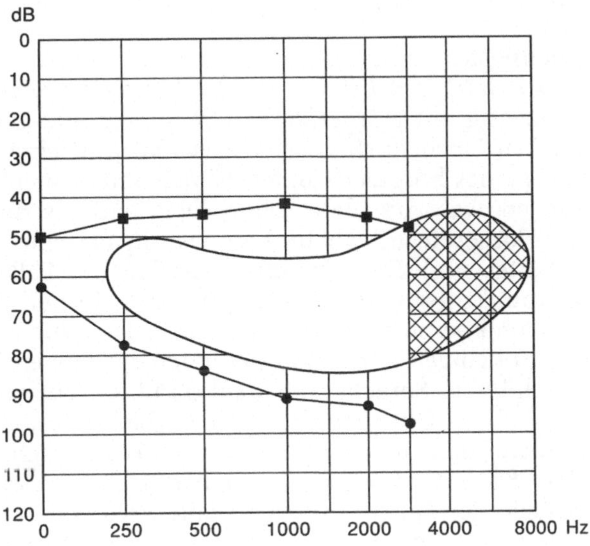

Abb. 3. Lage des Sprachfeldes bei Zusprache über ein UKW-FM-System (Sprecherentferung ca. 30 cm)

Bereich liegenden Formanten nicht wahrgenommen werden. Dies betrifft dann *alle* Sprachlaute, die Formanten in diesem Frequenzbereich besitzen. Je nach Umfang der geschädigten Frequenzen ist eine mehr oder minder große Zahl der Formanten noch erhalten, die durch geeignete Verstärkung der Wahrnehmung zugänglich gemacht werden können. Diese noch erhaltenen Formantenstrukturen stellen die Grundlage der auditiven Sprachwahrnehmung Hörgeschädigter dar.

Neben diesen frequenzgebundenen Phänomenen stützt sich die Sprachwahrnehmung auch auf Erscheinungen der Dauer und der Bewegung innerhalb der Formantenstruktur. Zeitliche Muster sind – wie oben angeführt – bisweilen für die Unterscheidung bestimmter Sprachlaute bedeutsamer als andere akustische Merkmale (sie erlauben es beispielsweise, zwischen stimmlosen und stimmhaften Plosiven zu differenzieren). Eine ähnliche Funktion haben Gleitbewegungen der Formanten, die sog. Transitionen. Häufig ermöglichen es erst die Transitionen, einen Sprachlaut eindeutig zu identifizieren. Für Hörgeschädigte, denen nur eine stark reduzierte Formantenstruktur zugänglich ist, stellen gerade Phänomene der Dauer und der Formantenbewegung wesentliche akustische Informationen dar, auf die sie ihre Sprachwahrnehmung stützen können.

Optimale Versorgung mit verstärkter Sprache

Wichtigstes Anliegen auraler Ansätze ist die *optimale Versorgung eines hörgeschädigten Kindes mit verstärkter Sprache.* Dies bedeutet, ein Kind frühzeitig mit Hörgeräten zu versorgen, die entsprechend seinen individuellen Hörbedürfnissen ausgewählt und eingestellt sind. Diese Versorgung eines hörgeschädigten Kindes mit ‚seinen' Hörgeräten ist ein langer Prozeß, was vor allem daran liegt, daß die diagnostischen Grundlagen der Hörgeräteauswahl und -anpassung mit einer Reihe von Unsicherheiten behaftet sind. Dies ist um so stärker der Fall, je jünger das Kind zum Zeitpunkt der Erstversorgung ist. Es geht bei diesem Prozeß darum, den Dynamikbereich der Sprache in den Dynamikbereich des kindlichen Ohres zu bringen und dabei den noch erhaltenen Frequenzbereich voll auszuschöpfen. Sprache soll dem Kind so laut wie nötig und so klar wie möglich zu Ohr gebracht werden. Ziel ist es, auch die leisen Anteile der Sprache, d. h. die energieschwachen Formanten und Formantbewegungen dem Kind zugänglich zu machen. Dabei sollen aber die energiestarken Anteile der Sprache nicht so laut werden, daß sie Unbehaglichkeit oder Schmerzen hervorrufen (oder die schwächeren Anteile überdecken).

Die Probleme der angemessenen Versorgung hörgeschädigter Kinder mit Hörgeräten sind in den unsicheren Angaben der Kinder bei der Anwendung sog. *subjektiverhördiagnostischer Verfahren* begründet. Zwar stehen neben den subjektiven Verfahren auch objektive und sog. semi-objektive zur Verfügung. Diese erlauben es jedoch (derzeit) nicht, auf die Befunde der subjektiven Verfahren zu verzichten. So sind die in der Erstdiagnose ermittelten Schwellenwerte, sowohl der Hörschwelle wie auch der Unbehaglichkeitsschwelle, lediglich Annäherungen an die tatsächlichen Werte. Die gewählte Verstärkung und der gewählte Frequenzgang stellen darum auch lediglich vorläufige Eintellungen dar, die über Verhaltensbeobachtungen zu verifizieren sind. Hier ist der Audiologe auf die Mitarbeiter der Eltern und Therapeuten angewiesen. Es ist möglichst schnell sicherzustellen, daß die Hörgeräte nicht zu laut eingestellt sind, damit das Kind – trotz Lautheitsbegrenzung – nicht mit zu lautem Schall versorgt wird und das Kind darum die Hörgeräte ablehnt. (Daß es hierdurch auch zu weiteren Schädigungen des Gehörs kommen kann, ist nicht auszuschließen, wenngleich ein Kind bei belastender Verstärkung in der Regel Reaktionen zeigt, die dem erfahrenen Audiologen zeigen, daß hier mit zu starkem Schall gearbeitet wird.) Es ist aber auch dafür Sorge zu tragen, daß die Hörgeräte nicht zu leise eingestellt sind. Das Kind hätte in diesem Falle nur wenig Gewinn von seinen Hörgeräten, käme in seiner Hörentwicklung nur langsam voran und könnte ggf. auch die Hörgeräte ablehnen, weil sie nur begrenzte und wenig interessante auditive Erfahrungen vermitteln.
Besondere Probleme bereitet in der Hörgeräteversorgung ein positives Recruitment. Der Dynamikbereich des Ohres kann dann so sehr eingeschränkt sein, daß kaum Raum bleibt für die Dynamik der Sprache. Auch ganz subtile Anpassungen ermöglichen es dann nicht, alle Sprachanteile des erhaltenen Frequenzbereiches zugänglich zu machen (Löwe 1979; Boothroyd 1982; Ling 1989).

Regeln beim Hörgerätegebrauch

Eine optimale Versorgung mit verstärkter Sprache verlangt, neben individuell angepaßten Hörgeräten, die Beachtung von Regeln ihrer Verwendung. Aurale Ansätze betonen, daß ein hörgeschädigtes Kind nur dann in den Genuß dessen kommt, was Hörgeräte leisten, wenn wesentliche Grundsätze befolgt werden. Als erstes wird herausgestellt, daß Hörgeräte jederzeit funktionstüchtig sein müssen und ganztägig getragen werden sollen. Sie sollen für das Kind etwas Selbstverständliches werden, so daß sie in das Körperschema integriert werden. Boothroyd (1982, S. 85) hebt hervor, daß die Mikrophone der Hörgeräte zu den Ohren des Kindes werden sollen. Nur zeitweises Tragen oder Funktionen wird diesen Prozeß erschweren oder gar unterbinden.

Ein weiterer Grundsatz besteht darin, dafür Sorge zu tragen, daß die dem Hörgerät zugeführte Sprache auch laut genug ist, so daß die Verstärkung der Hörgeräte ausreicht, um die Sprache in den Dynamikbereich des Kindes zu heben. (Dies bedeutet nicht, in die Hörgeräte zu schreien; vielmehr soll stets mit normaler Lautstärke gesprochen werden, da eine Hebung der Lautstärke die Gefahr in sich birgt, daß die leiseren Sprachanteile überdeckt werden.) Dieser Grundsatz bezieht sich auf das akustische Gesetz, nach dem der Schall mit Verdoppelung der Entfernung um ca. 6 dB leiser wird. Wird also aus zu großer Distanz mit dem Kind gesprochen, so kann es passieren, daß die Sprache, die am Mikrophon ankommt, zu leise ist, um von den Hörgeräten in allen Anteilen ausreichend verstärkt werden zu können. Das heißt, das Kind vermag nur die lauten Anteile des Gesprochenen zu perzipieren, die leisen, die es bei genügender Verstärkung auch hören könnte, bleiben versperrt. Pollack (1984b, S. 50) empfiehlt darum, in den Anfängen der Hörerziehung eine Distanz von ca. 30 cm zu wählen. In dieser Situation kommt die in normaler Lautstärke gesprochene Sprache mit einer durchschnittlichen Lautstärke von ca. 70 dB am Mikrophon an, um dann entsprechend verstärkt zu werden. Ein ähnlicher Effekt wird durch den Einsatz einer UKW-FM-Anlage erzielt mit dem besonderen zusätzlichen Vorteil, daß so auch aus größerer räumlicher Distanz das Prinzip einer mikrophonnahen Zusprache gewahrt werden kann (s. Abb. 3). Löwe (1991, S. 40) spricht sich darum dafür aus, ein Kind, sobald es an das Tragen der Hörgeräte gewohnt ist, mit einem UKW-FM-System zu versorgen.

Eine mikrophonnahe Zusprache hat neben der Sicherung einer optimal verstärkten Sprache auch die Funktion, daß Störschall ausgeblendet wird. Damit wird ein weiterer Grundsatz des Hörgerätegebrauchs erfüllt. Es ist beim Tragen von Hörgeräten darauf zu achten, daß der Nutzschall mit ca. 30 dB über einem möglichen Störschall liegt. Ein geringes Nutz-Störschall-Verhältnis erschwert es hörgeschädigten Kindern, den Störschall zu überhören und nur den Nutzschall zu beachten. Für die Hörerziehungssituation bzw. frühkindliche Interaktion gilt, daß störende Geräuschquellen (wie Radio, TV) grundsätzlich ausgeschaltet sein sollen (s. hierzu auch Kruse 1984, S. 92 und Ling 1989, S. 111).

Grenzen

Der optimalen Versorgung hörgeschädigter Kinder mit verstärkter Sprache sind Grenzen gesetzt. Diese sind zum einen technisch bedingt. Hörgeräte, wie sie heute auf dem Markt sind, stellen, trotz der Möglichkeiten ihren Frequenzgang an die Hörkurve des hörgeschädigten Kindes anzupassen, letztlich nur Verstärker dar. Sie vermögen akustische Geschehnisse, die ohne Verstärkung nicht wahrgenommen werden können, auditiv zugänglich zu machen, sie verbessern aber deren Qualität nur wenig. Die durch die Hörschädigung bedingten Verzerrungen, insbesondere der Sprache, bleiben im wesentlichen erhalten. Es ist dann Aufgabe der Hörerziehung, hörgeschädigte Kinder zu befähigen, Sprache auf der Grundlage solcher Höreindrücke zu verstehen. Eine neue Generation programmierbarer Hörgeräte verspricht, daß sie eine Hörgeräteversorgung ermöglichen wird, bei der die Funktionen der Hörgeräte mit hoher Präzision an die individuellen Hörbedürfnisse angepaßt werden.

Neben diesen (bislang noch bestehenden) technischen Einschränkungen bestehen auch physiologische, d. h. im noch verfügbaren Gehör begründete Grenzen (s. Kap. 3.2). In Fällen extremer Hörschädigung zeitigt eine Hörgeräteversorgung häufig nur wenige Erfolge. Die über die Hörgeräte erreichbaren auditiven Informationen sind zu gering, als daß das Kind von einem weiteren Tragen der Hörgeräte und von den Maßnahmen der Hörerziehung einen Gewinn hätte. In diesen Fällen besteht heute, insofern der Hörnerv elektrisch noch stimuliert werden kann, die Möglichkeit, mit einem Cochlear-Implant zu versorgen (Abb. 4).

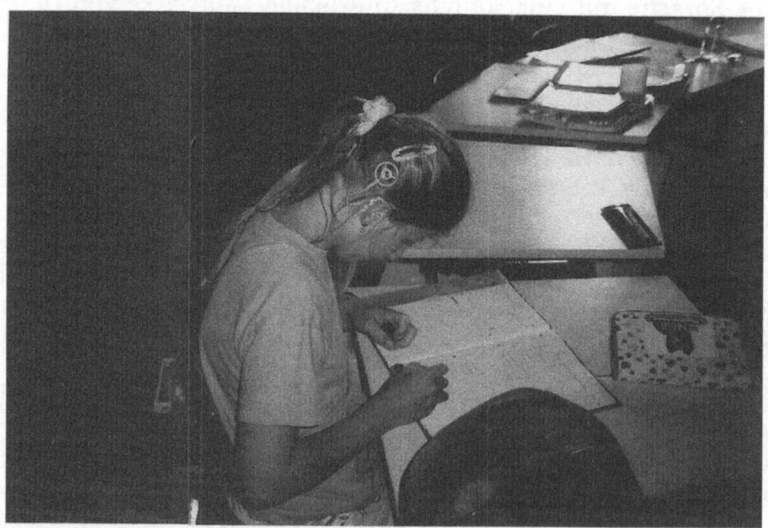

Abb. 4. Mädchen mit Cochlear-Implant

Erste systematische Untersuchungen, über die Löwe berichtet, zeigen, daß die Hörreaktionen dieser Kinder denen vergleichbar sind, die hochgradig hörgeschädigte Kinder zeigen, die mit Hörgeräten versorgt sind. Im Cochlear-Implant ist eine effiziente Möglichkeit der ‚apparativen Versorgung' solcher hörgeschädigter Kinder zu sehen, die mittels Hörgeräten nicht erfolgreich zu versorgen sind. Es eröffnet die Chance, auch mit diesen schwer hörgeschädigten Kindern den auralen Weg zu gehen (s. hierzu Löwe 1991, S. 216).

Zusammenfassung

1. Es ist ein Grundsatz lautsprachlicher Förderung, ein hörgeschädigtes Kind zum frühestmöglichen Zeitpunkt mit Hörgeräten zu versorgen. Ist das Kind noch sehr klein, stellt diese Erstversorgung einen langwierigen Prozeß dar, der eine enge Kooperation von Audiologen und Pädagogen/Therapeuten bzw. den Eltern des hörgeschädigten Kindes verlangt. Ziel ist, daß das Kind die Hörgeräte in sein Körperschema integriert. Dies bedeutet insbesondere, dafür zu sorgen, daß das Kind seine Hörgeräte ganztägig trägt und daß diese auch funktionstüchtig sind. (Dies verlangt aber auch eine auditive Förderung, die an den Motivationen des Kindes orientiert ist und Handlungskompetenz vermittelt.)
2. Für aurale Ansätze besitzt die Aufblähkurve eines Audiogramms besondere Relevanz. Sie gibt zum einen Hinweise dafür, ob ein Kind apparativ schon bestmöglich versorgt oder ob eine Überprüfung der Anpassung durch den Audiologen angezeigt ist. Zum anderen zeigt die Aufblähkurve an, welche auditive Kapazität bei einem Kind vor- liegt, d. h. welche Hörleistungen erwartet werden können. Die Aufblähkurve gibt schließlich auch darüber Auskunft, welche Sprecher-Mikrophon-Distanz zu wählen ist, um eine ausreichende Verstärkung zu sichern.
3. Der hier vorgestellte Ansatz schenkt dem einem Hörgeschädigten noch verfügbaren Frequenzbereich besondere Beachtung. Das einem hörgeschädigten Kind zugängliche Frequenzspektrum entscheidet darüber, welche Formanten und Formantenbewegungen durch Verstärkung zugänglich werden, und damit darüber, in welchem Maß der Spracherwerb auf das Hören gestützt werden kann. Aus dieser Sicht ist es Aufgabe der Hörgeräteversorgung, durch Auswahl und Einstellung der Hörgeräte (sowie individuelle Anpassung der Ohrpaßstücke) dafür zu sorgen, daß der verfügbare Frequenzbereich des Kindes bestmöglich ausgeschöpft wird.

1.3 Methodische Kennzeichen

Auralen Ansätzen der Rehabilitation Hörgeschädigter ist es eigen, daß sie Fragen der Wahrnehmung, insbesondere der Sprachwahrnehmung, in den Mittelpunkt ihrer Überlegungen stellen. Es geht ihnen um Wege, dem hörgeschädigten Kind die Sprache so vollständig wie möglich zugänglich zu machen. Die Entwicklung der Sprache und der Kommunikation wird davon abhängig gesehen, wie gut es gelingt, das Sprachwahrnehmungsproblem zu lösen. Es wird davon ausgegangen, daß das hörgeschädigte Kind grundsätzlich mit den gleichen Fähigkeiten zum Spracherwerb ausgestattet ist wie das hörende Kind. Eine ausdrückliche sprachliche Förderung braucht das hörgeschädigte Kind nur deshalb, weil das Problem der Sprachwahrnehmung nur unzureichend gelöst werden kann.

Modalitäten der Sprachwahrnehmung

Diese Fokussierung der Sprachwahrnehmung stellt keine ausschließliche Besonderheit auraler Ansätze dar. In der Rehabilitation Hörgeschädigter wird die Wahrnehmung der gesprochenen Sprache schon immer als das zentrale Problem gesehen, das allerdings auf sehr unterschiedliche Weise zu lösen versucht wird. Die extremste Lösung bietet die manuale Methode an. Sie ,löst' das Wahrnehmungsproblem, indem sie – wie oben schon angezeigt – nicht die Lautsprache zur Grundlage der Rehabilitation macht, sondern die Gebärdensprache. Die orale Methode dagegen erachtet das Wahrnehmungsproblem für grundsätzlich lösbar und macht eine Reihe von Vorschlägen, wie die Lautsprache auch Hörgeschädigten zugänglich gemacht werden kann.

Diese Vorschläge beziehen sich zum einen auf das Absehen der Sprache vom Munde, als einem ,natürlichen' Ersatz für das gestörte Hören, das aber nur eine lückenhafte Wahrnehmung der Sprache erlaubt. Es werden darum auch Handzeichen entwickelt, mittels derer Informationen der Sprache angezeigt werden, die die über das Absehen empfangenen Nachrichten ergänzen (s. hierzu Forchhammer 1923; Cornett 1970). Zum anderen wird vorgeschlagen, den vibrotaktilen Sinn für die Sprachwahrnehmung zu nutzen. Dies geschieht zum Teil über ein direktes Abfühlen des Sprechatemstromes oder der beim Sprecher entstehenden Körpervibrationen (s. Kern 1958) oder aber mittels technischer Prozeduren, die die gesprochene Sprache in vibrotaktile Signale transformieren (Abb. 5) (s. hierzu Breiner 1964, 1984; Ding 1972; Schulte u. Ding 1983). Andere Ansätze schließlich bemühen sich, die Laute der gesprochenen Sprache oder die Buchstaben der geschriebenen Sprache mittels Handzeichen darzustellen und so die Sprachwahrnehmung zu optimieren (s. hierzu Schulte 1974; Jussen u. Krüger 1975).

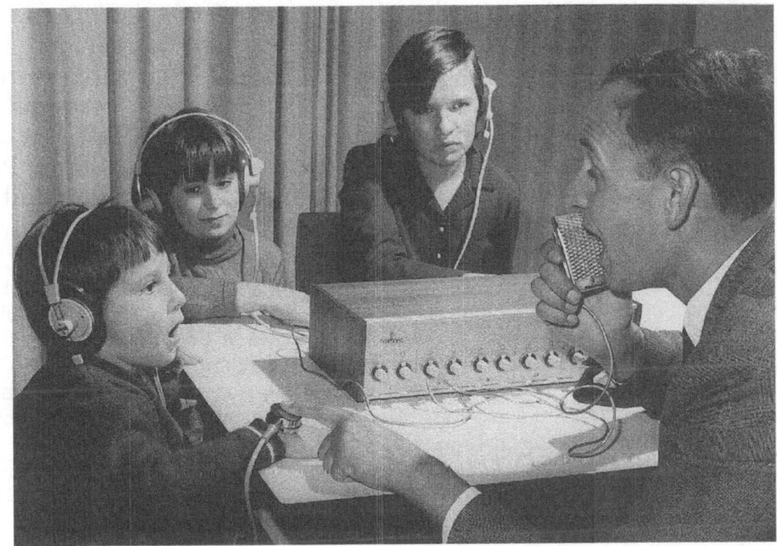

Abb. 5. Einsatz des Fonators

Nutzung des noch erhaltenen Gehörs

Neben diesen Ansätzen, die im wesentlichen auf eine Kompensation der gestörten auditiven Sprachwahrnehmung gerichtet sind, bemühen sich andere darum, das noch erhaltene Gehör zu nutzen. Hierzu sind all die oralen Ansätze zu rechnen, die ausdrücklichen Wert auf die Einbeziehung des Hörens in die sprachliche Förderung Hörgeschädigter legen, sei es, daß sie das Hören als Ergänzung des Absehens behandeln (s. Ewing u. Ewing 1964; van Uden 1968), sei es, daß sie dem Hören Priorität vor dem Absehen einräumen, wie dies die auralen Ansätze tun. Hierher gehören aber auch die Versuche, über bevorzugte Verstärkung der tiefen, bei den meisten Hörgeschädigten besser erhaltenen Frequenzen, eine Verbesserung der auditiven Sprachwahrnehmung zu erreichen (s. hierzu Guberina 1964; Ling 1964) sowie der Versuch, die Sprache in ihrem vollen Frequenzumfang in den Bereich tiefer Frequenzen zu transformieren (s. Johansson 1961). Nicht zuletzt sind hierzu alle die Ansätze zu zählen, die über die Versorgung hörgeschädigter Kinder mit einem Cochlear-Implant Hörreste zu nutzen versuchen, die über Hörgeräte nicht erschlossen werden können (s. hierzu Lehnhardt 1989; Bertram 1992a).

Aurale Ansätze bieten zur Lösung des Sprachwahrnehmungsproblems Hörgeschädigter einen Weg an, der auf den ersten Blick widersprüchlich erscheint. Sie machen das geschädigte Organ zur Grundlage der Rehabilitation. Dies geschieht, weil das Gehör als der genuine Zugang zur Lautsprache erachtet wird und weil elektroakustische Verstärkung es möglich macht, auch nur geringe Hörkapazitäten für die Sprachentwicklung zu nutzen. Es zeigt sich, daß selbst hochgradig hörgeschädigte Kinder lernen, sich in der Sprachwahrnehmung primär auf das Hören zu stützen. Dies wird durch eine frühzeitig einsetzende und konsequente Beanspruchung des Gehörs erreicht. Das hörgeschädigte Kind wird permanent auf die akustischen Erscheinungen seiner Umwelt hingewiesen und ermutigt, sich mit ihnen – mit Unterstützung des Pädagogen/Therapeuten – auditiv auseinanderzusetzen. Die Sprache wird ihm als ein akustisches Phänomen präsentiert, das es gilt, bestmöglich auditiv zu perzipieren und zu interpretieren.

Der Begriff „Pädagoge/Therapeut" wird hier und im folgenden verwendet, um damit alle Personen zu kennzeichnen, die sich um die sprachliche Förderung eines hörgeschädigten Kindes bemühen. Er wird in der Regel in der Abkürzung P/T gebraucht. Der Begriff P/T wird außerdem (wie andere vergleichbare Begriffe), um allzu komplizierte sprachliche Wendungen zu vermeiden, nur in der maskulinen Form gebraucht. Die weiblichen Vertreter einer Personengruppe sind gebeten, sich auch mit dieser Formulierung angesprochen zu sehen.

Unisensorisches und multisensorisches Vorgehen

Auf die Frage, wie eine bestmögliche Hörgerichtetheit des hörgeschädigten Kindes zu erreichen sei, werden von Vertretern auraler Ansätze unterschiedliche Antworten gegeben. Die einen vertreten die Auffassung, dies sei nur zu erreichen, wenn in der Hörerziehung ein gleichzeitiges Absehen vom Munde verhindert wird, das Kind also ausschließlich auf das Hören angewiesen ist. Sie empfehlen eine „unisensorische" Vorgehensweise (s. hierzu Pollack 1970). Andere plädieren für ein „multisensorisches" Vorgehen. Sie verweisen auf die Erfahrung, daß das Absehen – gerade bei hochgradig hörgeschädigten Kindern – immer wieder herangezogen werden muß, um die gebotene differenzierte Sprachwahrnehmung zu gewährleisten. Die notwendige Ausrichtung des Kindes am Hören erreichen sie dadurch, daß sie ihre methodischen Maßnahmen ausschließlich auf die akustischen Merkmale der Sprache richten. So wird auch die Aufmerksamkeit des Kindes und damit die angestrebten Lernprozesse (weg vom Absehen) ständig auf das Hören gerichtet (s. hierzu Ling 1989).

Eine multisensorische Vorgehensweise kann sich auf die Modalitäten Hören und Absehen beschränken, sie kann aber auch den vibrotaktilen Sinn oder weitere Zeichensysteme hinzunehmen, wie dies oben ausgeführt ist. Bei einem unisensorischen Vorgehen ist die bevorzugte Modalität immer das Hören. Das Absehen wird hier als ein ergänzendes Perzeptionssystem gesehen, das lediglich in der Hörerziehungssituation ausgeschlossen wird (und von strengen Vertretern dieses Ansatzes auch nicht systematisch geübt wird). In alltäglichen Kommunikationssituationen und im Unterricht aber werden beide Modalitäten, Hören und Absehen, genutzt. Zu Recht ist da mit Ling (1981, S. 84) zu fragen, ob eine solche Unterscheidung nach uni- und multisensorisch noch sinnvoll ist, zumal wenn in Ansätzen, die sich als multisensorisch verstehen, dem Hören – wie bei unisensorischen Ansätzen – Priorität eingeräumt wird. Wir meinen, daß auf diese Begrifflichkeit verzichtet werden kann und unterscheiden darum nur danach, ob dem Hören *oder* dem Absehen Vorrang gegeben wird. Nimmt diesen Platz das Hören ein, wird von einem auralen Ansatz gesprochen ungeachtet dessen, wie methodisch mit dem Absehen verfahren wird (s. hierzu auch Erber 1982, S. 116).

Der hier vorgestellte Ansatz strebt Hören als leitende Sinnesmodalität der Sprachwahrnehmung an. Er räumt dem Absehen eine komplementäre Funktion ein. Das heißt, auf das Absehen ist immer dann zurückzugreifen, wenn die auditiven Informationen der perzipierten Sprache nicht ausreichen. Die Ausrichtung des hörgeschädigten Kindes am Hören wird über Maßnahmen angestrebt, die auf eine *Minimierung visueller und eine Maximierung auditiver Informationen* gerichtet sind. Sprachwahrnehmung, wie auch das Hörenlernen, wird – wie noch ausgeführt werden soll – als ein sensomotorischer Prozeß gesehen. Es werden darum die Sprechkinästhesien (das sind die Empfindungen der Sprechbewegungen) in die Hörerziehung miteinbezogen. Der beschriebene Ansatz steht damit in der Tradition Reinfelders, der von der „Hörsehmethode" spricht, des sog. „Jenaer Verfahrens" Brauckmanns, das die Sprachwahrnehmung in den Zusammenhang der Sprechmotorik stellt, sowie der von Jussen beschriebenen „Hör-Seh-Sprechmethode" (s. Reinfelder 1925; Brauckmann 1934, 1936; Jussen 1969). Er stellt jedoch keine Fortentwicklung dieser Methoden dar, sondern setzt bei den heute über elektroakustische Verstärkung ermöglichten auditiven Leistungen hochgradig Hörgeschädigter an, wie sie in der Literatur berichtet (s. hierzu Boothroyd 1984; Erber 1981, 1982; Ling 1989) und insbesondere in eigenen Untersuchungen beobachtet werden (s. Ding 1993a, 1993b, 1993c). Danach sind auch den als gehörlos definierten Kindern bedeutsame akustische Informationen der Sprache auditiv zugänglich. In welchem Maße dies der Fall ist, hängt – Verstärkung vorausgesetzt – weniger vom durchschnittlichen Hörverlust als vom noch erhaltenen Frequenzbereich ab (s. hierzu Kap. 3.2).

Ganzheitliche Förderung

Aural-orale Methoden sind keine bloßen Hörerziehungsmethoden. Sie sind nicht auf das Hörenlernen und ggf. auf das Sprechenlernen beschränkt, sondern stellen Wege einer die gesamte Sprachentwicklung umfassenden Förderung dar. Ihr Ziel ist die Befähigung des hörgeschädigten Kindes zur lautsprachlichen Kommunikation, was neben Hören- und Sprechenlernen vor allem die Entwicklung einer kommunikativ-sprachlichen Kompetenz verlangt. Es muß *Sprache* erworben werden, um sich sprechend und hörend an der Kommunikation beteiligen zu können. Die auditive Förderung eines hörgeschädigten Kindes hat in diesem Kontext eine 3fache Funktion. Zum einen soll sie dazu befähigen, daß das hörgeschädigte Kind als ‚hörender Partner' an der Kommunikation teilnehmen kann. Zum anderen dient sie dem Sprechen und Sprechenlernen, indem sie den Aufbau einer auditiven Feedbackschleife anstrebt, über die das Sprechen kontrolliert und gesteuert werden kann. Sie dient schließlich der Entwicklung

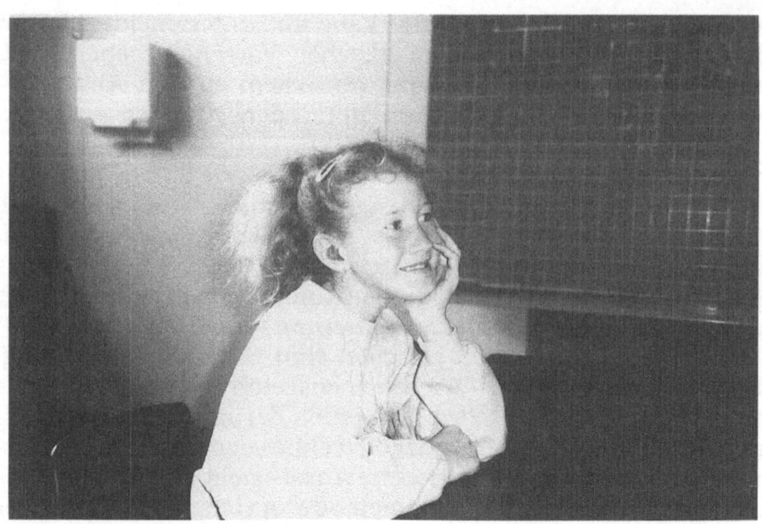

Abb. 6. Mädchen mit HdO-Geräten

der Sprache und ermöglicht es, Sprache in ihrer ‚lautlichen Form' zu erwerben.

Aurale Ansätze streben in der Regel auch ‚natürliche', d. h. muttersprachliche Wege des Spracherwerbs an, da sie die Erfahrung machen, daß aural geführte Kinder ‚spontan' Sprache entwickeln. Muttersprachlich vorzugehen bedeutet jedoch nicht – dies hat van Uden, der wohl prominenteste Vertreter dieses Weges, stets betont – auf formale Unterweisung gänzlich zu verzichten. Hörgeschädigte Kinder bedürfen, damit sie ihre Sprache optimal entwickeln, auch formaler Instruktion. Will man – wie Ling (1989, S. 187) dies tut – unterscheiden zwischen formalen und informellen Strategien der sprachlichen Förderung, so stellt sich nicht die Frage eines Entweder-Oders, sondern des Verhältnisses der beiden Strategien zueinander. Es gibt Kinder, die mehr formale Instruktionen brauchen, andere kommen mit einem Minimum aus. Gerade in der Früherziehung kann sehr vieles informell, d. h. im Zusammenhang der Kommunikation geschehen. Dies ist auch in späterer Zeit noch möglich, reicht aber bei den meisten hörgeschädigten Kindern für eine gelingende Sprachentwicklung nicht aus. Es werden mehr oder minder umfängliche formale Instruktionen nötig.

Der hier vorgestellte Ansatz basiert auf der muttersprachlichen Methode. Er betont das ganzheitliche Element muttersprachlichen Spracherwerbs – sowohl im Blick auf die Sprache selbst, als auch hinsichtlich des Kontextes, innerhalb dessen Sprache erworben wird. Dies gilt insbesondere für die Früherziehung. In der Schule, im Sprachunterricht, werden die Prinzipien ganzheitlichen Spracherwerbs an die dort gegebenen spezifischen sozialen und sachlichen Bedingungen sowie das Alter der Kinder angepaßt. Dies bedeutet, den Spracherwerb weiterhin in den Kontext der

gesamten Entwicklung des Kindes zu stellen und neben den ‚natürlichen'
Sprechanlässen sog. fiktive Situationen zu schaffen, d. h. Spracherwerbssituationen, in denen die Schüler ‚stellvertretend' die Rolle von Kommunikationspartnern übernehmen. Formale Instruktion erhält bei dieser
Konzeption den Raum, den die Schüler beanspruchen.

Grenzen des auralen Weges

Die Grenzen des vertretenen Ansatzes werden – wie oben angezeigt und
später noch näher ausgeführt wird – nicht primär vom durchschnittlichen
Hörverlust gesteckt, sondern vom noch verfügbaren Frequenzbereich. Es
wird hier darum in der Regel von „hörgeschädigt" gesprochen und nur
in besonderen Zusammenhängen zwischen „gehörlos" und „schwerhörig"
unterschieden. Differenziert wird jedoch im Hinblick darauf, welche Frequenzen noch erhalten sind, d. h. wie stark die Tonhöhenempfindung eingeschränkt ist. Ob der aurale Weg gegangen werden kann, entscheidet
insbesondere dieser Faktor. Mitentscheidend ist aber auch, ob ein Kind
zusätzlich geschädigt ist, ob günstige oder ungünstige Sozialisationsbe-
dingungen vorliegen und vor allem, wann mit der auralen Förderung begonnen wird. So wird es Kinder geben, bei denen Bedingungen vorliegen,
die daran hindern, den auralen Weg zu gehen. Diese Kinder werden sich
in der Sprachwahrnehmung primär auf das Absehen stützen, das Hören
– soweit überhaupt möglich – ergänzt das Absehen (s. hierzu Breiner
1984). Bei diesen Kindern kann es auch angezeigt sein, ergänzend zum
Absehen und Hören, andere Möglichkeiten der Sprachwahrnehmung, wie
der vibrotaktilen, anzubieten (s. Kap. 3.3). Liegt eine Mehrfachbehinde-
rung vor, so wird auch dieser visuell-vibrotaktile oder überhaupt der orale
Weg nicht möglich sein. In diesen Fällen sind andere Ansätze der Rehabilitation gefordert (s. hierzu van Uden 1988).

Zusammenfassung

1. Die Sprachwahrnehmung stellt bei den oralen Methoden schon immer ein zentrales Problem dar. Es wird die Erfahrung gemacht,
   daß der Spracherwerb um so besser gelingt, je besser das Sprachwahrnehmungsproblem gelöst wird. Die Wege, die hierbei gegangen
   werden, beziehen insbesondere das Absehen, aber auch den Vibrationssinn sowie sogenannte Ersatzzeichensysteme in die Methodik
   der sprachlichen Förderung ein. Das Hören wird traditionell als
   eine ergänzende Sinnesmodalität gesehen, die je nach Einschätzung
   ihrer Relevanz mehr oder minder stark hinzugezogen wird.
2. Aurale Ansätze räumen dem Hören Priorität ein, das Absehen oder
   andere Perzeptionssysteme werden als Ergänzung des Hörens betrachtet. Aurale Ansätze stützen sich auf die technischen Möglich-

keiten elektroakustischer Systeme, wie der Hörgeräte oder der Cochlear-Implants. Im Mittelpunkt steht die Förderung der auditiven Sprachwahrnehmung, die jedoch im Kontext der Maßnahmen kommunikativ-sprachlicher Förderung erfolgt. Aurale Ansätze sind keine bloßen Hörerziehungs-Programme, sondern stellen Methoden einer umfassenden sprachlichen Förderung dar.

3. Der hier vorgestellte aurale Ansatz erachtet das Absehen als ein in der Rehabilitation Hörgeschädigter unverzichtbares Perzeptionssystem. Die erforderliche Ausrichtung der Sprachwahrnehmung am Hören erreicht er, indem er durch seine methodischen Maßnahmen die über das Hören zugänglichen Sprachinformationen maximiert und zugleich die visuellen Informationen des Absehens minimiert. Dieser Ansatz basiert auf der muttersprachlichen Methode und stellt den Spracherwerb ausdrücklich in den Kontext der Interaktion/Kommunikation. Damit fokussiert er den ganzheitlichen Aspekt des Spracherwerbs.

Exkurs (1)

Aurale Förderung – wie sie hier vorgestellt wird – steht im Kontext einer *pädagogisch begründeten* Theorie der Rehabilitation Hörgeschädigter. Ihre Zielsetzungen leiten sich nicht allein aus der Audiologie, sondern auch aus der Erziehungstheorie ab. Aurale Förderung stellt nicht die ganze Rehabilitation Hörgeschädigter, sondern lediglich einen ihrer Aspekte dar. Sie hat innerhalb der gesamten Erziehung die Verantwortung für Interventionen, die sich unmittelbar auf die Hörschädigung und die dadurch ausgelöste Störung der Interaktion/Kommunikation beziehen.

Die dem vorgestellten *aural-ganzheitlichen* Ansatz zugrundeliegende Erziehungstheorie leitet sich ab aus einer Theorie der Behinderung, die den Hörgeschädigten als einen Menschen sieht, der so ist, wie jeder andere. Sie betrachtet Behinderung nicht als ein Merkmal, das den Hörgeschädigten zu einem ‚besonderen Menschen' macht. Was ihn als Behinderten kennzeichnet, stellt keine Abweichung von der Normalität dar, sondern ist Eigenheit seiner Persönlichkeit. Erziehung soll ihn befähigen, als Behinderter authentisch in einer Gesellschaft Nichtbehinderter zu leben.

Zu dieser Leitidee der Erziehung Hörgeschädigter leistet aurale Förderung den Beitrag, daß sie mit der kommunikativ-sprachlichen Kompetenz eine Fähigkeit entwickelt, die zur Teilhabe an der Interaktion/Kommunikation Hörender entscheidend beiträgt. Diese Teilhabe ist jedoch – solange Behinderung besteht – nur in Grenzen möglich, d. h. der Hörgeschädigte erlebt sich immer wieder als einen, der von der Interaktion/Kommunikation Hörender ausgeschlossen ist. Aurale Förderung bedarf darum eines erzieherischen Kontextes, der den Hörgeschädigten befähigt, diese Erfahrungen begrenzter Teilhabe anzunehmen.

Der Hörgeschädigte ist auf eine Erziehung angewiesen, die ihm hilft, seine Behinderung als Realität seines Lebens zu sehen und zu akzeptieren. Er soll lernen, sich als einen behinderten Menschen anzunehmen. Eine solche Erziehung muß dafür Sorge tragen, daß der Hörgeschädigte seine Behinderung nicht als negatives Merkmal seiner Person, sondern als Merkmal seiner Interaktion/Kommunikation sehen lernt, er also auch einzuschätzen lernt, wie Nichtbehinderte mitverantwortlich sind für das Gelingen oder Scheitern der Interaktion/Kommunikation. Erziehung möchte darum den Hörgeschädigten zu zweierlei befähigen: Auf der einen Seite soll er erkennen können, wann er auf eine Beteiligung an der Interaktion/Kommunikation verzichten soll, und auch fähig sein, diesen Verzicht zu leisten. Auf der anderen Seite soll er in der Lage sein, seine Beteiligung an der Interaktion/Kommunikation dadurch zu sichern, daß er die Nichtbehinderten dazu anhält, Verantwortung für das Gelingen der Interaktion/Kommunikation wahrzunehmen.

Der erzieherische Kontext auraler Förderung beinhaltet nicht zuletzt das Bemühen um die Entwicklung von Autonomie, d. h. um die Befähigung zu einer selbständigen und selbstverantwortlichen Lebensführung. Dieses Erziehungsziel beinhaltet die Entwicklung des Hörgeschädigten zu einer eigenständigen Persönlichkeit sowie die Entfaltung von Bildung und Handlungskompetenz. Denn wie authentisch ein Hörgeschädigter zu leben vermag, hängt auch davon ab, welches Wissen und Verständnis er von den Lebenszusammenhängen entwickelt, in denen er steht, und wie er darin selbstverantwortlich zu handeln vermag. Diese Zielsetzungen stehen in engem Zusammenhang mit der Entwicklung einer kommunikativ-sprachlichen Kompetenz und sind so eng mit den Zielen auraler Förderung verknüpft.

2 Aurale Methoden

2.1 Pollacks akupädischer Ansatz

Doreen Pollack (USA) ist Audiologin und gehört zu den ersten, die ein geschlossenes Konzept der auralen Rehabilitation vorlegen (Pollack 1970, 1984a, 1984b). Sie nennt ihren Ansatz ,akupädisch', hergeleitet von den Begriffen ,akustisch' und ,pädagogisch'. Schöpfer dieser Begrifflichkeit ist der niederländische Audiologe Huizing, der Anfang der 50er Jahre Kontakt mit der Gruppe bekommt, in der Pollack arbeitet. Seine Intention ist, mittels dieses Begriffes den von Pollack beschrittenen Weg abzugrenzen von traditionellen auditiv orientierten Ansätzen, die zwar dem Hören einen gewichtigen Platz, aber keine Priorität vor dem Absehen einräumen.

Pollacks akupädischer Ansatz stellt ein Früherziehungsprogramm dar. Er strebt die frühe und volle Entfaltung der noch vorhandenen auditiven Kapazitäten eines hörgeschädigten Kindes an. Ziel ist, wie dies Huizing formuliert, „die Integration des Hörens in die Persönlichkeit des Kindes" (Huizing 1959, zit. nach Pollack 1970, S. 13). Acht grundsätzliche Prinzipien kennzeichnen diesen Ansatz.

Frühe Diagnose

Das 1. Prinzip stellt die frühe Diagnose der Hörschädigung dar. Hörschädigungen sollen frühestmöglich, idealerweise gleich nach Geburt eines Kindes, erkannt werden. In sog. Screening-Tests (= Aussonderungsuntersuchungen) sollen die Kinder entdeckt werden, bei denen eine Hörschädigung vorliegt. Für die Untersuchung Neugeborener schlägt Pollack Verfahren vor, die sich der Auslösung angeborener Reflexe als Hörreaktionen bedienen. Da dieses Verfahren ein sehr grobes Instrument darstellt, können Hörschädigungen so nicht sicher erkannt werden. Es sind nachfolgende Untersuchungen nötig, die überprüfen, ob tatsächlich eine Hörschädigung vorliegt und wie groß sie ggf. ist.

Es ist wünschenswert, eine Hörschädigung schon bei Geburt zu erkennen. Aussonderungs-Untersuchungen, die auf alle Neugeborene ausgedehnt werden, gelten aber als zu aufwendig und zu kostenintensiv. Es wird darum vorgeschlagen, unter den Neugeborenen nur die Kinder zu untersuchen, bei denen ein erhöhtes Risiko für eine Hörschädigung angenommen werden muß. Dies sind nach Löwe (1989, S. 21) 4–6 % aller Neugeborenen.

Risikofaktoren sind nach Biesalski (1989, S. 19) im besonderen:
- familiäre Hörstörungen, die auf Erbfaktoren hinweisen,
- Röteln während der ersten 5 Schwangerschaftsmonate,
- Fehlbildungen im Kopfbereich (auch Lippen-Kiefer-Gaumenspalten),
- schwere Blutungen, besonders während der Frühschwangerschaft,
- Frühgeburt/Mangelgeburt unter 1500 g,
- Asphyxie mit Apgar 1–3,
- Ikterus gravis.

Frühstmögliche Versorgung mit Hörgeräten

Ein 2. grundlegendes Prinzip des von Pollack vertretenen Ansatzes ist mit dem 1. eng verbunden und beinhaltet die frühestmögliche Versorgung eines hörgeschädigten Kindes mit Hörgeräten. Ein hörgeschädigtes Kind bekommt, sobald die Hörschädigung feststeht, 2 Hörgeräte, die in der Regel aber noch nicht die endgültigen Geräte darstellen. Es bedarf eines längeren Prozesses der wiederholten Überprüfung, bis ein Kind endgültig mit *seinen* Hörgeräten versorgt ist. Aber auch danach wird ständig überprüft, ob die getragenen Hörgeräte auch die bestmögliche Versorgung des Kindes darstellen.

Pollack verweist in diesem Zusammenhang auf die von manchen Audiologen vertretene Auffassung, daß eine zu frühe und damit noch unsichere Hörgeräteversorgung die Gefahr einer zu hohen und schädigenden Verstärkung birgt. Als Beleg verweisen diese Audiologen auf die Beobachtung, daß eine große Zahl frühkindlicher Hörschädigungen progressiv verläuft. Für Pollack besteht kein sicherer Zusammenhang zwischen dieser Beobachtung und einer möglicherweise zu starken Schallverstärkung. Für sie können jedenfalls solche (möglichen) Fälle durch genügende Sorgfalt bei der Erstversorgung eines Kindes mit Hörgeräten und durch ständige Kontrolluntersuchungen vermieden werden.

Auch Löwe (1979, S. 53) schätzt die Gefahr einer Schädigung durch zu laut eingestellte Hörgeräte als gering ein, da hörgeschädigte Kinder, sogar schon Säuglinge, eine zu hohe Verstärkung in der Regel gar nicht akzeptieren. Im Blick auf progredient verlaufende Hörschäden verweist Löwe (1991, S. 23) darauf, daß sie bei etwa 2/3 aller erblichen Hörschädigungen auftreten, letztere aber 40–60 % aller Hörschädigungen ausmachen. Es ist also bei etwa jedem 3. Kind mit angeborener Hörschädigung zu erwarten, daß seine Hörschädigung progredient verläuft.

Unisensorische Vorgehensweise

Ein 3. Merkmal stellt die unisensorische Vorgehensweise dar. Alle Förderung ist am Hörenlernen ausgerichtet. Es gilt zunächst (nachdem das Kind mit Hörgeräten versorgt ist), die ganze Aufmerksamkeit des Kindes auf das zu lenken, was ihm nun auditiv zugänglich wird. Dies geschieht so, daß das Kind von der Seite oder von hinten angesprochen wird bzw. ihm auf diese Weise Geräusche und Klänge angeboten werden. Das Kind soll sich zunächst ganz auf seine auditive Wahrnehmung konzentrieren. Dies gilt insbesondere im Hinblick auf die Wahrnehmung von Sprache. Das Absehen der Sprache vom Munde soll in diesen Situationen vermieden werden. Da darf es, wie Pollack es ausdrückt, keinen Kompromiß geben. Später, wenn das Kind am Hören ausgerichtet ist, werden auch visuelle Informationen zugelassen, was für die Wahrnehmung der Sprache bedeutet, daß nun auch das Absehen einbezogen wird (ohne allerdings ausdrücklich geübt zu werden). Das Kind wird „multi-sensorisch" (Pollack 1970, S. 19).

Die Mehrheit der hörgeschädigten Kinder – auch die Mehrheit der als gehörlos definierten – hat genügend Hörvermögen, das mit Hilfe moderner Hörgeräte genutzt werden kann. Jedes Kind soll, liegen auch nur minimale Hörreste vor, die Chance haben, seine auditiven Möglichkeiten zu entfalten. In welchem Umfange dies möglich ist, kann nicht aufgrund des Audiogramms vorhergesagt werden, sondern wird sich erst im Verlauf einer konsequenten Hörerziehung erweisen. (Ein Audiogramm soll darum nicht dazu benutzt werden, ein hörgeschädigtes Kind zu „klassifizieren", als schwerhörig oder gehörlos.) Hören muß gelernt werden. Dies braucht Zeit – Pollack spricht vom „Hörjahr", das hörende Kinder brauchen und das auch hörgeschädigten Kindern (ab dem Zeitpunkt ihrer Versorgung mit Hörgeräten!) eingeräumt werden muß. Dies braucht aber auch Vertrauen in die Möglichkeiten des Kindes. Pollack empfiehlt darum den Eltern eines hörgeschädigten Kindes, mit ihm zu sprechen, „als ob es hören könne" (Pollack 1984b, S. 48).

Förderung im „normalen Lernumfeld"

Ein 4. Prinzip des akupädischen Ansatzes besteht darin, daß die Förderung des hörgeschädigten Kindes in einem „normalen Lernumfeld" erfolgen soll. Förderung soll nicht nach Gesichtspunkten schulischen Lernens, sondern im Kontext der alltäglichen Erfahrungen des Kindes erfolgen. Das Kind soll eingetaucht („gebadet") werden in eine Welt von Tönen. Dazu gehören zum einen all die im Alltag auftauchenden akustischen Geschehnisse (wie das Hupen eines Autos oder das Geräusch eines Hubschraubers). Sie sollen dem Kind bewußt gemacht werden; es soll ihm gezeigt werden, woher diese Geräusche kommen, um das Kind so auditiv an seine Umwelt anzubinden. Es soll lernen, auf akustische Ereignisse seiner Umwelt zu achten und auf sie angemessen zu reagieren.

Zum anderen wird das Kind auditiv über gezielte akustische Angebote gefördert. Dies geschieht mittels sog. Geräusche-Macher (Trompete, Rätsche usw.). Mit ihnen werden dem Kind Geräusche angeboten – aus wechselnden Richtungen und mit wechselnder Lautstärke. Spielend soll so das Kind lernen, die Quelle des perzipierten Geräusches zu suchen und zu identifizieren. Nicht zuletzt aber fordert das Sprechen der Eltern ständig zum Hören auf. Das Kind ist auch eingebettet in Kommunikation. Es wird mit ihm gesprochen, es wird gerufen, es wird ihm etwas erklärt usw. So lernt es, auch auf die Sprache zu achten und darauf zu reagieren. Es greift das Sprechen der Eltern auf und versucht, es zu imitieren. Hören löst so die Entwicklung des Sprechens und der Sprache aus.

Auditive Rückkopplung

Das 5. Prinzip bezieht sich auf die Prozesse der Steuerung des eigenen Sprechens. Sollen diese auf auditivem Wege erfolgen, ist es erforderlich, daß das hörgeschädigte Kind eine auditive Feedbackschleife aufbaut. Beim hörenden Kind geschieht dies während der Lallphase, beim Spielen mit der eigenen Stimme, sowie beim Hören und Beantworten der Stimme seiner Eltern. Die auditive Feedbackschleife hält das Lallen in Gang und ermöglicht, das Sprechen anderer zu imitieren. Pollack ist der Auffassung, daß dank elektroakustischer Verstärkung auch stark hörgeschädigte Kinder lernen können, eine auditive Feedbackschleife aufzubauen. Auch diese Kinder vermögen so, ihr eigenes Sprechen auditiv zu kontrollieren und zu steuern sowie das Sprechen anderer auf dem Wege der auditiven Wahrnehmung imitierend aufzugreifen.

Van Uden weist darauf hin, daß auch gehörlose Kinder zu lallen beginnen, sie das Lallen aber zu dem Zeitpunkt abbrechen, zu dem das hörende Kind sein Lallen über die auditive Rückkopplung aufrecht erhält. Eine frühe Hörgeräteversorgung kann darum auch bei gehörlosen Kindern zu einem Fortgang des Lallens führen und einer „Verstummung" vorbeugen (van Uden 1963, S. 7).

Verwendung von „normaler Sprache"

Das 6. Prinzip fordert, daß in der Förderung hörgeschädigter Kinder „normale Sprache" verwendet werden soll. Mit dieser Forderung wendet sich Pollack gegen Verfahren, die beim hörgeschädigten Kind eine reduzierte Sprache aufbauen möchten. Pollack postuliert einen Ansatz, bei dem die sprachliche Förderung hörgeschädigter Kinder den Entwicklungen folgt, die das hörende Kind beim Spacherwerb durchläuft. Sie entwickelt ein Modell, das diese Entwicklungen in eine hierarchische Ordnung bringt. Dabei unterscheidet sie – wie Abb. 7 zeigt – 3 Bereiche: das Hören- und das Sprechenlernen sowie den Spracherwerb.

Dieses Entwicklungsmodell stellt die Grundlage des Pollack'schen Förderprogramms, des sog. *kindzentrierten Curriculums* dar. Sprachförderung geschieht nach diesem Curriculum sowohl informell, im Zusammenhang mit den alltäglichen Erfahrungen des Kindes, als auch in eher formeller Weise, d. h. in therapeutisch gestalteten Situationen. Pollack betont, daß das hörgeschädigte Kind (wie das hörende) die wichtigsten Impulse für seine Sprachentwicklung in der familiären Kommunikation bekommt, insbesondere im Zusammenhang der alltäglichen Routinesituationen (Ankleiden, Essen usw.). Zugleich macht sie aber auch deutlich, daß das hörgeschädigte Kind strukturierte Angebote braucht. Alltagssi-

Hören	Sprechen	Sprache
Lauschen	Schreien	lautliche (vorsprachliche) Kommunikation
Lokalisation	Lautieren	
Diskrimination	Lallen	
Feedbackschleife	Nachahmung	orektischer
Kurzzeitgedächtnis		Sprachgebrauch
Verstehen im Kontext	Sprechen im Kontext des Handelns	erste bedeutungshaltige Wörter Zwei-Wort-Sätze

Abb. 7. Modell der Sprachentwicklung in den Bereichen Hören, Sprechen, Sprache. (Nach Pollack 1984b, S. 49)

tuationen und die Kommunikation darin sind so zu gestalten, daß sie die Wahrnehmungsmöglichkeiten des Kindes berücksichtigen. Vor allem aber bedarf das Kind in gesonderten, spielerisch gestalteten Übungssituationen gezielter sprachlicher Angebote und Hilfen. In diesen Situationen wird das Kind systematisch in den 3 Entwicklungsbereichen gefördert: Es wird Hörerziehung betrieben, das Sprechenlernen geübt und die Sprache aufgebaut.

Mitarbeit der Eltern und Elternberatung

Im Ansatz Pollacks – als einem Früherziehungsprogramm – spielt die Mitarbeit der Eltern eine gewichtige Rolle. Davon handelt das 7. Prinzip. Es verweist auf die Notwendigkeit der Mitarbeit der Eltern, aber auch auf die Erfordernis der Elternberatung. Eltern haben nicht nur die Verantwortung, die Termine beim Pädagogen wahrzunehmen bzw. auch zuhause zu sein, wenn ein Hausbesuch verabredet ist; sie tragen auch Verantwortung für die Förderung selbst, insbesondere wenn das Kind noch klein und auf die intime Zweierbeziehung angewiesen ist. Diese Rolle vermögen Eltern in der Regel nur zu übernehmen, wenn ihnen entsprechende professionelle Hilfen gegeben werden. Sie brauchen Anleitungen, um die Aufgaben der Förderung leisten zu können. Sie brauchen aber auch Unterstützung, um die emotionale Problematik, ein behindertes Kind zu haben, bewältigen zu können. Diese Hilfen haben Vorrang vor der Elternanleitung, da Eltern, ehe sie in der emotionalen Bewältigung ihrer Situation erste Schritte getan haben, gar nicht in der Lage sind, Verantwortung für die Förderung ihres Kindes zu übernehmen (s. hierzu Exkurs (4)).

Einzelförderung

Das 8. Prinzip des akupädischen Ansatzes fordert, daß sprachliche Förderung (in der Früherziehung) als Einzelförderung erfolgen soll. Die Förderung hörgeschädigter Kinder in der Lerngruppe hat ihren Platz in der Schule. Als Gründe führt Pollack an, daß auch der Spracherwerb des hörenden Kindes im sozialen Kontext einer Zweierbeziehung erfolgt. Vor allem aber führt sie ins Feld, daß das hörgeschädigte Kind nur dann eine ‚normale Sprache' entwickeln kann, wenn ihm ‚normale sprachliche Vorbilder' angeboten werden. Dies ist aber in der Gruppe mit anderen hörgeschädigten Kindern nur bedingt der Fall. Für das hörgeschädigte Kind stellt die Einzelförderung aber auch darum eine günstige Bedingung des Spracherwerbs dar, weil die sprachlichen Angebote in unmittelbarer Nähe des Kindes gemacht werden können und so eine optimale akustische Bedingung für die Sprachwahrnehmung besteht. Auch kann in dieser Situation die Sprache unmittelbar auf die Aktivitäten des Kindes bezogen werden, so daß die Referenzierung, das ist die Verbindung des Gesprochenen mit den Erfahrungen, erleichtert wird. Nicht zuletzt stellt die Einzelförderung eine ‚dichte' Lernsituation dar, da hier uneingeschränkt auf die augenblicklichen Lernmöglichkeiten des Kindes eingegangen werden kann.

Zusammenfassung

1. Der von D. Pollack vorgestellte Ansatz stellt ein Früherziehungsprogramm dar, das auf einer unisensorischen Vorgehensweise beruht. Die ersten Lebensjahre eines hörgeschädigten Kindes werden als die Zeit angesehen, in der sich entscheidet, ob es eine aurale Entwicklung nehmen kann. Wird mit der auditiven Förderung zu spät begonnen, ist diese Entwicklung gefährdet. Pollack macht kaum Aussagen zu Fragen der schulischen Förderung, insbesondere im Hinblick auf solche Kinder, die in der Vorschulzeit in ihren Entwicklungen nur langsam vorankommen oder die verspätet erfaßt werden. Hörgeschädigte Kinder bedürfen aber – solange Behinderung besteht – der sprachlichen Förderung, einschließlich der Hör-Sprech-Erziehung auch im Schulalter. Dies kann bei Besuch der Regelschule ambulant in der Sprachtherapie geschehen oder wird im Sprachunterricht der Schule für Hörgeschädigte erfolgen.
2. Pollack legt die Verantwortung der Förderung (in der Zeit der Frühförderung) in die Hände der Eltern. Die Zweierbeziehung zwischen Kind und Mutter/Vater stellt sowohl pädagogisch als auch audiologisch die günstigste Fördersituation dar. Dies bedeutet für die Eltern nicht, daß sie die Rolle von Therapeuten oder Kotherapeuten übernehmen müßten. Dies ist in Ansätzen der Fall, die die Besonderheit der Entwicklung hörgeschädigter Kinder und die Notwen-

digkeit formaler Übungen betonen. Der Ansatz Pollacks geht davon aus, daß sprachliche Förderung und Elternrolle miteinander vereinbar sind, und läßt den Eltern ihre ‚natürliche Elternrolle'.

3. Pollacks Konzept stellt einen unisensorischen Ansatz dar. Es geht um die umfassende Ausschöpfung der vorliegenden Hörkapazitäten eines Kindes. Absehen stellt eine das Hören ergänzende Modalität dar und soll in der Übungssituation unterbunden werden. Wie anderen Vertretern des unisensorischen Weges, so gelingt es auch Pollack nicht, durchgängig die unisensorische Position beizubehalten. Sie muß einräumen, daß einem Kind ja nicht die Augen verbunden werden können. So kann es geschehen, daß ein Kind, das in der Fördersituation von hinten oder von der Seite angesprochen wird, sich umdreht, um den Mund des Sprechers zu sehen. Pollack möchte ein solches Verhalten zulassen, wenn es in der ‚gleichen natürlichen Weise' geschieht wie beim hörenden Kind.

4. Zur Begründung ihres unisensorischen Vorgehens verweist Pollack auf die Ergebnisse psychologischer und neurologischer Forschung, wonach in verschiedenen Wahrnehmungssystemen nicht zugleich gelernt werden kann, wenn eines davon geschädigt ist. Es wird in einem solchen Falle das intakte System zur primären Modalität, was die Entwicklung des geschädigten Systems hindert. Auch pädagogische Erfahrungen zeigen, daß hörgeschädigte Kinder (selbst als schwerhörig definierte) nicht mehr alle ihre auditiven Kapazitäten auszuschöpfen vermögen, wenn zu spät – d. h. nach Etablierung des Absehens – mit der Hörerziehung begonnen wird. Hier wird nochmals deutlich, welche entscheidende Rolle frühkindliche sensorische Erfahrungen spielen. Es kann nicht ausgeschlossen werden, daß die durch diese bedingten neuronalen Verknüpfungen die Modalität der Sprachwahrnehmung weitgehend festlegen.

2.2 Lings phonetisch-phonologischer Ansatz

Daniel Ling, Kanada, arbeitete zuerst als Lehrer für Hörgeschädigte in
England, studierte bei A. Ewing in Manchester und erhielt dort eine Aus-
bildung zum Audiologen. Beides ist seinen Arbeiten anzumerken, seine
Herkunft aus dem Lehrerberuf und seine Studien bei A. Ewing, der zusammen mit seiner Frau, I. Ewing zu den frühen und entschiedensten
Vertretern einer am Hören ausgerichteten Erziehung hörgeschädigter Kinder gehört. Ling geht konsequent den auralen Weg, auch mit Kindern, die
nur noch über wenige Hörreste verfügen. Er geht hierbei sehr systematisch
vor, ausgerichtet an den spezifischen Bedingungen des Lerngegenstandes
wie auch an den allgemeinen Gesetzmäßigkeiten des Lehrens und Lernens.
Im Mittelpunkt stehen der Erwerb des phonetischen Systems der Sprache
und der Aufbau sog. phonologischer Fertigkeiten, das ist nach Ling die
Befähigung, die erlernten phonetischen Muster kommunikativ anzuwenden (Ling 1984, 1989; Ling u. Ling 1978).

Zur hier gebrauchten Begrifflichkeit *„phonetisch-phonologisch"*sind einige Erläuterungen zu machen. Zum einen ist anzumerken, daß diese Begrifflichkeit von uns benutzt
wird, um den Ansatz Lings terminologisch zu kennzeichnen. Ling selbst spricht von
seinem Ansatz als dem „Ling-System". Zum anderen muß gesagt werden, daß Ling
den Begriff „phonologisch" anders gebraucht, als dies im Deutschen geschieht (der
Begriff „phonetisch" wird in gleicher Weise verwendet). Im Deutschen bezieht sich
der Begriff phonologisch auf das Lautsystem. Unter der phonologischen Entwicklung
eines Kindes wird dementsprchend der Aufbau des Lautsystems verstanden (s. Oksaar
1987, S. 168). Ling verwendet den Begriff, um einen semantischen Sachverhalt anzuzeigen, nämlich „den bedeutungsvollen Gebrauch von Sprechmustern in der Kommunikation" (Ling 1989, S. 223).

Ling geht in seinem Ansatz von der Frage aus, welche akustischen Anteile
der Sprache einem hörgeschädigten Kind bei verstärktem Hören noch
zugänglich sind. Hierzu vergleicht er die Aufblähkurve eines Kindes mit
den Formantenstrukturen der Sprache. Das heißt, er stellt im einzelnen
fest, welche Formanten eines Sprachlautes von dem betreffenden Kind
noch perzipiert werden können. Ling selbst sagt dazu: „Die Kenntnis der
akustischen Eigenschaften der Sprache und der Hörkurve des Kindes erlaubt es, mit beträchtlicher Genauigkeit vorherzusagen, ob ein bestimmter
Laut vom Kind gehört werden kann oder nicht" (Ling u. Ling 1978, S.
115). Von da ausgehend kann dann entschieden werden, welche Hilfe dem
Kind angeboten werden muß, damit es an diese ihm grundsätzlich zugänglichen akustischen Informationen auch herankommt. Es kann dann
darüber befunden werden, ob zusätzlich zum Hören das Absehen oder
auch der vibrotaktile Kanal hinzugezogen werden muß. Alle Maßnahmen
sollen letztlich dem Hörenlernen, der vollen Ausschöpfung der über die
Hörgeräte erreichten auditiven Kapazität dienen. Sie sollen dem Kind helfen, sich Sprache als ein akustisches Phänomen anzueignen. Absehen oder
andere Modalitäten der Wahrnehmung von Sprache stellen ergänzende
Informationen bereit.

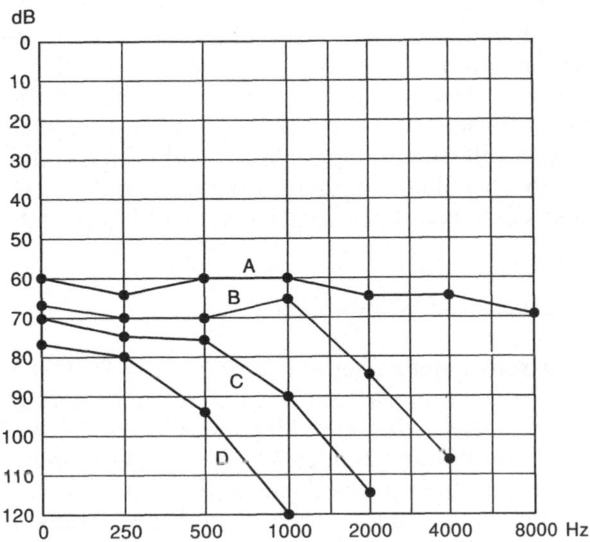

Abb. 8. Vier typische Audiogramme. (Aus Ling u. Ling 1978, S. 115)

Ling unterscheidet hinsichtlich des auditiven Zuganges zur Sprache 4 typische Kurven verstärkten Hörens (s. Abb. 8). Die Hörkurve A umfaßt – bei mäßig starkem Hörverlust – alle sprachrelevanten Frequenzen. Bei gut angepaßten Hörgeräten wird es Kindern mit einer solchen Charakteristik der Hörkurve möglich sein, alle Sprachlaute ausschließlich auditiv zu perzipieren. Kurve B bricht bei 4000 Hz ab, d. h. alle Formanten, die über 4000 Hz liegen, sind nicht mehr zugänglich. Dennoch kann auch bei einer solchen Hörkurve erwartet werden, daß die meisten Sprachlaute allein über das Gehör aufgefaßt werden können. Bei Kurve C sind nur noch die Sprachinformationen vorhanden, die im Bereich bis 2000 Hz liegen. Dies bedeutet, daß die auditive Wahrnehmung von Sprache im wesentlichen auf die Wahrnehmung der Vokale beschränkt ist. Die noch vorhandenen konsonantischen Anteile geben lediglich Auskunft über die Bildungsart der Konsonanten. Kurve D schließlich bricht bei 1000 Hz ab. In diesem Falle sind lediglich noch Informationen zu den ersten Formanten der Vokale und einige Merkmale der Prosodie zugänglich.

Lings Prinzipien

Ling formuliert 4 Prinzipien, denen die sprachliche Förderung hörgeschädigter Kinder folgen soll. An erster Stelle soll die Wahrnehmungsförderung stehen, die nicht nur um ihrer selbst willen betrieben wird, sondern immer auch auf die Entwicklung des Sprechens gerichtet ist. Es geht um den Aufbau sensomotorischer Fertigkeiten (Ling spricht von „perceptual oral skills"). Zum zweiten ist dafür zu sorgen, daß das Kind genügend Gelegenheiten hat, sprechend und hörend an der alltäglichen Kommunikation teilzuhaben. Erst wenn Sprechmuster auch in bedeutungsvollen Situationen angewendet werden, entwickeln sie sich zu kommunikativen Fertigkeiten. Drittens ist darauf zu achten, daß die technische Hilfe, mittels derer die Sprache übertragen wird (in der Regel die Hörgeräte), sorgfältig ausgewählt und angepaßt sind. Schließlich soll der Aufbau einer auditiven Feedbackschleife angestrebt werden, so daß das Kind in die Lage kommt, über diese sein Sprechen zu kontrollieren und zu steuern.

Sprachentwicklungsmodell

Ling selbst nennt seinen Ansatz *Ling-System* und kennzeichnet ihn als ein Programm, das auf 7 Elementen basiert (Ling 1989, S. 223). Ein 1. Element stellt das von Ling entwickelte Modell der Sprachentwicklung dar. Dieses unterscheidet 7 Entwicklungsstufen und auf jeder Stufe jeweils zwischen einer phonetischen und einer phonologischen Ebene. Auf der phonetischen Ebene verläuft die Entwicklung von einem zunächst ungesteuerten Gebrauch der Stimme zur vollen sensorischen und motorischen Beherrschung des Lautsystems. Auf der phonologischen Ebene verläuft die Entwicklung in der Weise, daß das Kind zunächst lernt, mit Hilfe seiner Stimme zu kommunizieren, um sich am Ende der Entwicklung in ganzen Sätzen verständlich machen zu können. (Zur Begrifflichkeit „phonetisch-phonologisch", s. Ling 1989, S. 223.)

Ling hebt hervor, daß das hörende Kind von Anfang seines Lebens an kommuniziert. Es bedarf dazu zunächst nicht der Sprache als Kommunikationsmittel; es setzt seine Stimme ein, um seiner Umgebung etwas mitzuteilen. Auch das hörgeschädigte Kind sollte lernen, mit den phonetischen Mitteln, die ihm gerade verfügbar sind, zu kommunizieren. (In der Terminologie Lings heißt dies, die auf jeder phonetischen Ebene entwickelten Fertigkeiten immer auch „phonologisch" anzuwenden.) Kommunikation ist schon möglich, noch ehe die entsprechenden Sprachmittel erworben sind. Das hörgeschädigte Kind ist darum auf jeder Stufe zu ermutigen, mit den ihm im Augenblick verfügbaren Mitteln zu kommunizieren.

In der Frühförderung hörgeschädigter Kinder ist darauf zu achten, daß ein Kind genügend Gelegenheit hat zur *vorsprachlicherKommunikation*. Über vorsprachliche Kommunikation macht ein Kind Erfahrungen, die den Grund legen für die spätere sprachliche Kommunikation. Es lernt, sich mit anderen zu verständigen, ohne hierfür auch schon sprachliche Mittel zu gebrauchen. Es tut dies mittels seiner Stimme oder anderer motorischer Aktivitäten. Es nutzt diese, um seiner Mutter/seinem Vater etwas mitzuteilen. In ähnlicher Weise versteht es seine Eltern zunächst nicht aufgrund dessen, was sie zu ihm sprechen, sondern anhand ihrer Tätigkeiten, mit denen sie ihr Sprechen begleiten, und an ihren ‚stimmlichen' Mitteilungen (s. hierzu Brunner 1987).

Pollack betont, daß es für die weitere Sprachentwicklung eines hörgeschädigten Kindes von außerordentlicher Bedeutung ist, daß es – wie das hörende Kind – die Möglichkeit zum Spielen mit der Stimme, das „vocal play", bekommt. Die Mutter soll die stimmlichen Äußerungen, die ihr Kind spontan hervorbringt, wie ein Echo auf-

greifen und so dem Kind Gelegenheit geben, hierauf selbst wieder zu ‚antworten'
(Pollack 1984a, S. 207). Van Uden nennt dies die „Fangmethode". Die Eltern ‚fangen
auf', d. h. sprechen aus, was ihr Kind ihnen nonverbal (oder verbal) mitzuteilen versucht (van Uden 1987, S. 4). Boothroyd hebt hervor, daß ein hörgeschädigtes Kind
über vorsprachliche Kommunikation Grundprinzipien sprachlicher Kommunikation
kennenlernt. Es erprobt die Rolle des Senders und die Rolle des Empfängers, ohne
daß es hierzu auch zugleich Sprache verwendet. Es lernt als Sender, anderen etwas
mitzuteilen und als Empfänger, die Mitteilungen anderer zu verstehen (Boothroyd
1982, S. 36).

Diagnostik

Als 2. Element seines Systems nennt Ling die Diagnostik. Er weist ihr
eine doppelte Funktion zu. Zum einen soll sie feststellen, an welchem
Punkt der Entwicklung ein Kind steht, um entscheiden zu können, welche
pädagogischen oder therapeutischen Maßnahmen zu ergreifen sind. Zum
anderen hat die Diagnostik die Aufgabe der Evaluation. Sie überprüft, ob
die eingeleiteten Maßnahmen auch erfolgreich waren, um ggf. die Intervention zu ändern. Diagnostik mit diesen Aufgabenstellungen zu betrei-
ben, bedeutet keine normbezogenen, sondern kriterienbezogenen Verfahren anzuwenden; denn es interessiert nicht, wo ein Kind in bezug auf
andere Kinder steht, sondern ob es bestimmte inhaltliche Kriterien erfüllt.
  Ling unterscheidet gemäß seinem Entwicklungsmodell zwischen phonetischen und ‚phonologischen' Kriterien bzw. der Überprüfung der phonetischen und der ‚phonologischen' Entwicklung. Auf der phonetischen
Ebene geht es um die Frage, welche artikulatorischen Fertigkeiten ein
Kind entwickelt hat. Es wird überprüft, auf welcher Stufe des Entwicklungsmodells ein Kind steht. Auf ‚phonologischer' Ebene soll überprüft
werden, welche sprachlichen Muster von einem Kind in Kommunikationssituationen verwendet werden und mit welchem Erfolg dies geschieht. Auch dies geschieht mit Hilfe des Entwicklungsmodells, so daß
Aussagen darüber gemacht werden können, wie vollständig und korrekt
sprachliche Muster verwendet werden. (Sollen Aussagen darüber gemacht
werden, ob mit diesen Mustern auch eine gestellte kommunikative Aufgabe
gelöst werden kann, reicht Lings Entwicklungsmodell nicht aus; es sind
weitere, über dieses Modell hinausgehende Kriterien erforderlich. Ling
(1989, S. 231) verweist hierzu auf Kriterien der Pragmalinguistik.)

Wahl der Sinnesmodalität

Das 3. Element in Lings System stellt die Entscheidung über die in der
sprachlichen Förderung zu nutzende Sinnesmodalität dar. Ist dies das Hören allein, oder muß das Hören durch das Absehen und möglicherweise
auch durch die vibrotaktile Wahrnehmung ergänzt werden? Die Beantwortung dieser Frage hängt ab von der Schwere der Hörschädigung eines
Kindes. Diese wird jedoch nicht durch den Grad der Lautheitseinschrän-
kung (den durchschnittlichen Hörverlust), sondern das Maß der Fre-

quenzbegrenzung bedingt. Ling fragt darum immer zuerst danach, welche akustischen Informationen der Sprache bei einem gegebenen Frequenzbereich noch zugänglich sind. Dies bedeutet für ihn dann auch, daß die Entscheidung über die zu wählende Sinnesmodalität immer wieder neu, d. h. in Abhängigkeit von den zu übenden sprachlichen Mustern getroffen werden muß. Es geht um die Wahl der für eine bestimmte Aufgabe effektivsten Modalität.

An erster Stelle steht dabei die Frage nach einem möglichen auditiven Vorgehen. Ist dies nicht möglich, soll die audiovisuelle Strategie gewählt werden, bei der ggf. noch der Vibrationssinn hinzugezogen werden kann. Für Ling hat das Hören Priorität. Das Absehen erachtet er als ungeeignet, um als primäres System genutzt zu werden, da es die Eigenwahrnehmung zur Kontrolle und Steuerung des Sprechens zwar in der Übungssituation, aber nicht in alltäglichen Kommunikationssituationen erlaubt. Das Absehen soll immer dann zum Hören hinzugezogen werden, wenn die auf auditivem Wege zugänglichen Informationen nicht ausreichen, um die gestellte Aufgabe zu lösen. Immer aber soll, sobald die audio-visuelle Strategie erfolgreich war, versucht werden, die Aufgabe auch allein über das Gehör zu lösen.

Vom Bekannten zum Unbekannten

Das 4. Element seines Systems nennt Ling „provision of set", womit eine Lehrstrategie gemeint ist, die vom Bekannten ausgeht und von da zum Unbekannten schreitet. Diese Lehrstrategie stellt ein analytisches, aufbauendes Verfahren dar, das eine gewünschte Leistungsform über die Aktualisierung schon erworbener Leistungen aufzubauen sucht. Ein stimmhaftes [z] beispielsweise lernt ein hörgeschädigtes Kind in der Weise, daß es angehalten wird, das (bereits gelernte) stimmlose [s] unter Beteiligung der Stimme (als der 2. bereits gelernten Fertigkeit) zu sprechen. So vorzugehen, ist nach Ling sowohl im Bereich der Artikulation möglich, als auch beim Spracherwerb, beim Aufbau komplexerer sprachlicher Einheiten.

Das hier von Ling vorgeschlagene Vorgehen erinnert sehr stark an die Methode der Operationalisierung von Lernzielen. Auch bei dieser im Zusammenhang programmierten Lernens entwickelten Methode ging es darum, ein Lernziel in Teillernziele eines untergeordneten Niveaus zu zerlegen und diese wieder auf Ziele des nächsttieferen Niveaus zurückzuführen und so weiter bis zu den Zielen, die die Schüler bereits erreicht haben (s. Correll 1965).

Automatisierung

Ein weiteres Element des Ling'schen Systems stellt die Automatisierung dar. Sprachliche Fertigkeiten sowohl des Sprechens als auch der Sprachwahrnehmung sollen auf ein Niveau gebracht werden, auf dem sie unbewußt ablaufen. Die Aufmerksamkeit soll – wie dies beim hörenden Menschen der Fall ist – nicht auf das Wie, sondern auf das Was der Kommunikation gerichtet sein. Ein hörendes Kind braucht für diese Entwicklungen mehrere Jahre. Die gleiche Zeit muß darum auch dem hörgeschädigten Kind eingeräumt werden. Gelangt der Sprachgebrauch des hörenden Kindes ‚spontan', d. h. ohne formale Übung auf das Niveau der Automatisierung, wird dies beim hörgeschädigten Kind (wegen des eingeschränkteren Sprachumsatzes) in der Regel nur über Üben erreicht. Geübt werden soll jedoch nicht in Form von Drill, sondern im Zusammenhang sinnvollen Sprachgebrauchs.

Nach Ling besitzen automatisierte Fertigkeiten folgende Kennzeichen:
- Genauigkeit:
  Handlungen haben in allen Details eine hohe Präzision;
- Geschwindigkeit:
  Die Handlungen laufen flüssig und im geforderten Tempo ab;
- Ökonomie:
  Die Handlungen werden mit nur geringem physischem und psychischem Kraftaufwand durchgeführt;
- Flexibilität:
  Handlungen können an aktuelle Bedingungen angepaßt werden.

Transfer und Alltagskommunikation

Die beiden letzten Elemente in Lings System stellen der Transfer und die Alltagskommunikation dar. Transfer betrifft die Anwendung gelernter Sprachmittel auf neue Sachverhalte oder in anderen sprachlichen Kontexten. Er entwickelt sich beim hörenden Kind spontan. Beim hörgeschädigten Kind bedarf er in dem Maße einer besonderen Förderung, in dem der Spracherwerb insgesamt über formale Unterweisung erfolgt. Ling unterscheidet hinsichtlich des Transfers zwischen Generalisation und Übertragung. Generalisation stellt die Anwendung innerhalb des Sprachsystems dar (beispielsweise das Sprechen eines bereits geübten Sprachlautes in einem anderen Lautkontext). Übertragung ist dagegen die Anwendung sprachlicher Muster in unterschiedlichen sozialen und situativen Kontexten.

Letzterem mißt Ling besondere Bedeutung bei. Sprache, die ein hörgeschädigtes Kind erwirbt, ist nur von geringem Wert, vermag das Kind sie nicht auch in der Kommunikation anzuwenden. Dies gilt insbesondere für die Sprache, die über formale Instruktionsprozesse erworben wird. Diese in der Alltagskommunikation zu gebrauchen, bedeutet nicht nur, Gelerntes anzuwenden. Die Sprache selbst entwickelt sich weiter, indem sie angewendet wird. Wichtig ist, daß das Kind in diesen Situationen, wenn es Fehler macht, nicht ständig korrigiert wird. Das heißt, daß nicht aus alltäglichen Kommunikationssituationen Lehrveranstaltungen gemacht werden. Notwendige Sprachkorrekturen sollen eher ‚kommunikativ' (über Nachfragen, Anzeigen des Nichtverstehens usw.) gelöst werden. Ling stellt hierzu eine ganze Liste möglicher Strategien vor (Ling 1989, S. 251).

Zusammenfassung

1. Lings Konzept stellt einen phonetisch–phonologischen Ansatz dar. Seine wichtigste Zielsetzung ist die Entwicklung des Lautsystems der Sprache, d. h. der sensorische und (sprech–)motorische Erwerb der Sprachlaute und ihrer Verbindungen. Dieses System bildet die Grund- lage für den Aufbau der Sprache und die Entwicklung kommunikativer Fertigkeiten. Lings Ansatz stellt ein ‚aufbauendes Lehrverfahren' dar, das komplexere Sprach- (und Sprech-)muster aus ihren Konstituenten aufbaut.
2. Lings Ansatz basiert in hohem Maße auf psychoakustischen Überlegungen. Wesentliche Grundlagen der Entscheidung über Interventionen stellen das (verstärkte) Audiogramm und das von ihm erfaßte Sprachfeld dar. Es geht primär um die Nutzung der noch zugänglichen akustischen Informationen. Absehen und andere Sinnesmodalitäten werden immer dann einbezogen, wenn sie notwendig sind, um die Sprachwahrnehmung zu sichern.
3. Ling macht ausführliche Aussagen zu didaktisch-methodischen Sachverhalten, insbesondere der Hör-Sprech-Erziehung. Er betont die Systematik sprachlicher Förderung und beschreibt so einen Weg, der eher für hörgeschädigte Kinder des Schulalters als der Vorschulzeit geeignet ist.
4. Der Wert des Ling'schen Ansatzes liegt in seiner strengen Orientierung an psychoakustischen Sachverhalten. Sprache wird primär als akustisches Phänomen gesehen, Schädigungen des Gehörs in Beziehung zu akustischen Kriterien gebracht. Absehen und andere Modalitäten der Sprachwahrnehmung werden in diesen Kontext gestellt. Überlegungen zum Erwerb kommunikativer Fertigkeiten spielen eine untergeordnete Rolle.

2.3 Erbers adaptiver Ansatz

Norman Erber ist Audiologe und war von 1970 bis 1980 am Central Institute for the Deaf in St. Louis, USA, in der Forschung tätig. Forschungsschwerpunkte in dieser Zeit waren Fragen der auditiven (wie auch visuellen und taktilen) Sprachwahrnehmung Hörgeschädigter. Seit 1980 lebt N. Erber in Australien. Er lehrt dort, an der La Trobe University in Bundorra, Pädagogische Audiologie.

Sprachwahrnehmungsfähigkeiten

Erber geht in seinem Ansatz von den Sprachwahrnehmungsfähigkeiten Hörgeschädigter aus, wie sie in eigenen Experimenten und anderen Untersuchungen beobachtet werden. Auf dieser Grundlage fragt er, was methodisch getan werden muß, damit ein Kind seine auditiven Kapazitäten voll entwickeln kann. In Beantwortung dieser Frage entwickelt Erber einen auralen Ansatz, der neben dem vorrangig genutzten Hören auch das Absehen und die vibrotaktile Wahrnehmung einbezieht. Zentrale Bedeutung kommt in seinem Ansatz der sog. *adaptiven Kommunikation* zu, einer Form kommunikativen Verhaltens, das sowohl in der alltäglichen und unterrichtlichen Kommunikation wie auch in der Fördersituation angewendet werden kann. Adaptiv zu kommunizieren bzw. zu fördern, bedeutet, sich den augenblicklichen perzeptiven und sprachlichen Möglichkeiten eines Kindes anzupassen (s. Erber 1981, 1982).

Sprachkode

Dem auditiven Zugang zur Sprache Vorrang einzuräumen, hat für Erber auch mit der Frage nach dem Sprachkode zu tun, der im Hörgeschädigten aufgebaut wird. Wird dieser primär über das Absehen aufgebaut, so erschwert dies den Erwerb der Lautsprache. Erber verweist hierzu auf die Untersuchungen Picketts (1975), wonach das (gesunde) auditive System besser geeignet ist für die Verarbeitung sukzessiver Wahrnehmungsereignisse und für kurzzeitige Speicherungsprozesse (wie dies bei der Sprachwahrnehmung notwendig ist), als dies das visuelle System vermag. Erber vertritt – gerade auch vor dem Hintergrund seiner experimentellen Befunde – den Standpunkt, daß selbst das geschädigte auditive System noch dem Absehen überlegen ist. Ein hörgeschädigtes Kind, das gelernt hat, Sprache als akustisches Ereignis zu empfangen und zu verarbeiten, hat eine effizientere Methode für den Spracherwerb und für seine Beteiligung an der Kommunikation als ein Kind, das sich hierbei auf das Absehen stützt. Es soll darum immer versucht werden, daß ein hörgeschädigtes Kind einen primär auditiven Kode aufbaut. (Dieser erleichtert es auch, das eigene Sprechen verläßlicher zu steuern, als dies auf der Grundlage visueller und kinästhetischer Muster der Fall ist.)

Wahl des sensorischen Zugangs

Erber geht einen Weg der auralen Rehabilitation Hörgeschädigter, der die Wahl des sensorischen Zugangs zur Lautsprache flexibel (adaptiv) handhabt. Das Absehen soll einbezogen werden, wenn die vorhandene auditive Kapazität für einen ‚rein-auditiven' Weg nicht ausreicht. Erber verweist diesbezüglich auf die Ergebnisse experimenteller Untersuchungen wie auch auf praktische Erfahrungen, wonach die Sprachwahrnehmung am besten gelingt, wenn Hören und Absehen miteinander verbunden werden. Er empfiehlt darum für die alltägliche Kommunikation und für den Unterricht, die Kommunikationssituation so zu gestalten, daß Hören und gleichzeitiges Absehen möglich ist. Dabei sollte darauf geachtet werden, daß so viele (rein) auditive Erfahrungen wie *möglich* gemacht werden und so viele (ergänzende) visuelle wie *nötig*. In der Fördersituation dagegen soll das Absehen ausgeschaltet werden. Nur so kann es gelingen, daß sich das Kind hinreichend bemüht, die akustischen Phänomene, auf die es gerade ankommt, auch zu beachten.

Erbers Konzept bezieht neben dem Absehen auch die vibrotaktile Wahrnehmung mit ein. Es gibt Kinder, denen auf auditivem Wege nur noch geringfügige akustische Informationen zur Sprache zugänglich sind und die sich primär auf das Absehen stützen müssen. Für diese Kinder kann es von Gewinn sein, sie mit vibrotaktilen Verstärkern zu versorgen, d. h. ihnen auf vibrotaktilem Wege einen Zugang zur Sprache zu eröffnen. Auf diese Weise ist es möglich, diesen Kindern ergänzende Informationen zum Absehen und Hören bereitzustellen (s. hierzu Kap. 3.3).

Erber geht davon aus, daß die vibrotaktile Sprachwahrnehmung auf die Merkmale Dauer, Intensität, Silbigkeit und „Rauhheit" beschränkt sei und daß über diese Modalität im wesentlichen lediglich Intensitätsmuster perzipiert werden können (Erber 1982, S. 114). Eigene Untersuchungen mit hochgradig hörgeschädigten Vpn ergeben, daß auf audio-vibrotaktilem Wege insgesamt 5 Merkmale zugänglich sind, die Dauer, die Intensität, die Stimmgabe, die Tonhöhe und das Merkmal ‚glatt-schwingend', das von Erber mit dem Begriff Rauhheit gekennzeichnet wird (s. hierzu auch Lindner u. Brand 1969, S. 13). Unsere Untersuchungsbefunde zeigen, daß durch die Einbeziehung der vibrotaktilen Wahrnehmung sowohl die Diskriminationsleistungen als auch die Sprechverständlichkeit verbessert werden können. Sie bestätigen die Aussagen Erbers, daß vibrotaktile Förderung den gleichen Prinzipien folgt wie die auditive (s. Ding 1972, S. 80 f. u. S. 172 f.).

Entdecken und Unterscheiden

Erber unterscheidet 4 Niveaus, auf denen auditiv wahrgenommen werden kann. Ein 1., unterstes Niveau stellt das Entdecken dar. Auf diesem Niveau vermag ein hörgeschädigtes Kind lediglich zu erkennen, ob akustisch etwas geschieht oder nicht. (Es nimmt wahr, ob ein Hubschrauber über das Haus fliegt oder es nimmt dies nicht wahr. Es beachtet, daß es gerufen wird oder es entdeckt dies nicht.) In der Hörerziehung wird auf diesem Niveau gefördert, wenn es darum geht herauszufinden, ob ein Objekt ein

Geräusch erzeugt (beispielsweise ein- oder ausgeschalteter Staubsauger) oder wenn mit einem Kind sog. Konditionierungsübungen durchgeführt werden (um es beispielsweise auf die Tonaudiometrie vorzubereiten). Auf dem nächsten Niveau, dem Diskriminieren, vermag ein Kind Unterscheidungen zwischen akustischen Geschehnissen zu treffen. Diese Unterscheidungen sind zunächst noch grob und differenzieren sich erst allmählich aus. (So gelingen schließlich auch Unterscheidungen zwischen ‚ähnlich klingenden' Wörtern oder Lauten.) In der Hörerziehung wird immer dann auf diese Fähigkeit zurückgegriffen bzw. wird sie geübt, wenn eine ‚falsche' sprechmotorische Reaktion eines Kindes vom P/T wiederholt und dem ‚richtigen' Sprachmuster gegenübergestellt wird.

Erkennen und Verstehen

Das nun folgende Niveau stellt die Identifikation dar. Ein Kind ist nun in der Lage zu erkennen, um was es sich handelt, wenn es etwas hört. (Es weiß, daß dies der Hubschrauber ist, ohne ihn sehen zu müssen. Es weiß nun auch, daß Dinge einen Namen haben und kann Wörter den betreffenden Objekten und Sachverhalten zuordnen.) Auf diesem Niveau der Identifikation wird in der Hörerziehung sehr häufig gearbeitet (beispielsweise wenn ein Kind ein vorgesprochenes Wort nachsprechen soll oder einen Gegenstand zeigen soll, der ihm benannt wird). Auf dem letzten Niveau, dem Niveau des Verstehens ist das Kind in der Lage, die Inhalte akustischer Geschehnisse zu erfassen, also auch die Inhalte dessen, was zu ihm gesprochen wird. Akustische Phänomene werden als Träger von Bedeutungen erkannt. (Das Kind lernt die Sprache verstehen. Es vermag aber auch immer besser zu erkennen, daß auch nichtsprachliche Geschehnisse etwas ‚mitteilen'. So weiß es beispielsweise, daß jemand baden möchte, wenn es das Badewasser einlaufen hört.)

In ähnlicher Weise beschreiben auch andere Autoren die Leistungsformen bzw. Niveaus der auditiven Wahrnehmung. Es wird davon ausgegangen, daß es grundlegende Niveaus, wie das Entdecken oder Beachten und Lokalisieren akustischer Phänomene gibt, auf die höhere Leistungen, wie das Identifizieren und Interpretieren von Schallereignissen aufbauen. Manche Autoren heben hierbei spezifische Leistungen (wie das Gedächtnis oder die Fähigkeit der Strukturierung komplexer Phänomene) hervor und beziehen sie in ihr Modell mit ein (Boothroyd 1982, S. 12; Pollack 1984b, S. 49; Mischook/Cole 1986, S. 71).

In einer gestaltpsychologischen Orientierung macht Braun auf das *Figur-Grund-Problem* bei der akustischen Wahrnehmung aufmerksam und beschreibt 3 Stufen der „funktionalen akustischen Leistungsfähigkeit":
a) die Registrierschwelle, auf der der Hörgeschädigte zwar akustische Reize wahrnimmt, sie jedoch nicht als Gestalt abheben kann;
b) die Entdeckungsschwelle: hier ist eine Figur-Grund-Gliederung möglich, es kommt jedoch nicht zu einer Identifikation der Signale;
c) das Identifikationsniveau: der Hörgeschädigte identifiziert die akustischen Signale. (Braun 1969, 25).

Wir folgen dem Modell Erbers und wenden diese sowohl auf sprachliche Phänomene als auch auf nichtsprachliche alltägliche Geschehnisse an (s. hierzu Exkurs (2) sowie Kap. 6.2).

Modell der adaptiven Kommunikation

Um das Konzept der adaptiven Kommunikation genauer beschreiben zu können, entwickelt Erber ein Modell, daß diese 4 Fähigkeiten in Beziehung zu den linguistischen Größen bringt, um die es in der Kommunikation geht (s. Abb. 9).

Nach diesem Modell wird bei der Kommunikation nicht nur auf den unterschiedlichen Wahrnehmungsniveaus agiert, es wird auf diesen auch mit verschiedenen sprachlichen Einheiten umgegangen. So kann es in der Kommunikation bzw. der Hörerziehung einmal darum gehen, einen bestimmten Laut von einem anderen zu unterscheiden. Ein andermal ist die Bedeutung einer kurzen Phrase oder eines Satzes zu erfassen. Kommunikation bzw. auditive Förderung findet immer in einer der Zellen dieser Matrix statt und geht – insofern adaptiert wird – in eine benachbarte über.

Dieses Modell soll ‚im Kopf' des P/T sein, wenn er mit einem hörgeschädigten Kind kommuniziert oder Hörerziehung betreibt. So vermag er einzuschätzen, welches die augenblicklichen Wahrnehmungs- und Verstehensmöglichkeiten des Kindes sind und wie er sich kommunikativ verhalten muß, um verstanden zu werden bzw. das Kind zu fördern. Um adaptiv kommunizieren bzw. fördern zu können, muß er aber auch über das gesamte Verhaltensrepertoire verfügen, das dieses Modell beschreibt. Nur dann kann es gelingen, auf eine nächsttiefere Stufe zurückzugehen, wenn es Schwierigkeiten gibt oder auf eine höhere Stufe überzugehen, wo dies angezeigt ist.

Adaptive Kommunikation bzw. adaptive Hörerziehung stellt zum einen die Anpassung des kommunikativ-sprachlichen Verhaltens an die augenblickliche auditive und sprachliche Kompetenz/Performanz eines Kindes dar. Sie erfolgt durch den Übergang auf ein anderes Wahrnehmungsniveau oder/und durch die Wahl anderer sprachlicher Strukturen. Sie umfaßt

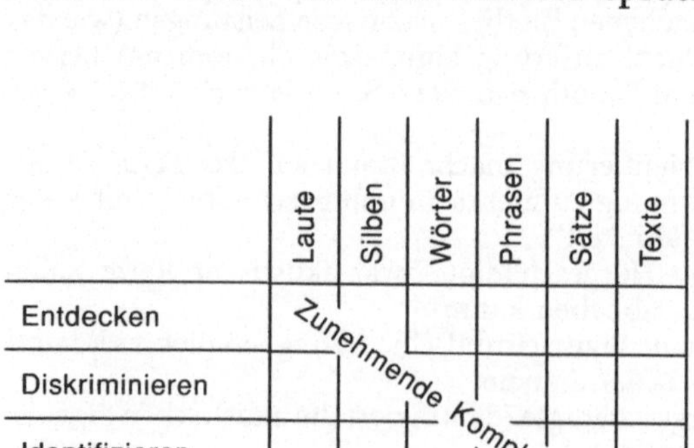

Abb. 9. Modell der adaptiven Kommunikation. (Nach Erber 1982, S. 38)

aber auch als weitere (adaptive) Strategien die Modifikation der Wahrnehmungsbedingungen und des Sprecherverhaltens. Es kann die Verstärkung (durch Veränderung des Abstandes) modifiziert werden oder der sensorische Zugang (durch Hinzunahme bzw. Ausschalten anderer Wahrnehmungsmodalitäten, insbesondere des Absehens). Es kann vor allem durch bestimmte Sprecherstrategien erreicht werden, daß erfolgreich gefördert bzw. kommuniziert wird. Hierzu gehört, daß das Gesagte wiederholt wird, daß bei Wiederholungen bestimmte Teile betont werden, daß durch dynamische Akzentuierung, gedehntes oder lauteres Sprechen, bestimmte Teile hervorgehoben werden usw. Anpassung des Sprecherverhaltens bedeutet aber auch, daß das Sprechen grundsätzlich besonders ausgeprägt sein soll (in seiner Exaktheit, im Tempo, in der Pausengliederung, im Intonationsverlauf). Zu den spezifischen Sprecherstrategien gehört es schließlich auch, in der Kommunikation bzw. Förderung immer wieder auf das Thema, um das es gerade geht, und den situativen Kontext der Kommunikation hinzuweisen. (Das Wissen um das Thema bzw. den Kontext der Kommunikation erleichtert die Sprachwahrnehmung, da so Erwartungen aufgebaut werden, was hier gesagt oder eher nicht gesagt wird.)

Wege der Hörerziehung

Erber unterscheidet 3 Vorgehensweisen, denen die Hörerziehung folgen kann, die natürliche Gesprächsmethode („natural conversational approach"), die mäßig-strukturierte („moderately structured approach") und die aufgabenorientierte Methode („practice on specific tasks"). Diese Vorgehensweisen stellen Alternativen der auditiven Förderung Hörgeschädigter dar, die sich im Grad der Formalisierung der Förderung unterscheiden. Jede erlaubt die Anwendung adaptiver Kommunikation, jedoch in unterschiedlicher Weise am stärksten die Gesprächsmethode, am geringsten die aufgabenorientierte Hörerziehung.

Die Gesprächsmethode

Bei der *Gesprächsmethode* erfolgt Hörerziehung im Kontext der unterrichtlichen oder alltäglichen Kommunikationssituation gleichsam als Unterrichtsprinzip (Erber gibt hierzu einige praktische Beispiele; s. Erber 1982, S. 76 f.). Ihr Prinzip besteht darin, daß der P/T die Situation so gestaltet, daß sie das hörgeschädigte Kind immer wieder vor auditive Aufgaben stellt. In Orientierung am Modell der adaptiven Kommunikation vermag der P/T so in systematischer Weise die auditiven Aufgaben zu wählen, die bei Wahrnehmungsschwierigkeiten weiterhelfen oder die (bei erfolgreicher Wahrnehmung) als nächstes Ziel angegangen werden können. Hörerziehung kann aber auch zum expliziten Unterrichtsgegenstand gemacht werden. Dies geschieht dann, wenn bei einem Wahrnehmungsproblem zu erwarten ist, daß umfänglichere Übungssequenzen erforderlich werden. Wichtig ist in einem solchen Falle, daß der P/T dem Kinde deutlich macht, daß das bisherige Unterrichtsthema für eine kurze Zeit verlassen und die Sprachwahrnehmung zum Gegenstand gemacht wird. Es geht nun nicht mehr darum, ein Gespräch zu führen, sondern darum, ein Wahrnehmungsproblem zu ‚klären'.

Adaptive Hörerziehung strebt den rein-auditiven Zugang zur Sprache an. Das Absehen wird (zunächst) ausgeschaltet. Dies soll aber, wenn irgend möglich, auf ‚natürliche' Weise geschehen durch Ansprechen des Kindes von der Seite oder von hinten oder durch Sprechen in abgewandter Körperhaltung. Ein Verdecken des Mundes mit der Hand oder mit einem Blatt Papier sollte bei dieser Methode vermieden werden. Gelingt die Wahrnehmung nicht, sollte nicht gleich das Absehen angeboten werden. Es sollten zuerst all die Maßnahmen ergriffen werden, die helfen können, das Wahrnehmungsproblem auditiv zu lösen.

Dieser Weg kann auch mit stark hörgeschädigten Kindern gegangen werden. Bei diesen Kindern ist jedoch darauf zu achten, daß die in der Hörerziehung verwendeten sprachlichen Muster bekannte Sprache darstellen. Als weitere Hilfen kann es bei diesen Kindern notwendig werden, immer wieder Erläuterungen zum Thema oder zum situativen Kontext anzubieten. Häufig genügen schon diese Hinweise, um Wahrnehmungsschwierigkeiten zu überwinden. Wenn auch stark hörgeschädigte Kinder immer wieder vor rein-auditive Aufgaben gestellt werden, fördert dies nicht nur insgesamt deren Sprachwahrnehmung, es macht sie auch unabhängiger vom Absehen.

Die strukturierte Methode

Bei der *strukturierten Methode* stellt die Hörerziehung eine separate Unterrichtsphase dar. Grundlage hierfür sind Texte, die in vorangegangenen Unterrichtsphasen (oder auch in anderen Unterrichtsstunden) entwickelt wurden und schriftlich – meist in Form eines Tafelanschriebes – vorliegen. Auch bei dieser Methode wird zunächst der rein-auditive Weg gegangen und es werden – entsprechend dem Modell der adaptiven Kommunikation – Hilfen angeboten, wenn Schwierigkeiten auftreten. Die Methode hat zum Ziel, daß das Kind die vom P/T exponierten Sätze (oder Phrasen oder einzelne Wörter) identifiziert, daß es diese verständlich nachspricht und daß es Verständnisfragen zum Text (oder einzelnen Sätzen) beantworten kann.

Texte, die im Unterricht entstehen, halten fest, was im Unterricht oder bei anderen gemeinsamen Aktivitäten getan oder gesprochen wurde. Sie werden zugleich aber auch im Hinblick auf die nachfolgende Hörerziehung gestaltet. Der P/T achtet darum darauf, daß die darin verwendeten Sätze (Phrasen und Wörter) sich auch akustisch genügend unterscheiden. Solche Texte enthalten dann Sätze unterschiedlicher Länge, Komplexität und dynamischer Struktur oder auch nur einzelne Wörter oder Phrasen. Wie stark sich die sprachlichen Muster unterscheiden müssen, hängt von den Hörfähigkeiten der Kinder ab. Der Schwierigkeitsgrad ist so zu wählen, daß in der Hörerziehung adaptive Strategien erfolgreich angewendet werden können.

Die Hörerziehungsphase selbst verläuft in 3 Schritten. In einem 1. Schritt werden einzelne Sätze (Phrasen oder Wörter) aus dem Text unter Ausschluß des Absehens vorgesprochen. Hat ein Kind Schwierigkeiten, sie zu identifizieren, werden die üblichen Hilfen adaptiver Kommunikation angeboten. Wird die Aufgabe gelöst, werden im 2. Schritt die artikulatorischen Fertigkeiten des Kindes überprüft und verbessert. Im 3. Schritt schließlich wird auf das Niveau des Verstehens übergegangen. Es werden Fragen gestellt oder Stellungnahmen erbeten, die erkennen lassen, ob das Kind den Satz (oder eine andere sprachliche Einheit) verstanden hat – um bei Nichtverstehen entsprechende Hilfen anzubieten.

Die aufgabenorientierte Methode

Die *aufgabenorientierte Methode* stellt eine stark formalisierte Vorgehensweise dar und verfährt in enger Anlehnung an das Modell der adaptiven Kommunikation. Sie ist angezeigt, wenn ganz spezifische Sprachwahrnehmungsprobleme auftreten (beispielsweise ständig wiederkehrende Schwächen im Erkennen der Silbigkeit von Wörtern) oder wenn der P/T ein stärker überprüfbares, lernzielorientiertes Vorgehen bevorzugt.

Anhand des Modells der adaptiven Kommunikation werden nach dieser Methode zunächst die augenblicklichen sprachlichen und perzeptiven Möglichkeiten eines Kindes ermittelt. Auf dieser Grundlage werden dann die Aufgaben und Übungssequenzen bestimmt, die diese Möglichkeiten auf eine höhere Stufe zu bringen vermögen. Hierbei wird von den einzelnen auditiven Fähigkeiten ausgegangen, um von da die sprachlichen Elemente zu bestimmen, die auf dem jeweiligen Niveau zu fördern sind. So erhält jedes Wahrnehmungsniveau eine ganz spezifische Zielsetzung:
- auf dem Niveau des *Entdeckens* soll insbesondere das Entdecken von Einzellauten geübt werden.
- auf dem Niveau der *Diskrimination* soll vor allem das Unterscheiden ähnlich klingender Wörter oder Phrasen gelernt werden.
- auf dem Niveau der *Identifikation* sollen Sprachmuster, sensomotorisch, d. h. perzeptiv und artikulatorisch, gesichert werden.
- auf dem Niveau des *Verstehens* soll abgesichert werden, daß die perzipierte Sprache auch (inhaltlich) verstanden wird.

Erber beschreibt im Detail, wie auf den einzelnen Niveaus geübt werden kann, und gibt hierzu praktische Beispiele (s. Erber 1982, S. 91 f.).

Zusammenfassung

1. Erbers adaptiver Ansatz stellt einen auralen Weg der Förderung hörgeschädigter Kinder dar. Er fokussiert die Frage nach der Methode, die es hörgeschädigten Kindern ermöglicht, ihre Hörkapazitäten voll zu nutzen. Erber sieht diese Methode in der sog. adaptiven Kommunikation. Durch Anpassung des kommunikativen Verhaltens an die augenblicklichen perzeptiven und sprachlichen Möglichkeiten des hörgeschädigten Kindes bietet der P/T Hilfen an, wenn es zu Wahrnehmungsschwierigkeiten kommt, oder stellt das Kind vor eine schwierigere Aufgabe, wenn er dies als möglich erachtet.

2. Erber entwickelt ein Modell, das die Leistungsformen auditiver Sprachwahrnehmung nach 2 Dimensionen kennzeichnet. Die eine Dimension stellen die Basisfähigkeiten des Hörens dar, die 2. die sprachlichen Strukturen, um die es in der Wahrnehmung geht. Dieses Modell erlaubt es dem P/T zu beurteilen, über welche auditiven Möglichkeiten der Sprachwahrnehmung ein Kind im Augenblick verfügt. Auf dieser Grundlage kann dann bestimmt werden, welche adaptiven Strategien zu ergreifen sind.

3. Erbers vorrangiges Interesse dient der Hörerziehung. (Diese bezieht die Artikulation mit ein und stellt darum eine Hör-Sprech-Erziehung dar.) Probleme der sprachlichen Förderung (Aufbau eines Wortschatzes und Entwicklung der grammatischen Strukturen) werden immer wieder einmal angesprochen, aber nicht eindeutig gegen die Aufgaben der Hörerziehung abgegrenzt. Letztlich ist Erbers Ansatz offen für das Verfahren, nach dem Sprachanbildung erfolgen soll. Er erlaubt sowohl muttersprachliche als auch aufbauende Verfahren.

3 Grundlagen auraler Förderung

3.1 Audiopädagogische Modelle

Lautsprachliche Kommunikation basiert auf dem Gebrauch von Lauten und Lautsequenzen. Mit ihrer Hilfe enkodiert der Sprecher seine Mitteilungsabsicht, die der Hörer durch Dekodierung erfaßt. Beim Hörer – dem hier unser Interesse gilt – sind 2 Ebenen der Dekodierung zu unterscheiden, eine semantische und eine perzeptive. Der Hörer ist einerseits darauf gerichtet zu verstehen, was der Sprecher ihm mitteilen möchte, und ist zugleich auch mit der Wahrnehmung des Sprachschalls befaßt. Beide Vorgänge greifen ineinander. Sie stellen ganzheitliche Prozesse dar, die dann in analytische übergehen, wenn Dekodierungsprobleme auftreten (z. B. auf der semantischen Ebene, wenn ein Sprecher eine ungewöhnliche Wortwahl trifft, oder auf der perzeptiven Ebene, wenn starker Störschall auftritt). In alltäglichen Kommunikationssituationen überwiegen die ganzheitlichen Prozesse der Sprachwahrnehmung. Für den Spracherwerb ist es als eine grundlegende Bedingung anzusehen, daß der Sprachschall auf der phonematischen Ebene, d. h. auf der Ebene der Einzellaute, analysiert werden kann. Nur dann ist es möglich, einen gegliederten Sprachkode (einschließlich korrekter phonetisch-phonologischer Muster) aufzubauen.

Die Laute der Sprache

Die gesprochene Sprache stellt ein akustisches Phänomen dar, das – wie jeder Schall – durch die Parameter Frequenz, Lautstärke und Dauer bestimmt ist. Sie umspannt einen Frequenzbereich von etwa 250 Hz bis etwa 8000 Hz. Bezieht man die Grundfrequenzen der Sprechstimme mit ein (die bei Frauen bei 250 Hz, bei Männern aber um 125 Hz liegen), so erweitert sich dieser Bereich um etwa eine Oktave nach unten. Sprache hat mit normaler Lautstärke gesprochen eine Dynamikbreite von etwa 30 dB. Das heißt, ihre leisesten Anteile sind um ca. 30 dB schwächer als ihre lautesten. Eine entsprechende Variationsbreite besitzt Sprache auch in der zeitlichen Ausdehnung der Sprachlaute. Sie variiert von 40 msec je Laut bis 500 msec. (Die Fläche, über die die Sprachlaute mit ihren Komponenten im Hörfeld verteilt sind, wird Sprachfeld genannt; s. Abb. 3.)

Die Laute der Sprache unterscheiden sich deutlich voneinander in ihrer akustischen Struktur. Vokale besitzen eine relativ einfache Struktur, Konsonanten dagegen eine komplexere. Vokale stellen Klänge dar und bewegen sich etwa im Bereich zwischen 250 und etwa 2400 Hz. Sie sind durchschnittlich 10 dB stärker als die Konsonanten. Konsonanten sind, akustisch gesehen, Geräusche (beispielsweise die stimmlosen Frikative) oder Geräusche mit Stimmklang (wie die stimmhaften Frikative). Sprachklänge werden vom primären Stimmklang (im Kehlkopf) erzeugt und beim Sprechen durch Veränderung der Rachen- und Mundhöhle ausgeformt. Das Rauschen von Konsonanten entsteht durch Engebildung (beispielsweise bei den Frikativen) oder durch plötzliches Lösen eines Verschlusses (bei den Plosiven). Enge- und Verschlußbildung können an verschiedenen Orten des Ansatzrohres erfolgen und ermöglichen so die Erzeugung unterschiedlicher Rauschqualitäten. Wird die Stimme beteiligt, entstehen stimmhafte Konsonanten. Eine Sonderstellung nehmen die Nasale ein. Sie werden (vergleichbar den Vokalen) durch Ausformung des primären Stimmklangs gebildet, der – bei Verschluß des Mundraumes – durch die Nasenhöhle geleitet wird (Nasale werden darum auch „Halbvokale" genannt).

Jeder Sprachlaut besitzt eine ganz spezifische akustische Struktur, die ihn als ein unverwechselbares Ereignis kennzeichnet. Diese typische Struktur eines Lautes ist bedingt durch bestimmte Energiekonzentrationen, die sog. Formanten. Solche ‚Bündelungen' von Energie treten an verschiedenen Stellen der Frequenzskala auf und erzeugen so ganz spezifische Muster. Lage und Stärke dieser (relativen) Energiemaxima stellen – neben der Dauer – die Merkmale dar, die eine Lauterkennung ermöglichen. Vokale haben eine relativ einfache Formantenstruktur. Für ihre Erkennung sind nur die beiden ersten Formanten (F1 und F2) von Bedeutung. Konsonanten weisen eine komplexere Struktur auf, und es ist schwieriger, ihre Formanten zu bestimmen. Auch sind für die Konsonantenerkennung Energiebewegungen beim Übergang des Konsonanten zu einem anderen Laut, die sog. Transitionen, häufig bedeutsamer als stationäre Energiekonzentrationen.

In der wissenschaftlichen Diskussion besteht keine Einigkeit darüber, ob der Begriff „Formant" auf alle Sprachlaute angewendet werden kann. Es hängt – wie Neppert und Petursson (1986, S. 41) darlegen – von theoretischen Vorannahmen ab, ob auch bei den Konsonanten von „Formanten" gesprochen werden kann. Wir entscheiden uns hier, den Formantenbegriff auch auf die spektralen Phänome bei den Konsonanten anzuwenden, weil dies eine präzisere Darstellung unserer Intentionen erlaubt. Wir folgen damit nicht nur der Begrifflichkeit Neppert und Peturssons, sondern auch dem in der englischsprachigen Literatur üblichen Sprachgebrauch (s. Erber 1982; Ling 1989).

Perzeption des Sprachschalls

In welchem Maße ein Sprachschall einem hörgeschädigten Kind zugänglich ist, hängt einerseits von den akustischen Merkmalen des Schalls und andererseits von dem diesem Kind noch verfügbaren Frequenzbereich ab. Schon Huizing und Wedenberg haben auf diesen Sachverhalt aufmerksam gemacht (Huizing 1962, zit. nach Braun 1969, S. 18; Wedenburg 1966). Sie verwiesen darauf, daß es für die Sprachförderung eines hörgeschädigten Kindes von ganz entscheidender Bedeutung ist, welche Formanten von einem Kind noch perzipiert werden können. Wedenberg geht soweit, daß er auf der Grundlage des noch erhaltenen Hörbereiches 5 Hörtypen unterscheidet *und* für jeden dieser Typen ein spezielles Hörtraining fordert. In Deutschland ist es Braun, der diese Gedanken aufgreift und neben der quantitativen Festlegung einer Hörschädigung eine qualitative Beurteilung fordert (Braun 1969, S. 18). Vor allem aber ist es Breiner, der einen engen Zusammenhang zwischen noch erhaltenem Frequenzbereich und den zugänglichen Sprachanteilen herstellt (Breiner 1968, 1974, 1975a, 1975b, 1987, 1991).

In detaillierten Analysen der Formantenstruktur deutscher Sprachlaute entdeckt Breiner sog. Einschnittfrequenzen, die Frequenzbereiche festlegen, innerhalb derer spezielle akustische Informationen liegen. Eine 1. Einschnittfrequenz sieht Breiner in der 3000 Hz-Frequenz – eine Frequenz, die auch Huizing als eine für die Sprachwahrnehmung ganz entscheidende Frequenz herausstellt. Reicht eine Hörkurve bis zu dieser Frequenz, können noch eine Vielzahl der für die Sprachwahrnehmung bedeutsamen Formanten wahrgenommen werden. Eine 2. Einschnittfrequenz liegt bei 1000 Hz. Eine Hörkurve, die bis zu dieser Frequenz reicht, erfaßt noch Basisinformationen zu den Vokalen. Reicht eine Hörkurve nur bis 500 Hz, der dritten von Breiner entdeckten Einschnittfrequenz, liegen nur noch ganz wenige, für die Sprachwahrnehmung irrelevante Vokalformanten im Hörbereich.

Hörtypen

Entsprechend dem Frequenzbereich, den eine Hörkurve noch erfaßt, unterscheidet Breiner 5 Hörtypen:

Typ F0:	Hörkurve reicht bis 500 Hz
Typ F1:	Hörkurve reicht bis 1000 Hz
Typ F3:	Hörkurve reicht bis 3000 Hz
Typ FGS/Typ FS:	Hörkurve geht über 3000 Hz hinaus

(Bei FGS liegt – wie bei F0, F1 und F3 – ein durchschnittlicher Hörverlust von 90 dB oder mehr, d. h. Gehörlosigkeit vor. Bei FS handelt es sich um einen Hörtyp mit einem durchschnittlichen Hörverlust von weniger als 90 dB, also um Schwerhörigkeit.)

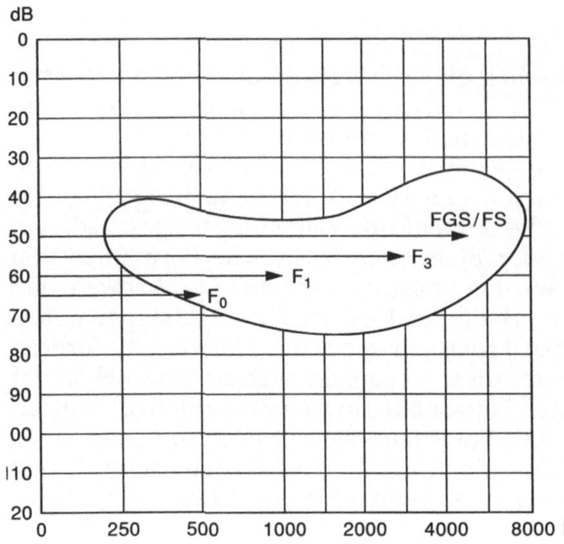

Abb. 10. Hörtypen in bezug zum Sprachfeld. (Nach Breiner 1982, S. 143)

Abbildung 10 veranschaulicht dieses Modell und setzt zugleich die Breiner'schen Hörtypen in Beziehung zum Sprachfeld (= weißes Feld). Nach einer an 313 gehörlosen Personen durchgeführten Erhebung treten die einzelnen Hörtypen in der Population unterschiedlich häufig auf. Folgende Verteilung wird beobachtet: F0: 3,2 %, F1: 12,2 %, F3: 27,6 %, FGS: 57 % (Diller 1990b, S. 235). Dies bedeutet, daß nur bei etwa 1/5 der als gehörlos definierten Kinder (das sind die Typen F0 und F1) damit gerechnet werden muß, daß sie einen auralen Weg nicht gehen können. Bezieht man in diese Überlegung die Population der Schwerhörigen mit ein, so bietet sich der aurale Weg bei ca. 95 % aller hörgeschädigten Kinder an. Lediglich etwa 5 % sind so stark geschädigt, daß ihnen ein anderer Zugang zur Lautsprache eröffnet werden muß (s. hierzu auch Pollack 1970, S. VII; Simser 1989, S. 113; Diller 1990a, S. 88).

Kritische Frequenzen

Experimentelle Befunde von French und Steinberg (s. Hörmann 1970, S. 74) und eigene Überprüfungen der Formantenstruktur deutscher Sprachlaute legen es nahe, eine weitere kritische Grenze in der Frequenz von 2000 Hz zu sehen. Es zeigt sich, daß eine Hörkurve, die über 1000 Hz geht, aber nicht zugleich auch bis 3000 Hz, sondern nur bis 2000 Hz reicht, ganz spezifische Qualitäten des Sprachschalls erfaßt (s. hierzu auch Breiner 1987, S. 29). Dies wird in einem eigenen Sprachwahrnehmungsexperiment bestätigt, bei dem als weiterer Hörtyp der Typ F2 (mit einem Hörbereich bis 2000 Hz) eingeführt wurde (s. Ding 1993a).

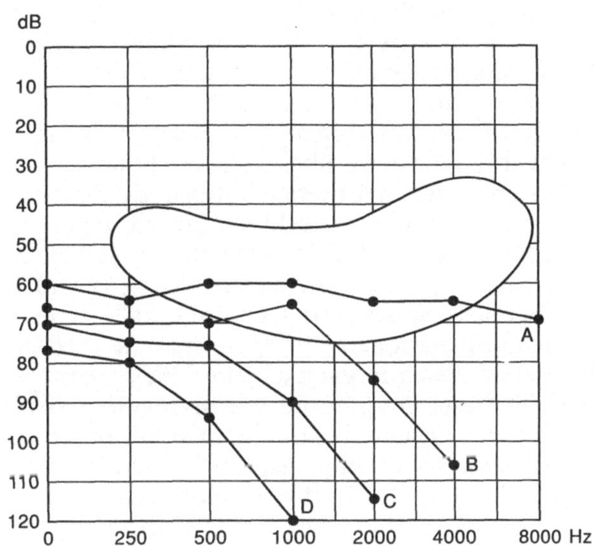

Abb. 11. Hörkurven in bezug zum Sprachfeld. (Nach
Ling u. Ling 1978, S. 115)

Ein Modell, das sowohl den noch verfügbaren Frequenzbereich als auch
den durchschnittlichen Hörverlust berücksichtigt, legt Ling vor (s. Abb.
11). Ling unterscheidet gemäß diesen beiden Parametern 4 „typische" Kur-
venverläufe. Von Kindern mit einer Hörschädigung, wie sie Kurve A ty-
pisiert, ist zu erwarten, daß sie bei angemessener Hörgeräteversorgung
keine Probleme in der Sprachwahrnehmung haben. Auch Kinder mit der
Kurve B werden in der Lage sein, Sprache auditiv zu perzipieren. Ihnen
werden allerdings einige Komponenten hochfrequenter Konsonanten (wie
des [s] oder des [f]) nicht mehr zugänglich sein. Zu gravierenden Schwierigkeiten wird es bei Kindern mit Hörkurve C kommen. Die noch erreichbaren Sprachinformationen sind stark reduziert, insbesondere die
zu den Frikativen und Plosiven. Bei Kurve D können schließlich nur noch
wenige Merkmale der Vokale und der Prosodie wahrgenommen werden
(Ling u. Ling 1978, 116).

Ein Modell, das neben dem Parameter Intensität auch die Frequenz berücksichtigt,
stellen auch Risberg und Martony vor. Ihre Intention ist es jedoch, Kriterien bereitzustellen, die eine befriedigende Unterscheidung zwischen Gehörlosigkeit und Schwerhörigkeit erlauben. Sie unterscheiden zu diesem Zweck zwischen Kurvenverläufen im
Bereich bis 1000 Hz und solchen über 1000 Hz und nehmen auf dieser Grundlage
die Zuordnung zu Hörschädigungsgruppen vor (Risberg u. Martony 1970, zit. nach
Löwe 1974, S. 47).

Nach Ling sind als kritische Frequenzen die 4000 Hz-, 2000 Hz- und 1000
Hz-Frequenz anzusehen. Der 500 Hz-Frequenz mißt er eine geringere Bedeutung bei, da er die im Frequenzbereich von 500 Hz bis 1000 Hz liegenden akustischen Informationen als nicht so bedeutsam einschätzt. In-

dem Ling eine Einschnittfrequenz bei 2000 Hz annimmt, bestätigt er, was auch wir in unserem Wahrnehmungsexperiment beobachten konnten. Wenn Ling von einer weiteren kritischen Frequenz bei 4000 Hz ausgeht, so hat er – im Gegensatz zu Breiner – nicht so sehr gehörlose als schwerhörige Kinder vor Augen. Für diese ist es von entscheidendem Gewinn, reicht ihre Hörkurve über 4000 Hz hinaus.

Unsere eigenen Untersuchungen zur Sprachwahrnehmung bestätigen die von Breiner entdeckten Einschnittfrequenzen bei 1000 Hz und 3000 Hz. Sie lassen überdies vermuten, daß auch bei 2000 Hz und 4000 Hz kritische Frequenzen vorliegen (s. Ding 1993a). Es grenzen diese Frequenzen Bereiche voneinander ab, innerhalb derer Verdichtungen ‚typischer‘ Sprachinformationen vorliegen. Sprache wird darum je nach verfügbarem Frequenzbereich in ganz ‚eigener‘ Weise wahrgenommen. Es bestehen innerhalb dieser Frequenzen, wie Breiner dies ausdrückt, „typische Hörmöglichkeiten". Welche der in einem bestimmten Frequenzbereich liegenden Sprachinformationen perzipiert werden können, hängt *aber auch* von der Einschränkung der Lautheitsempfindung, d. h. vom Intensitätsverlust ab. Ein zu großer Hörverlust oder Hörkurven mit Flankenabfall können – trotz bester Hörgeräteversorgung – verhindern, daß alle im Hörbereich liegenden Formanten oder Transitionen auch wahrgenommen werden.

Hörgruppen

Wir schlagen darum ein Modell vor, das als kritische Frequenzen die 1000 Hz-Frequenz, die 3000 Hz- bzw. 2000 Hz-Frequenz und die 4000 Hz-Frequenz berücksichtigt, das aber auch den Hörverlust miteinbezieht. Letzteres soll jedoch nicht auf der Grundlage der Hörverlustkurven, sondern der Aufblähkurven geschehen. Das heißt, das Modell beachtet nicht die ohne Hörgeräte gegebenen Hörmöglichkeiten, sondern die über Verstärkung erreichbaren auditiven Kapazitäten. (Entsprechend bleiben auch die seltenen Fälle einer völligen Taubheit in diesem Modell unberücksichtigt.)

Die Abb. 12 stellt dieses Modell dar. Es zeigt 5 ‚typisierte‘ Aufblähkurven, die jeweils eine Hörgruppe bzw. den Sonderfall einer Hörgruppe repräsentieren in Beziehung zum Sprachfeld. Hörgruppe 1 hat einen Hörbereich, der bis 1000 Hz reicht. Zu dieser Gruppe werden auch Hörkurven gerechnet, die bei 500 Hz oder schon bei 250 Hz abbrechen oder die bis 1500 Hz reichen (s. hierzu auch Kap. 3.3). Hörkurven, die bis 3000 Hz oder als Sonderfall bis 2000 Hz gehen, werden zu Hörgruppe 2 gezählt. Hörkurven, die bis 4000 Hz gehen, stellen Hörgruppe 3 dar. Reichen Hörkurven über die 4000 Hz-Frequenz hinaus, gehören sie zur Hörgruppe 4.

Bei *Hörgruppe 1* kann davon ausgegangen werden, daß sich die noch verfügbaren auditiven Sprachinformationen im wesentlichen auf die ersten Vokalformanten F1 und auf Merkmale der Prosodie, insbesondere der Akzentuierung beschränken. Reicht eine Hörkurve nur bis 500 Hz oder gar darunter, können lediglich noch gewisse Intensitäts-Dauer-Muster perzipiert werden. Bei Fällen, in denen die Hörkurve bis 1500 Hz

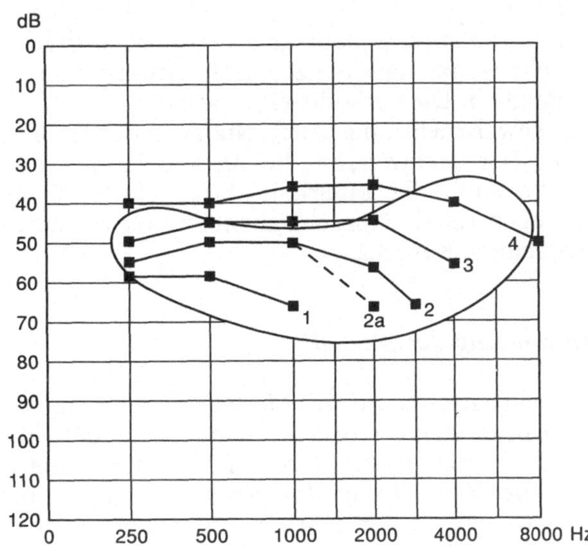

Abb. 12. Hörgruppen in bezug zum Sprachfeld (typisierte Aufblähkurven)

geht, werden (aufgrund der dadurch zugänglichen F2) gewisse Unterscheidungen innerhalb der Vokale möglich. Eine Lauterkennung ist dieser Hörgruppe jedoch nicht möglich.

Bei *Hörgruppe 2* werden mit Erweiterung des Frequenzbereiches bis 3000 Hz Formantenbereiche zugänglich, die von hoher Bedeutung für die Sprachwahrnehmung sind. Es können nun alle F2 der Vokale sowie die FN1 und FN2 der Nasale gehört werden. Auch der Locus und einige Rauschimpulse der Plosive, die F2 der Liquide und einige Untermaxima der Frikative werden zugänglich. Dies bedeutet, daß erwartet werden kann, daß Laute – wenn auch mit gewissen Unsicherheiten – nach ihrer Bildungsart unterschieden werden. Reicht die Hörkurve lediglich bis 2000 Hz (im Sonderfall 2a also), reduzieren sich die zugänglichen spektralen Komponenten in entscheidender Weise. Dies betrifft insbesondere die Konsonanten , aber auch die Vokale. Es ist davon auszugehen, daß eine Lauterkennung mit gewissen Einschränkungen bei den Vokalen möglich ist. Für die Konsonanten kann lediglich erwartet werden, daß neben den Merkmalen Dauer und Intensität der Laute das Auftreten (bzw. Fehlen) tieffrequenter Anteile, wie beispielsweise der FN, beachtet wird.

Bei *Hörgruppe 3* kommt, obwohl sich der Frequenzbereich im Vergleich zu Gruppe 2 nur wenig erweitert, eine Reihe wahrnehmungsrelevanter spektraler Komponenten hinzu. Die Strukturen der Nasale, Liquide, stimmhaften Frikative und Plosive (sowie deren Transitionen) werden im wesentlichen erfaßt. Wichtige Untermaxima und einige Pole der stimmlosen Frikative können erkannt werden. Dies ermöglicht eine Sprachwahrnehmung, bei der schon Merkmale des Bildungsortes einbezogen sind.

Hörgruppe 4 schließlich verfügt über das ganze, für die lautsprachliche Kommunikation bedeutsame Frequenzspektrum. Damit werden auch die in sehr hohen Frequenzen sich bewegenden Pole stimmloser Frikative zugänglich. Dies erlaubt eine weitgehend auf Lauterkennung basierende Sprachwahrnehmung. Auch Nuancen der Intonation werden wahrgenommen. (Der Nachweis, daß hochgradig Hörgeschädigte auch tatsächlich imstande sind, die innerhalb ihres Hörbereiches liegenden Energieverteilungen für die Sprachwahrnehmung zu nutzen, wird an anderer Stelle erbracht; s. Kap. 3.2.)

Anwendung des Modells

Diese Prognosen unseres Modells setzen voraus, daß ein Kind bestmöglich mit Hörgeräten versorgt ist. Ist dies nicht der Fall, bleiben Teile des Sprachschalls verschlossen. Unsere Prognosen gehen des weiteren davon aus, daß die Verstärkung der Hörgeräte auch immer ausreicht, um einen Sprachschall in den Hörbereich zu heben. Wie Abb. 13 am Beispiel der Hörgruppe 2 und 4 zeigt, ist dies nicht in allen Wahrnehmungssituationen gegeben.

Wird – wie in unserem Beispiel – aus einer Entfernung von ca. 1 m gesprochen (= unterbrochenes Sprachfeld), liegen Teile des Sprachschalls – auch bei bester Hörgeräteversorgung – außerhalb des Hörbereiches, insbesondere bei der Gruppe 2. Wird die Sprecher-Mikrophon-Entfernung auf ca. 30 cm verkürzt, wird das Sprachfeld (= weiße Fläche) insgesamt in einen höheren Dynamikbereich gebracht. Der beim Mikrophon an-

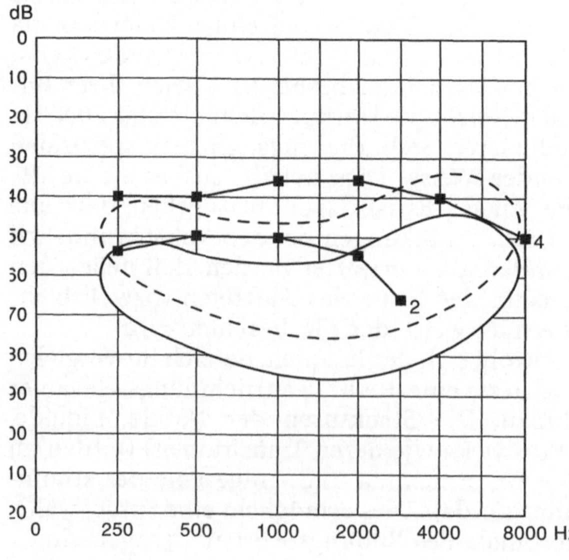

Abb. 13. Lage des Sprachfeldes zu den Hörgruppen 2 und 4 (bei unterschiedlicher Sprecherentfernung)

kommende Sprachschall ist nun lauter, so daß die Verstärkung der Hörgeräte ausreicht, um den Schall in den Hörbereich zu bringen. Für Hörgruppe 4 bedeutet dies, daß jetzt auch die leisesten Anteile des Sprachschalls gehört werden können. Für Hörgruppe 2 wird auf diese Weise
erreicht, daß die im Frequenzbereich bis 2000 Hz liegenden Sprachinformationen auch wirklich gehört werden. Sollen auch die darüber befindlichen, sehr leisen konsonantischen Anteile noch zugänglich gemacht werden, müßte ein noch geringerer Mikrophon-Abstand (bei gleichzeitiger
Reduktion der Sprech-Lautstärke) gewählt werden (s. hierzu auch Kap.
6.2).

Unser Modell stellt ein didaktisches Modell dar. Es bietet sich für die
Praxis an, um grundlegende Entscheidungen der Förderung hörgeschädigter Kinder zu treffen. Eine erste betrifft die Hörgeräteversorgung eines
Kindes. Ist dieses Kind bestmöglich versorgt, sind seine Hörgeräte optimal
angepaßt? Bestehen darin Zweifel, sind zuallererst diese Fragen zu entscheiden und ggf. Verbesserungen anzustreben. Unser Modell hilft des
weiteren darüber zu entscheiden, welcher Sprecher-Mikrophon-Abstand
bei einem Kind zu wählen ist. Wie nahe am Mikrophon muß gesprochen
werden, damit dieses Kind auch all das hört, was ihm möglich ist? Damit
verbunden ist auch die Frage, wie laut beim jeweiligen Mikrophon-Abstand gesprochen werden soll. (Wir werden dieser Frage an anderer Stelle
detailliert nachgehen.) Schließlich und vor allem erlaubt unser Modell,
Annahmen darüber zu treffen, welche auditiven Wahrnehmungsleistungen
von einem Kind erwartet werden können. Welche Formanten oder Transitionen sind diesem Kind zugänglich? Von der Beantwortung dieser Fragen hängt es ab, wann darauf beharrt werden kann, daß ein Kind ein
Wahrnehmungsproblem rein auditiv löst, und wann ergänzend das Absehen angeboten werden sollte. Nicht zuletzt ermöglicht unser Modell auch
grundsätzlich darüber zu entscheiden, ob ein Kind den auralen Weg gehen
kann oder ob bei ihm ein anderer Weg angezeigt ist (s. hierzu Kap. 3.3).

Exkurs (2)

Hören besitzt nicht nur Bedeutung für die (sprachliche) Kommunikation,
sondern auch für nichtsprachliche Prozesse menschlichen Handelns, für
die Interaktion. Für die Hörerziehung hörgeschädigter Kinder ist es sinnvoll, zu unterscheiden zwischen Wahrnehmungstätigkeiten in der Interaktion und denen der Kommunikation. In der Kommunikation geht
es primär um den Empfang und die Verarbeitung sprachlicher Informationen, d. h. sprachlicher Zeichen und der mit ihnen zugleich übermittelten parasprachlichen Mittel (wie Sprechtempo, Lautstärke, emotionale
Färbungen usw.). Interaktion hat nach dieser Unterscheidung vor allem
mit der Wahrnehmung (nichtsprachlicher) ‚natürlicher‘ und der durch
menschliche Tätigkeit bedingten akustischen Geschehnisse zu tun (wie
Donner, Hundegebell, Verkehrsgeräusche, Musik).

Wir können in der Interaktion und Kommunikation jeweils 2 Funktionen des Hörens unterscheiden, eine digitale und eine analoge Funktion. Hören hat in der Kommunikation digitale Funktion, wenn es auf den Empfang und die Verarbeitung sprachlich kodierter Inhalte gerichtet ist. Wir nennen dies die *Inhaltsfunktion*. Es hat analoge Funktion, wenn es auf das mit den sprachlichen Mitteilungen sogleich verwirklichte Beziehungsgeschehen gerichtet ist, d. h. darauf, was auf parasprachlichem Wege über die Beziehungsaspekte der Kommunikation mitgeteilt wird. Wir nennen dies die *Beziehungsfunktion* des Hörens. Ist das Hören auf nichtsprachliche Geschehnisse gerichtet, kann – entsprechend der Differenzierung nach digitalen und analogen Formen des Hörens – zwischen einer Signal- oder Orientierungsfunktion und einer Anmutungsfunktion unterschieden werden. In der *Signal- oder Orientierungsfunktion* dient das Hören dem Verstehen nonverbaler Nachrichten. Akustische Geschehnisse werden nicht nur ‚zur Kenntnis genommen', sie werden hinsichtlich ihrer Bedeutung für die Interaktionssituation interpretiert. (So wird das Läuten der Türglocke als Hinweis darauf gedeutet, daß jemand in das Haus will.) In der *Anmutungsfunktion* ist das Hören auf die emotionalen Aspekte nonverbaler Geschehnisse gerichtet. Es vermittelt deren Anmutungen. (Das Läuten der Türglocke wird beispielsweise als Störung empfunden.)

Die Teilhabe an der Interaktion/Kommunikation Hörender setzt eine weitgehend ungestörte auditive Wahrnehmung voraus. In dem Maße, in dem die einzelnen Hörfunktionen eingeschränkt sind, ist auch die Beteiligung an der Interaktion/Kommunikation Hörender gefährdet. Der Hörgeschädigte ist darauf angewiesen, anstelle unzugänglicher auditiver Informationen auf visuelle zurückzugreifen – soweit dies überhaupt möglich ist –, oder er ist davon abhängig, daß ihn seine hörenden Interaktions-/Kommunikationspartner informieren. Von besonderem Gewicht sind Störungen im Bereich der digitalen Kommunikation, da die wichtigsten Informationen auf diesem Wege aufgenommen werden. Dieser Bereich ist zugleich auch am anfälligsten für Störungen. Sprachliche Muster stellen diffizile akustische Phänomene dar, die im Detail nur über sehr differenzierte Wahrnehmungsprozesse zugänglich sind.

Daß Hörgeschädigte sich dennoch auditiv an Kommunikationsprozessen zu beteiligen vermögen, hat im wesentlichen 2 Gründe. Zum einen kommt es in der Kommunikation in der Regel gar nicht darauf an, sprachlich Nachrichten bis in alle Details zu analysieren. Dies liegt daran, daß Sprachwahrnehmung auf einem Vergleich der perzipierten Sprache mit internen (im Verlauf der Sprachentwicklung erworbenen) Mustern beruht. Empfangene Sprache wird nur soweit analysiert, daß eine eindeutige Zuordnung zu diesen Mustern möglich ist. Gesteuert wird dieser Vorgang durch die der menschlichen Wahrnehmung impliziten Tätigkeit der Deutung. Hören ist auf Verstehen gerichtet. Der Empfänger sprachlicher Nachrichten stößt durch die perzipierten Laute und Lautfolgen hindurch zu den Inhalten, die sie tragen. Sprachkörper sind – wie van Uden dies ausdrückt – „transparent" für die Bedeutungen, die sie beinhalten.

Zum anderen ist Hören, wie die gesamte Kommunikation, eingebettet in einen Kontext, innerhalb dessen Kommunikationspartner absichtsvoll handeln. Es besteht ein enger Zusammenhang zwischen der Situation, den Menschen in dieser Situation und ihren Absichten sowie dem, was in diesem Kontext gesprochen wird. Die Verstehensprozesse speisen sich darum nicht nur aus dem Verständnis des sprachlich Mitgeteilten, sondern auch aus dem situativen Kontext. Für Hörgeschädigte bedeutet dies, daß wahrnehmungsbedingte Lücken im Verstehensprozeß geschlossen werden können durch Einbeziehung von Informationen, die aus der Situation, dem Thema der Kommunikation und dem Verhalten der Kommunikationspartner (ihrer Mimik und Gestik) zu gewinnen sind.

Zusammenfassung

1. Sprache stellt für den auralen Ansatz ein akustisches Phänomen dar, das sich (wie jeder Schall) anhand der Parameter Frequenz, Intensität und Dauer beschreiben läßt. Sprachlaute stellen Sprachschälle dar, die eine spezifische, unverwechselbare Struktur aufweisen. Wichtigste Merkmale dieser Struktur sind die Formanten, das sind Energiekonzentrationen unterschiedlicher Stärke und Lage im Frequenzspektrum. Zur Lautidentifikation genügt bei den Vokalen die Erkennung der beiden ersten Formanten. Konsonanten besitzen eine komplexere Struktur als die Vokale. Zu ihrer Erkennung sind 3 oder mehr Formanten erforderlich bzw. müssen Energiebewegungen, die sog. Transitionen, beachtet werden.

2. Die für die Sprachwahrnehmung relevanten Formanten und Formantbewegungen liegen in unterschiedlichen Bereichen des Frequenzspektrums. Es können sog. Einschnittfrequenzen bestimmt werden, die Frequenzbereiche voneinander trennen, innerhalb derer Verdichtungen relevanter Sprachinformationen liegen. Dies legt es nahe, Hörkurven danach zu klassifizieren, bis zu welcher Einschnittfrequenz sie reichen. Das heißt, es können Hörgruppen unterschieden werden, die jeweils über ganz spezifische auditive Wahrnehmungsmöglichkeiten verfügen.

3. Wir unterscheiden 4 Hörgruppen: Die Hörgruppe 1 mit einem Frequenzbereich bis 1000 Hz, die Gruppe 2, deren Frequenzbereich bis 3000 Hz (bzw. bis 2000 Hz) reicht, die Gruppe 3 mit einem Frequenzbereich bis 4000 Hz und die Gruppe 4, die über das gesamte, für die Sprachwahrnehmung relevante Frequenzspektrum verfügt. Bei Hörgruppe 1 ist zu erwarten, daß lediglich noch Basisinformationen zu den Vokalen und Merkmale der Prosodie perzipiert werden können. Hörgruppe 2 vermag die Vokale und die Bildungsart der Konsonanten mit gewisser Sicherheit zu erkennen. Hörgruppe 3 ist in der Lage, sicher die Bildungsart der Konsonanten

zu erkennen und in Ansätzen deren Bildungsort zu beachten. Bei den Vokalen ist Lauterkennung möglich. Hörgruppe 4 schließlich kann alle Sprachlaute relativ sicher identifizieren.

4. Um die auditiven Möglichkeiten Hörgeschädigter voll ausschöpfen, ist es erforderlich, für ausreichende Verstärkung zu sorgen. Dies geschieht zum einen durch die Versorgung des hörgeschädigten Kindes mit individuell angepaßten Hörgeräten; zum anderen muß aber auch durch die Wahl der geeigneten Sprecher-Mikrophon-Distanz dafür gesorgt werden, daß der Sprachschall laut genug beim Mikrophon ankommt. So soll gesichert werden, daß die Verstärkung der Hörgeräte ausreicht, um die Sprache in den Dynamikbereich des Gehörs zu bringen.

3.2 Auditive Sprachwahrnehmung

Sprachwahrnehmung stellt unter psychoakustischem Aspekt ein Geschehen dar, bei dem ein akustisches Kontinuum (Schallschwingungen) in diskrete Ereignisse (die Laute und Wörter der Sprache) transformiert wird. Dies geschieht unter Rückgriff auf ein Klassifikationssystem, das phonetisch-phonologische System, das im Verlauf der Sprach- und Wahrnehmungsentwicklung erworben wurde. Der Sprachschall wird in die Einheiten dieses Systems (die Phoneme) umgewandelt. Dabei werden Nuancen, wie sie durch kontextuelle Einflüsse oder individuelle Gestaltung des Sprechens zustandekommen, überhört. Die Vielzahl der sprachakustischen Erscheinungen wird auf wenige, als relevant erlernte Merkmale reduziert, anhand derer Klassifikationen (d. h. Zuordnungen zu den Phonemen) vorgenommen werden.

Sprachwahrnehmung bei Hörgeschädigten

Es ist bislang noch wenig bekannt, wie diese Prozesse bei Hörgeschädigten ablaufen. Insbesondere wissen wir zu wenig darüber, welchen Einfluß es auf die Sprachwahrnehmung hat, wenn lediglich bestimmte spektrale Komponenten der Sprache zugänglich sind. Die publizierten Ergebnisse experimenteller Untersuchungen zur Sprachwahrnehmung Hörgeschädigter spezifizieren in der Regel zu wenig nach dem Frequenzbereich, der Hörgeschädigten noch verfügbar ist. So kann nach diesen Befunden zwar davon ausgegangen werden, daß Hörgeschädigte auch zu spektralen Phänomenen der Sprache Zugang haben. Sie sagen aber zu wenig darüber, *wie* Hörgeschädigte von den innerhalb begrenzter Frequenzbereiche befindlichen spektralen Komponenten Gebrauch machen (s. hierzu Whetnall u. Fry 1970; Ling u. Ling 1978; Erber 1981, 1982; Boothroyd 1984; Ling 1989).

Wir haben, um diese Frage zu klären, ein umfängliches Experiment durchgeführt. Wir prüften in diesem Experiment die Fähigkeit hochgradig Hörgeschädigter, Sprachlaute auf ausschließlich auditivem Wege zu identifizieren. Als Versuchspersonen nahmen Hörgeschädigte der Hörgruppen 1 bis 3 teil.

Die Vpn waren alle Hörgeräteträger; CI-Träger konnten nicht in die Stichprobe aufgenommen werden, da diese zum Zeitpunkt des Experiments nicht in genügend großer Zahl zur Verfügung standen. (Von implantierten Kindern können nach bislang vorliegenden Untersuchungen auditive Wahrnehmungsleistungen erwartet werden, wie sie bei Kindern, die mit Hörgeräten versorgt sind, bei entsprechendem Hörbereich beobachtet werden (s. Löwe 1991, S. 216).) Nicht einbezogen wurden auch Vpn der Hörgruppe 4, weil es als gesichert gelten kann, daß Hörgeschädigte dieser Gruppe, werden sie angemessen mit Hörgeräten versorgt, Sprache wie Guthörende auf der Grundlage der Phoneme wahrnehmen (s. Ling u. Ling 1978, S. 116). Das heißt, unser Interesse galt solchen Hörgeschädigten, bei denen aufgrund eines eingeschränkten Frequenzspektrums erwartet werden kann, daß sie in der Sprachwahrnehmung eigenen Ordnungsprinzipien folgen (s. Ding 1993a, 1993c).

Beachtung distinktiver Schallmerkmale

Ein erstes Interesse gilt der Frage, in welchem Maße hochgradig Hörgeschädigte im Stande sind, innerhalb ihres Hörbereiches das Auftreten von Energie zu beachten. Wir gehen dieser Frage nach, indem wir prüfen, ob unseren Vpn die sog. distinktiven Schallmerkmale der Sprache zugänglich sind. Die distinktiven Merkmale stellen ja gleichsam die akustischen Bausteine der Sprachlaute dar. Können sie von Hörgeschädigten erkannt werden, bedeutet dies, daß differenzierte Verteilungen von Schallenergie beachtet werden können.

Der Begriff des *distinktiven Schallmerkmals* stammt von R. Jakobson, einem Mitglied der sog. Prager Schule, die die Sprache als ein System binärer Einheiten sieht. Auf der phonematischen Ebene sind diese Einheiten die sog. distinktiven Schallmerkmale, eine begrenzte Zahl binärer akustischer Eigenschaften (wie hell-dunkel, abrupt-dauernd usw.). Jedes Phonem stellt ein Bündel solcher Eigenschaften dar. Wird eines darin geändert, entsteht ein neues Phonem. Dies bedeutet für die Sprachwahrnehmung, daß die Identifikation eines Sprachlautes, auf der Erkennung der diesen Laut kennzeichnenden distinktiven Merkmale beruht (s. hierzu Meyer-Eppler 1969, S. 404).

Wie Abb. 14 zeigt, stehen die für das Deutsche wichtigsten distinktiven Schallmerkmale den einzelnen Hörgruppen in unterschiedlicher Weise zur Verfügung. Das Merkmal *abrupt-dauernd* stellt eine akustische Eigenschaft der Sprache dar, die jeder Hörgruppe zugänglich ist – was mit + vermerkt ist. Die übrigen Schallmerkmale werden nur von Gruppe 2 und 3 wahrgenommen. Gruppe 2 allerdings verfügt über die Merkmale *kompakt-diffus* und *dunkel-hell* nur sehr unsicher. Diese Merkmale sind darum mit (+) gekennzeichnet.

Hörgruppen distinktive Schallmerkmale	1	2	3
abrupt - dauernd	+	+	+
gespannt - ungespannt	–	+	+
nasal - oral	–	+	+
kompakt - diffus	–	(+)	+
dunkel - hell	–	(+)	+

Abb. 14. Verfügbarkeit distinktiver Schallmerkmale

Das Merkmal *abrupt-dauernd* beachten zu können, bedeutet, daß unterschieden werden kann zwischen plötzlich und allmählich (fließend) auftretender Schallenergie. *Abrupt-dauernd* ist das einzige Merkmal, das Hörgruppe 1 zugänglich ist und auch nur dann, wenn die Hörkurve mindestens bis 1000 Hz reicht. Es liefert dieses Merkmal nur wenige Informationen der Sprache und erlaubt darum nur sehr grobe auditive Unterscheidungen.

Ist das Merkmal *gespannt-ungespannt* verfügbar, ist es möglich zu unterscheiden zwischen breitgestreuter Verteilung relativ hoher Energie und dem Fehlen dieses Phänomens. Kann das Schallmerkmal *nasal-oral* beachtet werden, erlaubt dies, das Auftreten zusätzlicher Energiemaxima (der Nasalformanten) zu erkennen. Zusammen mit dem Merkmal *abrupt-dauernd* eröffnen diese beiden Schallmerkmale einen ganz spezifischen Zugang zur Lautsprache. Es werden damit umfassende Informationen zur *Bildungsart* der Konsonanten zugänglich, was für Hörgruppe 2 eine ganz wesentliche Grundlage der Sprachwahrnehmung darstellt.

Werden die Merkmale *kompakt-diffus* und *dunkel-hell* beachtet, bedeutet dies, daß diffizile Energieverteilungen der Wahrnehmung zugänglich sind. Wird das Merkmal *kompakt-diffus* beachtet, kann zwischen schmalbandigen und breitbandigen Energiekonzentrationen differenziert werden. Im Falle der Schallmerkmale *dunkel-hell* kann unterschieden werden, ob Energie stärker auf die tiefen oder auf die hohen Frequenzen konzentriert ist. Diese beiden Schallmerkmale sind nur Hörgruppe 3 verfügbar. Sie stellen erste, noch vage Informationen zum Bildungsort bereit und reichern die Informationen zur Bildungsart an. Sie erlauben so eine verläßliche Unterscheidung nach Lautgruppen und schon erste Lauterkennungen.

Zusammenfassend kann gesagt werden, daß auch hochgradig Hörgeschädigte in der Lage sind, die innerhalb ihres Hörbereiches auftretenden

Energiekonzentrationen zu erkennen und für die Sprachwahrnehmung zu nutzen. Während Hörgruppe 1 lediglich Basisinformationen zugänglich sind, stehen Hörgruppe 2 Informationen zur Bildungsart zur Verfügung, zu denen bei Hörgruppe 3 Informationen zum Bildungsort hinzukommen. Damit werden das oben entwickelte Modell und die daraus abgeleiteten Prognosen betätigt (s. Abb. 12).

Es ist legitim, die sprachliche Förderung Hörgeschädigter auf die Grundlage psychoakustischer Überlegungen zu stellen, d. h. von der Frage auszugehen, welche Formanten und Transitionen einem hörge-schädigten Kind zugänglich sind und welche Hilfen es braucht, damit es diese entdecken und nutzen kann.

Um Sprachlaute identifizieren zu können, ist es *nicht nur* erforderlich, daß das Gesamt der distinktiven Schallmerkmale zugänglich ist. Die Schallmerkmale müssen auch mit einer gewissen Verläßlichkeit beachtet und für die Sprachwahrnehmung genutzt werden können. Steht nur das eine oder andere Merkmal sicher zur Verfügung bzw. werden die verfüg-baren Merkmale nicht genügend beachtet, kommt es zu systematischen Verwechslungen der Sprachlaute. Im Experiment zeigt sich dies als sog. Clusterbildung.

Aureme

Wir untersuchten in einer weiteren Datenanalyse diese Clusterbildungen. Ziel war es, herauszufinden, ob für die Hörgruppen spezifische Wahrneh-mungskategorien existieren, wie dies aufgrund der Literatur angenommen werden kann (s. Whetnall u. Fry 1970, S. 80). Unsere Analyse bestätigt diese Annahmen. Hochgradig Hörgeschädigte folgen in der Sprachwahr-nehmung eigenen Organisationsprinzipien. Sprache wird nicht auf der Ebene der Phoneme wahrgenommen, sondern auf der Grundlage spezi-fischer, relativ weiter ‚lautlicher' Kategorien, der sog. *Aureme.* Dies ge-schieht, weil die Sprachlaute aufgrund spektraler Reduktionen auditive Ähnlichkeit annehmen. Sie können nicht voneinander unterschieden wer-den und werden in übergeordnete „lautlichen" Wahrnehmungsklassen zu-sammengefaßt.

Wir wählen für diese spezifische Kategorien den Begriff Aurem, weil diese den Wahrnehmungsklassen des Absehens, den *Kinemen,* vergleich-bar sind (s. Alich 1977). Anders als bei den Kinemen handelt es sich bei den Auremen jedoch um eine variable Zahl von Kategorien. Sie variiert entsprechend dem verfügbaren Frequenzbereich. Aureme stellen hörgrup-pen-typische Sprachwahrnehmungskategorien dar. Wie bei den Kinemen handelt es sich auch bei den Auremen um verhältnismäßig instabile Wahr-nehmungsklassen. Das heißt, die Zuordnung eines perzipierten Sprach-lautes zu einem Aurem geschieht lediglich mit relativer Verläßlichkeit.

Aurem-Klassen der Hörgruppen

Hörgruppe 1 verfügt, wie Abb. 15 zeigt, über 2 Aureme. Wir nennen diese
Aureme – in Anlehnung an eine Begrifflichkeit Trubetzkoys (1971, S. 134)
– das Aurem (m), das ist die Klasse der „*Momentanlaute*", und das Aurem
(d),die Klasse der „Dauerlaute". Sprachlaute werden entweder als ,kurz'
(und leicht) beurteilt und dem Aurem (m) zugeordnet oder sie werden
als ,lang' (und schwer) perzipiert und zum Aurem (d) gerechnet. Dies
bedeutet, daß im wesentlichen zwischen Plosiven und den übrigen (langen) Konsonanten unterschieden werden kann. Es lassen sich aber auch
sog. Ausreißer beobachten. Es werden immer wieder auch lange Konsonanten dem Aurem (m) zugeordnet (insbesondere [s], [f], [ʃ], [m], [n])
sowie Plosive (vor allem [p], [b] und [k]) dem Aurem (d).

Für die Vokale kann aufgrund ihrer Formantenstruktur angenommen
werden, daß sie dieser Hörgruppe besser zugänglich sind als die Konsonanten. Dies hängt jedoch davon ab, ob der Hörbereich lediglich bis 500
Hz reicht oder ob er bis 1000 Hz oder 1500 Hz geht. Bei einem Hörbereich
bis 1000 Hz oder 1500 Hz können einige Vokale noch erkannt werden.
Dies sind insbesondere die Vokale [u], [o], möglicherweise auch die Vokale
[a] und [ø]. Reicht die Hörkurve nur bis 500 Hz (oder darunter) können
lediglich gewisse Merkmale der Akzentuierung und der Intonation noch
erkannt werden.

Hörgruppe 2 vermag, wie Abb. 16 veranschaulicht, bei der Sprachwahrnehmung auf 3 Kriterien zurückzugreifen. So kann beurteilt werden, ob
ein Sprachlaut kurz oder lang, ob er stimmlos oder stimmhaft ist und ob
er nasaliert oder nicht-nasaliert ist. Damit verfügt diese Hörgruppe über
4 Aureme. Wir kennzeichnen diese wieder mit der Trubetzkoy entliehenen
Begrifflichkeit und unterscheiden das Aurem (v), das sind die „Verschluß-
laute", das Aurem (r), das sind die „Reibelaute", das Aurem (s), die sog.
„Sonorlaute" und das Aurem (n), die „Nasale". Dem Aurem (v) werden –
wie dem Aurem (m) der Hörgruppe 1 – die Laute zugeordnet, die als
kurz beurteilt werden, was nun aber mit weit größerer Sicherheit geschieht; sog. Ausreißer treten selten auf. (Wir haben aus diesen Gründen
auch die neue Kennzeichnung (v) gewählt.) Eine Unterscheidung innerhalb des Aurem (v) nach stimmlosen und stimmhaften ,Lauten' erfolgt
nicht. Es ist (noch) nicht möglich, solch feine zeitliche Differenzen in der
sog. Stimmeinsatzzeit (Voice-onset-time = VOT) zu beachten.

Dem Aurem (r) werden die Sprachlaute zugeordnet, die als lang und
schwachtonig beurteilt werden. Dies sind insbesondere die stimmlosen
Frikative. Aurem (s) beinhaltet Sprachlaute, die als lang und starktonig
wahrgenommen werden. Das sind vor allem die stimmhaften Frikative.
In beiden Auremen treten aber auch die Liquide auf. Das heißt, die Liquide
werden einmal als ein schwachtoniges, ein anderes Mal als ein starktoniges
Phänomen beurteilt. Diese unsichere Klassifikation der Liquide hängt damit zusammen, daß deren F3 und einige hochfrequente Transitionen dieser Hörgruppe nur vage zugänglich sind. Aurem (n) schließlich stellt ein
Aurem dar, über das nach unserer Beobachtung sicher nur verfügt wird,
wenn der Hörbereich bis 3000 Hz reicht. Bricht die Hörkurve schon bei

Kriterium	Dauer	
	−	+
Aureme	(m) p t k b d g	(d) f s ∫ x ç h v z j l R m n ŋ

Abb. 15. Aureme der Hörgruppe 1

Kriterien	Dauer			
		+		
		Stimmgabe		
		−	+	
			Nasalität	
	−	−	−	+
Aureme	(v) p t k b d g	(r) t s ∫ x ç h l R	(s) v z j l R	(n) m n ŋ

Abb. 16. Aureme der Hörgruppe 2

2000 Hz ab (im Sonderfall dieser Hörgruppe also), können die Nasalformanten von den tieffrequenten Formanten anderer stimmhaften Sprachlaute nicht mehr unterschieden werden. In diesem Fall existieren lediglich 3 Wahrnehmungskategorien. Die Nasale werden zusammen mit den stimmhaften Frikativen und Liquiden als „Sonorlaute" perzipiert und dem Aurem (s̊) zugeordnet.

Diese Unterscheidung nach dem Hörbereich gilt auch für die Wahrnehmung der Vokale. Geht der Frequenzbereich bis 3000 Hz, werden die Vokale auf phonematischer Ebene wahrgenommen, d. h. es existieren die gleichen Wahrnehmungsklassen wie für Guthörende. Im Sonderfall eines Hörbereichs bis 2000 Hz können die Vokale [i] und [e] nicht erkannt werden, weil deren F2 außerhalb des zugänglichen Frequenzbereiches liegen. Die übrigen Vokale können identifiziert werden.

Hörgruppe 3 verfügt als einem weiteren Ordnungsprinzip über das Kriterium Vokalität (s. Abb. 17). Dieses Kriterium erlaubt es, innerhalb der langen starktonigen ‚Laute' solche mit Vokalcharakter zu unterscheiden. Damit gliedert sich das Aurem (l), die Liquide, als eine weitere Wahrnehmungsklasse aus. Hörgruppe 3 vermag auch zu unterscheiden, ob die kurzen ‚Laute' stimmtragend sind oder nicht. Somit stehen dieser Gruppe insgesamt 6 Aureme zur Verfügung: die Aureme (p-) und (p+), das sind die stimmlosen und stimmhaften Plosive, die Aureme (f-) und (f+), die

Kriterien	Dauer					
	−		+			
	Stimmgabe		Stimmgabe			
				+		
					Nasalität	
				−		
				Vokalität		
	−	+	−	−	+	+
Aureme	(p −) p t k	(p +) b d g	(f −) f s ʃ x ç h	(f +) v z j	(l) l R	(n) m n ŋ

Abb. 17. Aureme der Hörgruppe 3

stimmlosen und stimmhaften Frikative, sowie das Aurem (l), das sind die Liquide, und das Aurem (n), die Nasale. Diese 6 Aureme erlauben es, Sprachlaute relativ sicher nach ihrer Bildungsart zu klassifizieren. Eine Klassifikation nach dem Bildungsort geschieht nur mit großer Unsicherheit. Dies dürfte insbesondere darin begründet sein, daß bedeutsame spektrale Informationen zum Bildungsort (wie einige Pole der Frikative und Rauschimpulse der Plosive sowie relevante Transitionen) oberhalb der 4000 Hz-Frequenz liegen.

Zur auditiven Sprachwahrnehmung der *Hörgruppe 4* ist ergänzend zu sagen, daß sie weitgehend auf der Grundlage der auch für Guthörende gültigen Wahrnehmungskategorien der Phoneme erfolgt. Mit Erweiterung des Hörbereichs auf 8000 Hz (bzw. 6000 Hz) können auch die hochfrequenten spektralen Komponenten der Frikative und Plosive immer sicherer erkannt werden. Dies erlaubt eine eindeutige Lauterkennung.

Aurem-Modell

Die Abb. 18 veranschaulicht nochmals den Zusammenhang zwischen der Zahl der verfügbaren phonetisch-phonologischen Kriterien und der Anzahl der Aureme. Aus dem zweikategorialen System der Hörgruppe 1 entwickeln sich mit wachsender Zahl der Kriterien das drei- bzw. vierkategoriale der Hörgruppe 2 und das sechskategoriale der Gruppe 3. Mit dieser Ausformung ist eine zunehmende Ausdifferenzierung der einzelnen Aureme verbunden. Die Aureme gewinnen einen wachsenden Grad an Differenziertheit, die Häufigkeit sog. Ausreißer nimmt ab. Aureme sind jedoch keine disjunkten Kategorien; sie stellen relativ offene Klassen der Sprachwahrnehmung dar.

Die Sicherheit, mit der Sprachlaute klassifiziert werden, kann durch günstige äußere Bedingungen (wie geringer Störschall oder ausreichende

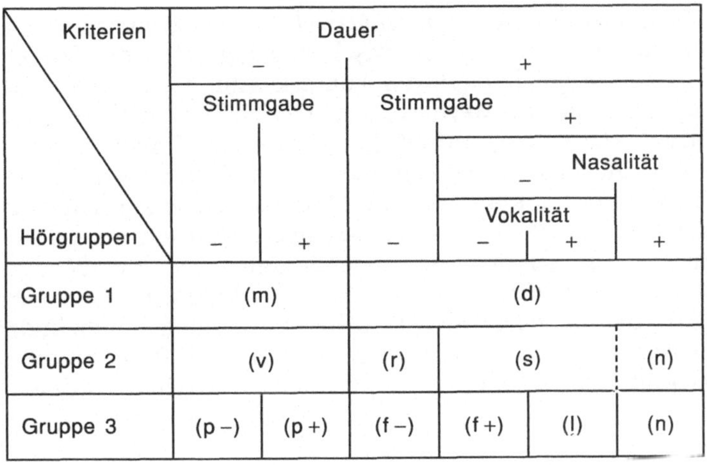

Kriterien	Dauer					
	−		+			
	Stimmgabe		Stimmgabe			
				+		
				− Nasalität		
				Vokalität		
Hörgruppen	−	+	−	−	+	+
Gruppe 1	(m)		(d)			
Gruppe 2	(v)		(r)	(s)		(n)
Gruppe 3	(p −)	(p +)	(f −)	(f +)	(!)	(n)

Abb. 18. Aurem-Modell

Verstärkung) erhöht werden. Sie wird vor allem aber in einem Maße
größer, in dem sich der Hörbereich ausweitet. Mit zunehmendem Hör-
bercich werden nicht nur immer mehr der für die Sprachwahrnehmung
relevanten spektralen Informationen zugänglich, sondern es baut sich
auch Redundanz auf. Diese überschüssigen Informationen sind es, die es
ermöglichen, Sprachlaute mit größerer Sicherheit zu klassifizieren. (Es sei
hier auch darauf verwiesen, daß mehr Redundanz nicht nur die Sicherheit
der Sprachwahrnehmung erhöht, sondern auch den psychischen Streß reduziert, mit dem für Hörgeschädigte die Wahrnehmung gesprochener
Sprache verbunden ist.)

Bewertung der Befunde

Für eine abschließende Bewertung der hier dargestellten Befunde ist zu
bedenken, daß sie unter experimentellen Bedingungen gewonnen wurden.
Die Vpn mußten Sprachlaute identifizieren, die im Kontext sinnloser Silben präsentiert wurden. Sie waren ausschließlich auf die Analyse des
Sprachschalls angewiesen. Die äußeren Bedingungen waren optimal gestaltet, es gab keinen Störschall, die Sprache wurde in der erforderlichen
Lautstärke angeboten und es handelte sich um klar artikulierte Sprache.
Das heißt, es fehlten einerseits die in der Kommunikation üblicherweise
gegebenen Dekodierungshinweise (wie Thema der Kommunikation, semantische und grammatische Hinweise, situativer Kontext usw.). Die auditive Kompetenz Hörgeschädigter wurde also unter sehr strengen Bedingungen überprüft. Andererseits aber wurden den Vpn in der experimentellen Situation äußere Bedingungen geboten, die so nur in der
Fördersituation hergestellt werden können.

Für die *alltägliche und unterrichtliche Kommunikation* ist darum davon auszugehen, daß die analytischen Fähigkeiten der Sprachwahrnehmung, d. h. die Möglichkeiten der Lauterkennung, geringer sind als hier darge-stellt. Die Aureme werden ‚durchlässiger', Sprachlaute werden nicht sicher ihrem Aurem zugeordnet. Es kommt zu Mißverständnissen, deren Maß durch die Beachtung kontextueller und situativer Hinweise jedoch ver-ringert werden kann. Für die *Fördersituation* kann angenommen werden, daß die oben beschriebenen auditiven Wahrnehmungsleistungen eher eine zu niedrige als zu hohe Einschätzung der in der Fördersituation zu er-wartenden auditiven Kompetenz darstellen. Es ist zu erwarten, daß es dank der in dieser Situation bereitgestellten Hilfen möglich ist, sowohl zwischen den Auremen als auch innerhalb der Aureme schärfer zu dis-kriminieren, als dies im Experiment geschehen konnte.

Zusammenfassung

1. Zur auditiven Sprachwahrnehmung Hörgeschädigter gibt ein Sprachwahrnehmungsexperiment Auskunft, das nach Hörgruppen differenziert. Es zeigt sich, daß auch hochgradig Hörgeschädigte in der Lage sind, innerhalb des ihnen verfügbaren Frequenzberei-ches differenzierte Verteilungen von Schallenergie zu erkennen. In der sprachlichen Förderung kann darum grundsätzlich davon aus-gegangen werden, daß es einem hörgeschädigten Kind möglich ist, die in seinem Hörbereich auftretenden Formanten und Transitio-nen für die Sprachwahrnehmung zu nutzen.
2. Das Experiment zeigt des weiteren, daß die auditive Wahrnehmung der Konsonanten auf der Grundlage spezifischer Wahrnehmungs-klassen, der sog. Aureme erfolgt. Aureme stellen Kategorien dar, in denen Sprachlaute zusammengefaßt sind, die aufgrund ihrer (an-genommenen) auditiven Ähnlichkeit nicht voneinander unterschie-den werden können. Die Zahl der Aureme korrespondiert mit dem verfügbaren Frequenzbereich.
3. Hörgruppe 1 verfügt über 2 Aureme. Diese erlauben es, Sprachlaute nach ihrer Dauer zu klassifizieren. Hörgruppe 2 stehen 4 (im Son-derfall 3) Aureme zur Verfügung. Diese sind das Aurem der Ver-schlußlaute, das der Reibelaute, das der Sonorlaute und das der Nasale. Bei Hörgruppe 3 differenziert sich das Aurem der Verschluß-laute in das Aurem der stimmlosen und das der simmhaften Plosive; das Aurem der Sonorlaute teilt sich in das der stimmhaften Frikative und das der Liquide. Hörgruppe 3 stehen somit 6 Aureme zur Ver-fügung.
4. Die Vokale können von Hörgruppe 3 auf phonematischer Ebene perzipiert werden. Dies ist auch Hörgruppe 2 möglich, wenn der Hörbereich bis 3000 Hz reicht. Im Sonderfall dieser Gruppe, d. h. bei einem Frequenzbereich bis nur 2000 Hz, können nicht alle Vo-

kale identifiziert werden. Hörgruppe 1 sind im wesentlichen lediglich die F1 der Vokale zugänglich. Im Sonderfall, daß der Hörbereich bis 1500 Hz reicht, können einige Vokale erkannt werden.

3.3 Komplettierende Perzeptionssysteme

Die meisten Hörgeschädigten sind in der Kommunikation auf Informationen angewiesen, mit deren Hilfe sie die im auditiven Wahrnehmungsprozeß auftretenden Lücken auszugleichen vermögen. Sie achten stärker als Guthörende auf Gegebenheiten der Kommunikationssituation und auf das außersprachliche Verhalten ihrer Kommunikationspartner. Insbesondere aber bedienen sie sich des Absehens der Sprache vom Munde des Sprechers. Sie beobachten die Bewegungen, die der Sprecher ausführt, wenn er spricht, und ziehen so visuelle Informationen der gesprochenen Sprache heran, die in hohem Maße mit den auditiven Informationen korrespondieren. Ob Kommunikation gelingt, hängt in einer Reihe von Alltagssituationen (in denen Störschall auftritt oder zu leise gesprochen wird) davon ab, daß Hörgeschädigte gut vom Munde abzusehen vermögen. Manche Hörgeschädigte sind mehr, andere weniger auf das Absehen angewiesen.

Das Absehen

Absehen – obgleich für Hörgeschädigte so wichtig – stellt eine relativ unsichere Form der Sprachwahrnehmung dar. Sprechbewegungen sind häufig vieldeutig oder können, wenn sie im Inneren des Mundraumes vollzogen werden, gar nicht eingesehen werden. Gut zu beobachten sind lediglich die Bewegungen des Kiefers und der Lippen, teils auch der Zunge, wenn die Bewegungen im vorderen Mundraum oder bei stärker geöffnetem Mund erfolgen. Sprachlaute können darum auf visuellem Wege nicht sicher identifiziert werden. Entsprechend kommt es in der Kommunikation, erfolgt sie nur oder verstärkt über das Absehen, häufig zu Mißverständnissen. Diese sind geringer, wenn über alltägliche Themen und mittels gewohnter Sprache kommuniziert wird. Wenig vertraute oder unbekannte Sprache kann nur unter großen Schwierigkeiten abgesehen werden. Über das Absehen ist es darum auch schwierig, einen Sprachkode aufzubauen. Der aurale Ansatz sieht im Absehen ein das Hören komplettierendes Perzeptionssystem.

Anders als für das Hören Hörgeschädigter liegt für das Absehen eine Fülle von Untersuchungen und Studien vor. Nach diesen gelingt Absehen in alltäglichen Kommunikationssituationen besser, wenn in kurzen Sätzen gesprochen wird und wenn die Sätze eine einfache grammatikalische Struktur besitzen. Längere Wörter werden leichter abgesehen als kurze,

vertraute Sprache besser als wenig vertraute oder unbekannte. Von Bedeutung sind auch die äußeren Bedingungen, unter denen Sprache vom
Munde abgesehen werden soll. Der Mund des Sprechers muß gut beleuch-
tet sein, der Sprecher darf nicht zu schnell (aber auch nicht zu langsam)
sprechen, er soll deutlich sprechen; die Entfernung vom Sprecher darf
nicht zu groß sein (Alich 1977; Wozniak u. Jackson 1979; Erber 1981;
Boothroyd 1982).

Bezüglich der Lautidentifikation wird berichtet, daß bei den Konsonanten labiale bzw. bilabiale und dentale Laute (wie [f] oder [t]) besser
erkannt werden als palatale und velare (beispielsweise das [j] oder [k]).
Vokale werden insbesondere anhand der Lippenbewegungen erkannt, d.
h. an der Lippenrundung bzw. -spreizung. Diphtonge werden besser erkannt als Vokale. Generell gilt, daß beim Absehen – wie beim ‚gestörten‘
Hören – die Sprachlaute systematisch miteinander verwechselt werden.
So kann bei den Vokalen zwar zwischen gerundeten (das sind insbesondere [o], [u], [ø] und [y]) und nichtgerundeten Vokalen (wie [e], [i], [ɛ:])
unterschieden werden. Innerhalb dieser Lautgruppen ist eine weitere visuelle Differenzierung mit großen Schwierigkeiten verbunden. Entsprechendes gilt für die Konsonanten. Es kann zwar mit relativer Verläßlichkeit
zwischen labialen, dentalen, palatalen und velaren Lauten unterschieden
werden, aber nicht auch innerhalb dieser Lautgruppen. Das heißt, über
Absehen ist bei den Konsonanten zwar deren Bildungsort zugänglich, aber
nicht deren Bildungsart ([p] wird mit [b] verwechselt, [s] mit [t] usw.).
Visuell nicht zugänglich sind auch die suprasegmentalen Phänome der
Sprache, wie Akzentuierung und Intonation (Alich 1977; Benguerel u. Pichora-Fuller 1982; Boothroyd 1982; Hack u. Erber 1982).

Alich (1977) untersucht, welche Sprachlaute beim Absehen aufgrund
ihrer visuellen Ähnlichkeit nicht voneinander unterschieden werden können und als Einheit im Sprechkontinuum behandelt werden. Er entdeckt,
daß lediglich der Laut [ʃ] auf visuellem Wege erkannt werden kann, alle
übrigen Sprachlaute werden in systematischer Weise miteinander verwechselt und in Kategorien zusammengefaßt. Alich nennt diese Kategorien
der visuellen Sprachwahrnehmung *Kineme* und sieht in ihnen sprachliche
Zeichen, die den Phonemen der (ungestörten) auditiven Sprachwahrnehmung entsprechen. Bei den Kinemen handelt es sich allerdings – wie bei
dem Auremen – um „schwache" Sprachzeichen, da sie keine verläßliche
Wahrnehmung der gesprochenen Sprache erlauben.

Erber (1981) konnte diese Einheiten der visuellen Sprachwahrnehmung
für das Englische experimentell nachweisen. Sie zeigen sich – wie wir
dies für die Aureme auch in unserem Experiment beobachten konnten –
in Verwechslungsmatrizen darin, daß die Laute visueller Ähnlichkeiten
sog. *Cluster,* d. h. Bündelungen bilden. Erber bestätigt mit dieser Untersuchung auch, daß die über Absehen zugänglichen Informationen den
Bildungsort betreffen. (Es sei darauf hingewiesen, daß im Englischen anstelle des Begriffs Kinem, der sich auf die Motorik bezieht, der Begriff
Visem gebraucht wird, der stärker auf die perzeptiven Phänome hinweist.)

Abb. 19 stellt die von Alich für das Deutsche entdeckten Kineme dar.
Danach können beim Absehen 7 konsonantische und 4 vokalische Ein-

Kineme	Phoneme
Konsonantische Kineme:	
Bilabiales Kinem (B)	p b m
Labiodentales Kinem (F)	f v
Dentales Kinem (D)	t d n s z
Koronales Kinem (L)	l r t d n
Dorsales Kinem (C)	ç j
Gutturales Kinem (G)	k g ŋ x ʀ h
Gerundetes Dentalkinem (S)	ʃ
Vokalische Kineme:	
Weites Palatalkinem (A)	ɑ ɛ: e a ɛ̃
Enges Palatalkinem (I)	i ɛ: e ɪ ɛ ə
Weites Velarkinem (O)	o ø ɔ œ
Enges Velarkinem (U)	u ʏ ʊ y

Abb. 19. Kineme des Deutschen. (Nach Alich 1977)

heiten der visuellen Sprachwahrnehmung unterschieden werden. Es gibt umfassendere Kineme, wie Kinem (G) und kleinere, wie Kinem (F). Dementsprechend können die diesen Kinemen zugehörenden Sprachlaute schwerer oder leichter identifiziert werden. Wie bei den Auremen gibt es auch bei den Kinemen eine Gruppe von Sprachlauten, die in 2 Wahrnehmungskategorien zugleich auftritt. Beim Hören waren es die Liquide, hier sind es die Laute [t], [d] und [n], die sowohl dem Kinem (D) als auch dem Kinem (L) zugeordnet werden. Alich macht ausdrücklich darauf aufmerksam, daß die Lauterkennung beim Absehen auch von kontextuellen Einflüssen, sog. „artikulatorischen Verflechtungen" abhängig ist. Benachbarte Laute gehen miteinander enge Verbindungen ein. Auch gibt es Vorauswirkungen und Rückwärtswirkungen, die nicht auf die unmittelbaren Lautnachbarn beschränkt sind (s. Alich 1977; Benguerel u. Pichora-Fuller 1982; Teigland u. Wilson 1982).

Lindner und Brand (1969) berechnen mit Hilfe informationstheoretischer Methoden, daß die Leistungsfähigkeit des Absehens, verglichen mit dem unbeeinträchtigten Hören, lediglich 25 % beträgt. Das heißt, rund 3/4 der Informationen gesprochener Sprache ist visuell nicht zugänglich. Dies liegt, wie Breiner (1991) hervorhebt, auch an der Trägheit des visuellen Sinnes bei der zeitlichen Auflösung von Reizfolgen. Viele Phänome der Artikulation sind von so kurzer Dauer, daß sie visuell nicht mehr erkannt werden können. So hat beispielsweise ein Plosiv eine Dauer von ca. 15 msec, während die untere Grenze der Zeitauflösung des Gesichtsinnes bei etwa 100 msec liegt. Die oben beschriebenen ‚typischen' Verwechslungen der Sprachlaute sind darum auch dadurch verursacht, daß sich Bewegungsabläufe aufgrund ihrer kurzen Dauer der visuellen Wahrnehmung entziehen.

Bisensorische Sprachwahrnehmung

Und dennoch stellt das Absehen eine geradezu ideale Ergänzung des ‚gestörten' Hörens dar. Der Grund liegt darin, daß auf auditivem Wege primär Informationen zur Bildungsart der Sprachlaute, auf visuellem dagegen Informationen zum Bildungort zugänglich sind. Werden beide Perzeptionssysteme zu einer bisensorischen Sprachwahrnehmung miteinander verbunden, so wird ein Höchstmaß an Informationen zugänglich gemacht. Dies bestätigen Lindner und Brand informationstheoretisch, die für diesen Fall einen Wirkungsgrad der audio-visuellen Sprachwahrnehmung von nahezu 90 % errechnen. Dies belegen vor allem aber experimentelle Untersuchungen. Werden Hören und Absehen miteinander kombiniert, werden sowohl Wörter als auch Einzellaute besser erkannt als über ausschließliches Hören oder Absehen. Interessant ist, daß die beobachteten audio-visuellen Leistungen größer sind als die Summe der Einzelleistungen. Es ist also von einer Wechselwirkung zwischen beiden Sinnesmodalitäten auszugehen. Die Informationen aus beiden Modalitäten ergänzen nicht nur einander, sondern verstärken sich gegenseitig (Erber 1981; Hack u. Erber 1982; Boothroyd 1982).

Eine Analyse unserer eigenen Daten zeigt, daß die Versuchspersonen der Hörgruppe 1, extrem Hörgeschädigte also, sich bei bisensorischer Sprachwahrnehmung primär auf das Absehen stützen. Bei ihnen wird durch die Verbindung des Absehens mit dem Hören nur eine geringe Verbesserung der Sprachwahrnehmung erreicht. Dies berichten auch Hack u. Erber (1982). Sie erklären diese Beobachtung damit, daß im Falle einer extremen Hörschädigung die auf auditivem Wege übertragenen Informationen eine hohe Redundanz mit den visuellen Informationen des Absehens aufweisen. Das Hören liefert also nur wenige zusätzliche Informationen. (Allgemein aber gilt – wie oben schon erwähnt –, daß redundante Informationen die Sicherheit in der Sprachwahrnehmung erhöhen. Es sind, wie wir in unserem Experiment beobachten konnten, gerade tieffrequente Sprachinformationen, die die Lauterkennung der Hörgruppe 3 verbessern können.)

Die Abb. 20 und 21 verbinden die beiden Perzeptionssysteme in einem Modell miteinander. In der Vertikalen sind dort die oben vorgestellten Auremklassen dargestellt (s. Kap. 3.2), in der Horizontalen die von Alich beschriebenen Kinemklassen. Die den auditiven und visuellen Klassen gemeinsamen Zellen der Matrix zeigen dann an, welche Laute auf bisensorischem Wege erkannt werden können und welche nicht. Es werden in beiden Abbildungen nur die Konsonanten dargestellt. Auf eine Darstellung der Vokale wird verzichtet, weil diese im Deutschen für die Sprachwahrnehmung von nachgeordneter Bedeutung sind und weil sie ein gewichtiges Wahrnehmungsproblem nur für Hörgruppe 1 darstellen (über die unten gesonderte Überlegungen angestellt werden).

Hörgruppen

Abb. 20 zeigt das Modell bisensorischer Sprachwahrnehmung, wie es für *Hörgruppe 3* aufgestellt werden kann. Wie zu erwarten, werden die Aureme dieser Hörgruppe durch die Kineme optimal ausdifferenziert. Es können auf bisensorischem Wege alle Konsonanten, ausgenommen die Laute [l], [r], [x] und [h] identifiziert werden. Für die Fördersituation bedeutet dies, daß – von den genannten Ausnahmen abgesehen – eine phonematische Differenzierung in Fällen, in denen sie auditiv nicht gelingt, über das Bereitstellen der visuellen Informationen des Absehens erreicht werden kann.

Damit auch die ‚kritischen' Phoneme unterschieden bzw. erkannt werden können, müssen zusätzliche Hilfen angeboten werden. Eine solche Hilfe stellt die mikrophonnahe Zusprache dar. Dies gilt insbesondere für die Lautgruppierung [xh], bei der auf diese Weise das Rauschen des [x] verdeutlicht werden kann. ([h] kann im übrigen als ein Konsonant bewußt gemacht werden, der dadurch eine Ausnahmestellung hat, daß er eine besonders enge Verbindung mit dem nachfolgenden Vokal eingeht, er gleichsam als eine Qualität des Vokals behandelt wird.) Über eine mikrophonnahe Zusprache können auch [l] und [r] unterschieden werden. Es wird dadurch die ‚Unruhe', d. h. die schwingende Eigenschaft des [r] deutlich. (Ungeachtet dieser Möglichkeit, das [r] auditiv zugänglich zu machen, sollte in der sprachlichen Förderung hochgradig Hörgeschädigter bedacht werden, ob nicht grundsätzlich anstelle des Zungenlautes [r] das velargebildete [R] verwendet werden soll, das ja bei bisensorischer Sprachwahrnehmung sicher erkannt werden kann.)

Kineme Aureme	(B) p b m	(F) f v	(D) t s d z n	(L) l t r d n	(C) ç j	(G) k x g R ŋ h	(S) ʃ
(p–) p t k	p		t	t		k	
(p+) b d g	b		d	d		g	
(f–) f s ʃ x ç h		f	s		ç	x h	ʃ
(f+) v j z		v	z		j		
(l) l R/r				l r		R	
(n) m n ŋ	m		n	n		ŋ	

Abb. 20. Modell der bisensorischen Sprachwahrnehmung – Hörgruppe 3

Kineme \\ Aureme	(B) p b m	(F) f v	(D) t s d z n	(L) l t r d n	(C) ç j	(G) k x g R ŋ h	(S) ∫
(v) p t k b d g	p b		t d	t d		k g	
(r) f s ∫ x ç h l R/r		f	s	l r	ç	x h R	∫
(s) v z j l R/r		v	z	l r	j	R	
(n) m n ŋ	m		n	n		ŋ	

Abb. 21. Modell der bisensorischen Sprachwahrnehmung – Hörgruppe 2

Bei *Hörgruppe 2* werden – wie Abb. 21 verdeutlicht – die Aureme durch Hinzunahme des Absehens weniger vollständig ausdifferenziert, wie dies bei Gruppe 3 der Fall ist. Es wird aber doch bei einer ganzen Reihe von Sprachlauten möglich, sie auf audio-visuellem Wege zu identifizieren. ‚Kritische' Phoneme sind die Plosive, die Lautgruppe [lr] und die Gruppierung [xhR]. Ihre Unterscheidung bzw. Identifikation bedarf zusätzlicher Hilfen. Diese sind, da es bei diesen Phonemen um die Erkennung von Merkmalen der Bildungsart geht, auf auditivem Wege anzubieten. Für die Gruppierung [lr] und das [h] gilt, was oben dazu gesagt wurde. Eine Unterscheidung der [x] und [R] wird dadurch erschwert, daß beide Phoneme deutliche Energiekonzentrationen im tiefen Frequenzbereich haben. Da [R] zugleich aber auch durch Transitionen im Bereich bis etwa 3000 Hz gekennzeichnet ist, ist es bei deutlicher und mikrophonnaher Präsentation möglich, [R] von [x] zu unterscheiden. Bei den Plosiven hilft, werden sie mit Vokalen verbunden, eine genauere Beachtung der VOT (Voice-onset-time = Stimmeinsatzzeit), damit jeweils zwischen den stimmlosen und den stimmhaften Plosiven differenziert werden kann. Stimmlose Plosive sind daran zu erkennen, daß die Stimme erst eine gewisse Zeit nach dem Rauschimpuls der Plosive einsetzt. Bei stimmhaften Plosiven reicht der Stimmeinsatz in den Rauschimpuls hinein oder beginnt unmittelbar mit dem Plosionsimpuls. Es ist zu erwarten, daß diese Unterscheidung der Hörgruppe 2 unter den Bedingungen der Fördersituation möglich ist.

Das hier zur Hörgruppe 2 Gesagte gilt nur bedingt für den Sonderfall dieser Gruppe, die *Hörgruppe 2a*, bei der die Hörkurve lediglich bis 2000 Hz reicht. In diesem Falle werden die Nasale auditiv ja zu den Sonorlauten gerechnet. Die Aureme (n) und (s) bilden eine Wahrnehmungskategorie. (In Abb. 21 wird dies durch die unterbrochene Linie zwischen den Auremen (s) und (n) angezeigt.) Damit nimmt die Zahl der Lautgruppierungen zu, innerhalb derer bisensorisch nicht weiter differenziert werden kann. Wie aus Abb. 21 ersichtlich ist, sind dies die zusätzlichen Gruppierungen [zn], [lrn] und [Rŋ]. (Die übrigen oben erläuterten Gruppierungen bleiben von einer Einschränkung des Frequenzbereiches auf 2000 Hz unberührt.)

In der Fördersituation ist es nicht bei allen 3 Gruppierungen möglich, auf ausschließlich auditivem Wege eine schärfere Diskrimination zu erreichen. Möglich ist dies bei der Gruppierung [zn], wenn verdeutlicht werden kann, daß es sich bei [n] um einen merkmalsreicheren Sprachlaut handelt als bei [z]. Bei der Gruppierung [Rn] sind Schwierigkeiten zu erwarten, denn beide Laute haben relativ viel Energie im tiefen Frequenzbereich. Eine Unterscheidung muß hier über eine mikrophonnahe und zugleich relativ leise gesprochene Kontrastierung des ‚Zitterlautes' [R] als einem schwingenden Laut und dem glatten Laut [ŋ] erfolgen.

Eine schärfere Diskrimination ist bei [lrn], der 3. ‚problematischen' Gruppierung, auf rein auditivem Wege schwierig. Alle 3 Phoneme haben Energiekonzentrationen im tiefen Bereich und können darum (fehlen die sie kennzeichnenden hochfrequenten Komponenten) miteinander verwechselt werden. [r] kann – wird auf seine Verwendung in der Rehabilitation Hörgeschädigter nicht aus grundsätzlichen Überlegungen verzichtet – durch mikrophonnahe Zusprache als ‚Zitterlaut' bewußt gemacht werden. Die beiden anderen Phoneme aber sind auditiv nicht weiter differenzierbar. Bei ihnen kann nur durch die Beteiligung der Artikulation bzw. durch Abfühlen der Nasalität des [n] eine schärfere Diskrimination erreicht werden.

Die Einbeziehung der Artikulation stellt in der auralen Förderung eine zentrale methodische Maßnahme dar. Sie ist begründet in der Theorie Libermans, daß Sprache unter Beteiligung der Artikulation wahrgenommen wird (s. Liberman 1961). In der Fördersituation kann die Sprechmotorik genutzt werden, um im sensorischen Bereich Verbesserungen zu erzielen. Es kann gelernt werden, auditiv bzw. audio-visuell schärfer zu diskriminieren, wenn in der Artikulation die entsprechenden Unterscheidungen gemacht werden (s. hierzu auch Novelli-Olmstead u. Ling 1984).

Vibrotaktiles Perzeptionssystem

Hörgruppe 1 verfügt – wie oben dargestellt (s. Kap. 3.2) – lediglich über 2 Aureme und damit über ein zu leistungsschwaches auditives Perzeptionssystem, als daß der Spracherwerb darauf gestützt werden könnte. Bei dieser Gruppe geht es nicht darum, das Hören durch das Absehen zu ergänzen. Das Absehen stellt hier vielmehr das primäre Perzeptionssystem dar. Was auditiv noch zugänglich ist (Pausengliederung, Akzentuierung usw.), kann allenfalls zur Unterstützung des Absehens herangezogen werden. Da aber das Absehen selbst auch ein zu schwaches System darstellt, um einen gegliederten Sprachkode aufzubauen, bietet es sich an, den Vibrationssinn als eine das Absehen ergänzende Modalität hinzuzuziehen.

Der Vibrationssinn ist dem Hören ‚verwandt' (er stellt seinen phylogenetischen Vorfahr dar). So leistet er auch Ähnliches wie der Gehörsinn.

Er erlaubt eine vergleichbare Zeitauflösung und Frequenzdiskrimination.
Er spricht allerdings erst auf relativ hohe Intensitäten an, adaptiert recht
stark und ist auf den Frequenzbereich bis etwa 1000 Hz beschränkt (s.
hierzu Breiner 1991).

Kinder, deren Hörbereich lediglich bis 1000 Hz reicht, vermögen nicht den auralen, d. h. einen auf das Hören gestützten Weg zu gehen. Für sie hat das Absehen
Priorität, komplettiert durch das vibrotaktile Perzeptionssystem, ggf. noch durch
weitere Ersatzzeichensysteme. Die Entscheidung, ob ein Kind den auralen Weg
verläßt, um einen subsidiären Weg zu gehen, sollte aber nicht allein auf der Grundlage des Audiogramms getroffen werden. Zwar zeigt das Audiogramm, d. h. die
Aufblähkurve, in der Regel bereits an, wo die möglichen Grenzen auditiver Sprachwahrnehmung zu erwarten sind. Die Entscheidung, dem Absehen Priorität einzuräumen und anstelle des Hörens den Vibrationssinn zu nutzen, sollte aber erst
im Verlauf einer Förderung erfolgen, bei der konsequent auf *die noch vorhandenen
auditiven Kapazitäten* zurückgegriffen wird. Erst wenn sich dauerhaft und verläßlich herausstellt, daß ein Kind visuell-vibrotaktil schärfer zu diskriminieren
vermag als audio-visuell, ist es angezeigt, den subsidiären Weg einer auf den
Gesichts- und Vibrationssinn gestützten Rehabilitation zu gehen. Diese Kinder
sind in der Regel auf eine stärkere Strukturierung der Spracherwerbsprozesse
angewiesen. Es bieten sich für sie Verfahren an, die in höherem Maße als das
hier vorgeschlagene auf formale Instruktionen zurückgreifen (s. hierzu Braun et
al. 1979; Jussen 1983).

Das Abfühlen der beim Sprechen erzeugten Körperschwingungen (am
Hals oder Kopf) und das Erfühlen der am Sprechatem erkennbaren sprachakustischen Phänome mit der Hand (Luftstoß, Luftschwingungen usw.)
waren schon immer Hilfen, die Gehörlosen beim Sprechenlernen angeboten wurden. Heute ist es möglich, technisch verstärkte vibrotaktile
Sprachsignale anzubieten. So können die auf vibrotaktilem Wege zugänglichen Sprachinformationen mit der erforderlichen Intensität angeboten
werden. Technisch möglich ist eine Mehrortsübertragung, bei der die
Sprachsignale nach Frequenzen selektiert und an verschiedene Körper-
stellen geleitet werden. Eine solche Technik stellt das von Breiner entwik-
kelte „MKS-Verfahren" dar, die sog. mechano-kutane Schallvermittlung
(Breiner 1984).

Eine andere Technik ist die mechano-kutane Einortsübertragung, bei
der die Sprache in vibrotaktile Signale umgewandelt und verstärkt über
einen Vibrator an nur *einer* Körperstelle angeboten wird. Die derzeit aus-
gereifteste Technik der Einortsübertragung stellt der von Schulte und Roesler entwickelte Fonator (bzw. Mini-Fonator) dar. Der Fonator macht,
wie eigene experimentelle Untersuchungen und schulpraktische Er-
probungen zeigen, akustische Phänome der Sprache zugänglich, die von
hoher Relevanz für das Sprechenlernen Gehörloser sind (Schulte et al.
1969; Ding 1972; Schulte u. Ding 1983).

Der Nachteil unseres (1972) mit dem Fonator durchgeführten Sprachwahrnehmungs-
experimentes ist aus heutiger Sicht, daß die Stichprobe nicht auf Vpn der Hörgruppe
1 beschränkt wurde. Es muß darum angenommen werden, daß die beobachteten Diskriminationsleistungen unter Beteiligung auditiver Wahrnehmungsprozesse zustande

kamen, d. h. daß es sich nicht um ausschließlich vibrotaktile, sondern um audio-vibrotaktile Leistungen handelt. So können aufgrund dieses Experimentes auch keine empirisch gesicherten Aussagen darüber gemacht werden, welche akustischen Merkmale im Frequenzbereich bis 1000 Hz vibrotaktil übertragen werden. Wir müssen diesbezüglich auf die Aussagen der Literatur zurückgreifen.

Takteme

Nach der Literatur ist davon auszugehen, daß bei ausschließlich vibrotaktiler Sprachwahrnehmung nach den Merkmalen Dauer und Intensität unterschieden werden kann (Erber 1982, S. 112). Sprachlaute werden danach beurteilt und klassifiziert, ob sie lang oder kurz und (in ihrer Intensität) stark oder schwach sind. Dies erlaubt bei den Vokalen, nach 4 Wahrnehmungskategorien zu unterscheiden, bei den Konsonanten jedoch lediglich nach 3, da innerhalb der kurzen Konsonanten (der Plosive) nicht zwischen starken und schwachen ‚Lauten' diskriminiert werden kann. Wie das Absehen und das ‚gestörte' Hören basiert auch die vibrotaktile Sprachwahrnehmung auf einer begrenzten Anzahl von Wahrnehmungsklassen. Wir verwenden zur Kennzeichnung dieser (vibrotaktilen) Wahrnehmungsklassen – analog den Begriffen Kinem und Aurem – den Begriff *Taktem* und greifen damit auf die Begrifflichkeit zurück, die wir im Zusammenhang der oben genannten Untersuchung in Anlehnung an Wagner entwickelt haben (Ding 1972, S. 36). Takteme stellen Wahrnehmungsklassen dar, von denen in der Sprachwahrnehmung gleichzeitig mit den Kinemen Gebrauch gemacht werden kann. Wie sich auf diese Weise vibrotaktile und visuelle Informationen zu ergänzen vermögen, zeigen die folgenden Abbildungen (s. Abb. 22–24).

Visuell-vibrotaktile Sprachwahrnehmung

Wie Abb. 22 veranschaulicht, ist (im Falle eines Hörbereiches *bis 1000 Hz*) über die kombinierte visuell-vibrotaktile Sprachwahrnehmung eine beachtliche Ausdifferenzierung zu erreichen. Es können, wie dies auch bei audio-visueller Sprachwahrnehmung zu beobachten ist, aufgrund der das Absehen ergänzenden Informationen Unterscheidungen nach der Bildungsart gemacht werden. So können in der Fördersituation die Plosive von den (visuell) entsprechenden langen Konsonanten unterschieden werden. Es sind sogar einige Lauterkennungen auf visuell-vibrotaktilem Wege möglich (so die Sprachlaute [f], [s], [ç], [m], [v] und [j]). Es bleibt, die Plosive eingeschlossen, aber eine Reihe von konsonantischen Lautgruppierungen, innerhalb derer visuell-vibrotaktil nicht weiter differenziert werden kann.

In Abb. 23 sind die Möglichkeiten visuell-vibrotaktiler Sprachwahrnehmung für den Fall dargestellt, daß eine Hörkurve nur *bis 500 Hz* reicht. Es ist in diesem Falle nicht mehr zu erwarten, daß nach dem Merkmal Intensität unterschieden werden kann. Es kann vibrotaktil lediglich die

Kineme (B) p b m	(F) f v	(D) t s d z n	(L) l t r d n	(C) ç j	(G) k x g R ŋ h	(S) ʃ
Takteme						
p t k b d g	p b		t d	t d		k g	
f s ʃ x ç h		f	s		ç	x h	ʃ
m n ŋ v z j l R/r	m	v	n z	l r n	j	ŋ R	

Abb. 22. Modell der visuell-vibrotaktilen Sprachwahrnehmung (Konsonanten) – Hörgruppe 1 (bis 1000 Hz)

Kineme (B) p b m	(F) f v	(D) t s d z n	(L) l t r d n	(C) ç j	(G) k x g R ŋ h	(S) ʃ
Takteme						
p t k b d g	p b		t d	t d		k g	
f s ʃ x ç h m n ŋ v z j l R/r	m	f v	s z n	l r n	ç j	ŋ x R h	ʃ

Abb. 23. Modell der visuell-vibrotaktilen Sprachwahrnehmung (Konsonanten) – Hörgruppe 1 (bis 500 Hz)

Kürze eines Sprachlautes (erkennbar als ‚Stoß') bewußt gemacht werden. Dies erlaubt es in der Fördersituation die ‚Kurzen' (und ‚Schwachen') aus den entsprechenden Kinemen auszugliedern, d. h. zwischen Plosiven und den übrigen langen Konsonanten zu unterscheiden. Weitergehende Differenzierungen sind visuell-vibrotaktil nicht möglich.

Kindern, deren Hörkurve *bis 1500 Hz* reicht, ist auf auditivem Wege eine Reihe relevanter Sprachinformationen noch zugänglich. Es ist bei diesen Kindern darum die auditive Wahrnehmung stets miteinzubeziehen – was beim Fonator technisch möglich ist. Hierdurch kommt es bei diesen

Takteme \ Kineme	ɑ a ɛ: ɛ e	ɛ: ɛ i ɪ e ə	o ɔ ø œ	u ʋ ʏ y
ɛ ɪ ə œ y	ɛ	ɛ ɪ ə	œ	y
a ɔ ʋ	a		ɔ	u
ɛ: i e ø ʏ	ɛ: e	ɛ: i e	ø	ʏ
ɑ o u	ɑ		o	u

Abb. 24. Modell der visuell-vibrotaktilen Sprachwahrnehmung (Vokale) – Hörgruppe 1 (bis 1000 Hz)

Kindern zu einem Vorgehen, das vibrotaktile, auditive und visuelle Informationen der gesprochenen Sprache nutzt (und darum „multisensorisch" genannt werden könnte).

Bei den Vokalen kann vibrotaktil – wie Abb. 24 zeigt – relativ fein differenziert werden, stehen beide Parameter (Dauer und Intensität) zur Verfügung. Es können in diesem Falle die meisten Vokale auf visuell-vibrotaktilem Wege erkannt werden. Kann jedoch das Merkmal Intensität nicht mehr beachtet werden (d. h. im Falle, daß die Hörkurve nur bis 500 Hz reicht), kann innerhalb der einzelnen Vokalkineme lediglich noch zwischen langen und kurzen ‚Vokalen' differenziert werden.

Sonderstellung der Hörgruppe 1

Trotz dieser ‚Grenzen' ist im Vibrationssinn ein unverzichtbares Perzeptionssystem für die Kinder der Hörgruppe 1 zu sehen. Er ermöglicht nicht nur eine gewisse Lauterkennung bzw. feinere phonematische Differenzierungen – wie dies die Abb. 22–24 aufzeigen. Er bietet auch die Möglichkeit, suprasegmentale Phänome der gesprochenen Sprache wahrzunehmen. Damit erleichtert er die Verstehensprozesse in der Kommunikation und trägt zu einem verständlicheren (weil dynamisch gegliederten) Sprechen bei. Vor allem aber bietet der Vibrationssinn die Möglichkeit der Selbstkontrolle des Sprechens außerhalb der Fördersituation. Wird ein Kind mit einem Mini-Fonator versorgt, so verfügt es auch in den unterrichtlichen und alltäglichen Kommunikationssituationen – in denen das Absehen für die Selbstkontrolle fehlt – noch über sensorische Informationen, aufgrund derer es sein Sprechen kontrollieren und steuern kann. (So ist ein extrem hörgeschädigtes Kind in der Kommunikation nicht ausschließlich auf die Kinästhesien angewiesen.) Damit vibrotaktile Sprachwahrnehmung diese Funktion der Kontrolle und Steuerung des eigenen Sprechens übernehmen kann, ist es erforderlich, daß dieses Perzeptionssystem in der Förderung auch genügend beansprucht wird. Es geht auch hier – wie bei den anderen

Hörgruppen beim Hörenlernen – darum, daß den Kindern die erforderlichen Hilfen angeboten werden, die sie sensibel machen für die ihnen noch zugänglichen Phänome.

Stärker als bei den anderen Hörgruppen ist bei Gruppe 1 die Artikulation in die Prozesse des Spracherwerbs einzubeziehen. Einerseits ist diese Gruppe in höherem Maße auf die Kinästhesien als eine neurophysiologische Grundlage des Sprachkodes angewiesen. Sprachliche Zeichen müssen bei dieser Gruppe besonders stark an die Sprechkinästhesien gekoppelt werden. Andererseits aber dient die Artikulation bei der Sprachwahrnehmung der Verbesserung perzeptiver Prozesse. Die Artikulation hilft, wie oben angeführt, auf perzeptiver Ebene feinere Unterscheidungen zu treffen. Stärker als bei den anderen Hörgruppen wird sich die Förderung hierbei an den klassischen Methoden der Lautbildung Gehörloser orientieren (s. hierzu Jussen et al. 1994; Schulte u. Ding 1983). Es kann bei Hörgruppe 1 auch angezeigt sein, zusätzliche Zeichensysteme einzuführen. Hierzu bieten sich insbesondere Systeme an, die sich auf die phonetisch-phonologischen Merkmale der Sprache beziehen, wie das von Schulte entwickelte PMS oder das Mund-Hand-System Forchhammers (Schulte 1974; Forchhammer 1923).

Zusammenfassung

1. Der hier vorgestellte aurale Ansatz bezieht das Absehen als ein für die Kommunikation und Förderung Hörgeschädigter unverzichtbares Perzeptionssystem ein. Er sieht im Absehen ein System, das die (lückenhaften) Informationen des auditiven Systems Hörgeschädigter in optimaler Weise zu ergänzen vermag. Als eigenständiges Wahrnehmungssystem stellt das Absehen eine äußerst leistungsschwache Form der Sprachwahrnehmung dar. Sprechbewegungen sind vieldeutig, laufen häufig zu schnell oder im Mundinnern ab, um visuell perzipiert werden zu können.
2. Eine Verbindung des auditiven mit dem visuellen Perzeptionssystem erbringt für Hörgeschädigte ein Höchstmaß an Informationen der gesprochenen Sprache. Das kombinierte audio-visuelle System ist um so leistungsstärker je differenzierter das auditive System ist. Im Falle der Hörgruppe 3, für die 6 Aureme existieren, erlaubt die audio-visuelle Sprachwahrnehmung eine weitgehende Lauterkennung. Bei Hörgruppe 2, die lediglich über 4 bzw. 3 Aureme verfügt, ist eine Lauterkennung ohne zusätzliche Interventionen nur begrenzt möglich.
3. Für Hörgruppe 1 stellt Absehen das primäre Wahrnehmungssystem dar. Die dieser Gruppe noch zugänglichen auditiven Sprachinformationen sind so gering, daß sie nur wenig zu einer Verbesserung des Absehens beitragen. Als ergänzendes System bietet sich bei dieser Hörgruppe das vibrotaktile Perzeptionssystem an. Es erlaubt

eine Ausdifferenzierung des visuellen Systems zu einem Perzeptionssystem, das neben einer verbesserten phonematischen Differenzierung die Wahrnehmung suprasegmentaler Phänome und eine sensorische Kontrolle des Sprechens ermöglicht.

4 Aural-ganzheitliches Verfahren

4.1 Grundzüge kommunikativ-sprachlicher Förderung

Zielorientierungen in der Rehabilitation Behinderter hängen in hohem Maße davon ab, wie das Phänomen Behinderung gesehen wird. Behinderung stellt keinen überprüfbaren objektiven Tatbestand dar. Es unterliegt der Konsensbildung, wann ein Sachverhalt als Behinderung bezeichnet wird, d. h. wann von Behinderung gesprochen wird und wann nicht, was eine Behinderung ausmacht oder welche Relevanz sie für einen Menschen besitzt. Welche Interventionen für wichtig erachtet werden, um der Entstehung von Behinderung vorzubeugen bzw. den Grad der Behinderung zu mindern, hat darum zu tun mit dem Verständnis dessen, was Behinderung sei. Es sind nicht weiter begründbare grundsätzliche Annahmen, sog. Paradigmen, die mit darüber entscheiden, welche Ziele sich die Rehabilitation Behinderter setzt. Je nach vorherrschendem Paradigma können dann sehr unterschiedliche Zielsetzungen als richtig angesehen werden (s. hierzu Ding 1989a).

Personorientiertes vs. interaktionistisches Paradigma

In der Rehabilitation Hörgeschädigter wird im wesentlichen 2 Paradigmen gefolgt, dem personorientierten und dem interaktionistischen Paradigma. Aus der Sicht des personorientierten Paradigmas wird die durch eine Schädigung des Gehörs ausgelöste Behinderung als ein Merkmal der Person betrachtet. Kommunikativ-sprachliche Beeinträchtigungen, soziale Auffälligkeiten, Besonderheiten der Identität und andere im Zusammenhang einer Hörschädigung beobachtbare Phänomene werden an der Person des Hörgeschädigten festgemacht. Sie werden als Merkmale dieses Menschen gesehen, in denen er von der ‚Norm' (dem von der Mehrheit gesetzten Maß) abweicht. Diese Merkmale sind aus dieser Sicht Eigenschaften der Person. Sie werden im Verlauf der Entwicklung erworben und bestimmen den Grad der Behinderung. Ziel der Rehabilitation muß es sein, alles zu tun, damit es zu keinen Abweichungen in der Entwicklung kommt. Nur so kann Behinderung begrenzt oder im Idealfall verhindert werden. Kommunikativ-sprachliche Förderung ist dann insbesondere am *normgerechten Sprachgebrauch* orientiert.

Das interaktionistische Paradigma sieht in der im Zusammenhang einer Hörschädigung auftretenden Behinderung ein Phänomen, das auf einer Wechselwirkung zwischen dem Hörgeschädigten und seiner Umwelt beruht. Behinderung kann aus dieser Sicht nicht am hörgeschädigten Menschen festgemacht werden. Sie ist ein Merkmal der Interaktion des Hörgeschädigten mit der Welt, in der er lebt – den Menschen, der Natur, den gesellschaftlichen Kontexten und kulturellen Gütern. Zur Behinderung kommt es, weil die Hörschädigung Bedingungen schafft, die die Interaktion gefährden *und* weil die Umwelt Interaktionsprozesse erschwert, die den Bedingungen einer Hörschädigung folgen. In der Rehabilitation Hörgeschädigter geht es bei dieser Sichtweise – die möglichen Fälle einer Abwendung von Behinderung ausgenommen – vor allem darum, den Hörgeschädigten zu befähigen, als ‚Behinderter' in Interaktion mit seiner Umwelt zu treten. Im Zentrum kommunikativ-sprachlicher Förderung steht die Befähigung zur Kommunikation, d. h. zur (möglichst normgerechten) *kommunikativ effizienten Verwendung der Sprache.*

Eltern-Kind-Interaktion

Der hier vorgestellte Ansatz kommunikativ-sprachlicher Förderung folgt dem interaktionistischen Paradigma. Unser Interesse ist nicht primär auf die Person des Hörgeschädigten gerichtet, sondern auf die Interaktionsprozesse und somit auch auf die Umwelt und ihren Einfluß auf die Interaktion. Es geht darum zu sichern, daß es zur Interaktion kommt und daß sie bestmöglich gelingt. Unser Augenmerk gilt darum solchen Sachverhalten, die mit der Interaktion zwischen Hörgeschädigtem und seiner Umwelt zu tun haben. Im Blick auf die kommunikativ-sprachliche Förderung ist dies insbesondere die frühe Eltern-Kind-Interaktion. Von einer Analyse dieses Geschehens – wie wir sie im folgenden vornehmen wollen – ist zu erwarten, daß die Bedingungen bestimmt werden können, unter denen sich beim hörenden Kind die Sprache entwickelt. Sind diese Bedingungen erkannt, ist zu fragen, welche Erschwerungen eine Hörschädigung in die Eltern-Kind-Interaktion einbringt, um bestimmen zu können, wie die Eltern-Kind-Interaktion im Falle einer Hörschädigung zu gestalten ist, damit auch das hörgeschädigte Kind darin Sprache erwerben kann. Diese Einsichten gilt es dann, auf den Sprachunterricht der Schule zu übertragen (s. hierzu auch Ding 1985c).

Die Eltern-Kind-Interaktion stellt für ein Kind den Kontext dar, innerhalb dessen es die für seine Entwicklung relevanten Erfahrungen machen kann. Die hier stattfindenden Interaktionsprozesse stimulieren die Entwicklung und bringen sie voran. Grundlage hierfür stellt die gemeinsame Auseinandersetzung von Eltern und Kind mit Sachverhalten der Interaktionssituation dar (soziale eingeschlossen). Gegebenheiten der Interaktionssituation (Objekte, Menschen, Wahrnehmungen, Tätigkeiten) werden genutzt, um mit dem anderen in Kontakt zu treten, ihn zum Handeln zu veranlassen und ggf. darauf wieder einzugehen. Sowohl die Eltern als auch das Kind machen solche Interaktionsangebote – die Eltern verbal *und* nonverbal, das Kind zunächst nur nonverbal –, die vom anderen aufgegriffen werden können, um in einer Art Dialog fortgeführt zu werden. Mit Fortgang der Entwicklung verwirklichen beide, Eltern und Kind, die Eltern-Kind-Interaktion dann mehr und mehr als Kommunikation (s. hierzu Ramge 1976; Bruner 1987).

Voraussetzungen der Eltern-Kind-Interaktion

Abb. 25 veranschaulicht, welchen Bedingungen die Eltern-Kind-Interaktion unterliegt, wenn das Kind hörgeschädigt ist. Das Kind ist in diesem Falle (trotz Hörgeräteversorgung) in seiner Wahrnehmungskompetenz und in deren Folge auch in seiner Interaktionskompetenz eingeschränkt. Es ist auditiv schwer, in manchen Situationen gar nicht erreichbar. Seine Reaktionen auf akustische Geschehnisse (einschließlich der sprachlichen Angebote) sind nicht verläßlich, und es greift die Interaktionsangebote seiner Eltern nicht in der von ihnen erwarteten Weise auf. Sein Interaktionsverhalten ist für die Eltern häufig schwer deutbar. Dies kann Eltern in ihrem Verhalten gegenüber ihrem Kind verunsichern – insbesondere wenn die Eltern noch wenig über die Auswirkungen einer Hörschädigung wissen.

Seitens der Eltern ist die Eltern-Kind-Interaktion, wie Abb. 25 zeigt, durch 3 Bedingungen beeinflußt: ihr Wissen darüber, welche Auswirkungen eine Schädigung des Gehörs hat, ihre emotionale Akzeptanz, ein hörgeschädigtes Kind zu haben, und ihre Verhaltensmöglichkeiten, unter erschwerten Bedingungen zu interagieren. Die Eltern-Kind-Interaktion ist in dem Maße gefährdet, in dem es den Eltern an ‚Fachwissen' mangelt, ihr Verhaltensrepertoire eingeschränkt ist oder Akzeptanz nicht oder nur bedingt gelingt. Die Eltern vermögen in diesem Falle nicht, ihrem Kind

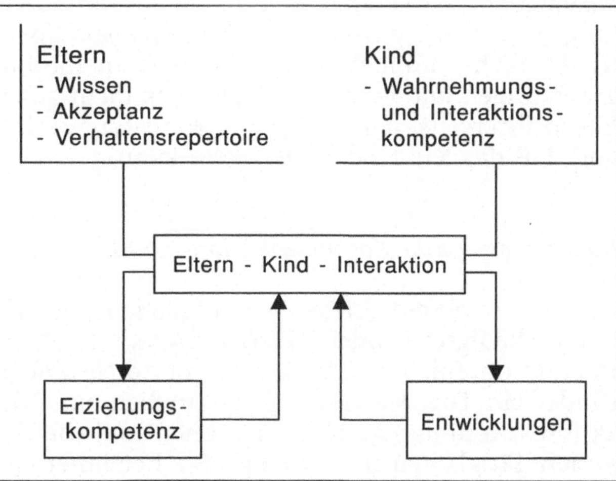

Abb. 25. Modell der Eltern-Kind-Interaktion

in der Eltern-Kind-Interaktion die erforderlichen Angebote zu machen
bzw. vermögen die Angebote ihres Kindes nicht für die Eltern-Kind-Interaktion zu nutzen. Es kommt zu Störungen in der Entwicklung, die
ihrerseits wiederum hemmend auf die Eltern-Kind-Interaktion zurück-
wirken.

Wichtigste Aufgabe früher Intervention ist es, *die Eltern zu befähigen,
trotz erschwerter Bedingungen mit ihrem Kind zu interagieren.* Dies bedeutet, die Eltern zu informieren über die durch eine Hörschädigung beim
Kind ausgelösten Schwierigkeiten der Interaktion und Kommunikation
und Möglichkeiten aufzuzeigen und zu erproben, wie diese Schwierigkeiten überwunden werden können (um so das Verhaltensrepertoire der Eltern auszuformen). Eltern brauchen aber auch Hilfen, um die durch die
Hörschädigung ihres Kindes ausgelösten emotionalen Irritationen bewältigen zu können (s. hierzu Ding 1988b; s. auch Exkurs (4)). Jeder Fortschritt
der Eltern in ihrer Akzeptanz, ihrem Verständnis und in der Adaption
ihres interaktiven und kommunikativen Verhaltens an die Wahrneh-
mungs- und Interaktionsmöglichkeiten des Kindes verbessert die Eltern-
Kind-Interaktion. Dies bewirkt, wie Abb. 25 veranschaulicht, daß das Kind
in seinen Entwicklungen vorankommt und daß sich langfristig die elter-
liche Erziehungskompetenz erweitert (s. hierzu auch Ding 1985a).

Das in Abb. 25 beschriebene Interaktionsmodell zeigt auch, wie Fortschritte in der Entwicklung des Kindes und die veränderte Erziehungskompetenz der Eltern rückwirkend auf die Eltern-Kind-Interaktion Einfluß nehmen. Jeder Entwicklungsfortschritt des Kindes erleichtert es den
Eltern zu interagieren und verbessert beim Kind die Möglichkeiten erfolgreicher Interaktion, wodurch wiederum die Voraussetzungen für eine
ungefährdete Entwicklung verbessert werden. Ihre verbesserte Erziehungskompetenz erlaubt es den Eltern, die Interaktionsmöglichkeiten ihres Kindes richtig einzuschätzen. Sie erfahren, wie sie sich verhalten müssen, damit ihr Kind ihre Interaktionsangebote aufgreift, und wie sie auf
dessen Interaktionsangebote eingehen können. Sie lernen, ihr Verhalten
immer besser an die auditiven und interaktiven Möglichkeiten des Kindes
anzupassen. Sie verändern allmählich aber auch ihre Erziehungserwartungen, d. h. sie passen ihre Vorstellungen über die Entwicklung ihres
Kindes mehr und mehr den ‚Realitäten' an, modifizieren ihre Erziehungserwartungen und greifen neue, bislang nicht gesehene auf. So sichern die
Eltern ihrerseits, daß die Eltern-Kind-Interaktion immer besser gelingt
und daß das Kind sich entwickeln kann.

Interaktions- und Kommunikationssituationen

Die zusammen mit U. Horsch entwickelten „Materialien zur Früherziehung
hörgeschädigter Kinder" (Ding u. Horsch 1984) räumen der Eltern-Kind-
Interaktion einen zentralen Platz in der Frühförderung hörgeschädigter
Kinder ein. Die ‚Materialien' beschreiben eine Vielzahl alltäglicher Inter-
aktions-/Kommunikationssituationen und die darin möglichen gemeinsamen Tätigkeiten und Dialoge. Sie benennen auf diese Weise die Ziele

der Förderung und stellen zugleich den Eltern Hilfen bereit, wie sie diese verwirklichen können.

Kommunikativ-sprachliche Förderung im Kontext der Eltern-Kind-Interaktion zu verwirklichen bedeutet, alltäglich wiederkehrende Situationen (wie das Aufstehen, Spielen oder das Aufräumen) so zu gestalten, daß sie zu Spracherwerbssituationen werden. Wie das hörende, so erwirbt darin auch das hörgeschädigte Kind Sprache, indem es sie anwendet. Im Unterschied zum hörenden Kind ist das hörgeschädigte Kind (der Sprachwahrnehmung wegen) jedoch auf eine besondere Strukturierung dieser Situationen und auf explizite kommunikativ-sprachliche Angebote angewiesen. Mit Fortgang der kommunikativ-sprachlichen Erziehung treten zu diesen Alltagssituationen sog. Lernzusammenhänge, in denen es darum geht, ganz bestimmte kommunikativ-sprachliche Fertigkeiten in den Bereichen Sprache, Hören und Sprechen einzuüben (s. hierzu Kap. 4.2 und 5.3).

Es gibt – wie Lenneberg (1972, S. 398) feststellt – keinen Grund, daran zu zweifeln, daß das hörgeschädigte Kind *die Sprache in derselben Weise entwickelt wie das hörende Kind*. Liegen keine zusätzlichen Schädigungen vor, folgt es in seiner Sprachentwicklung den gleichen Gesetzmäßigkeiten – vorausgesetzt, es werden die Spracherwerbsbedingungen geschaffen, die auch für das hörende Kind unerläßlich sind, damit es Sprache entwickelt (s. hierzu auch Clark 1989).
Wie beim hörenden Kind ist auch beim hörgeschädigten Kind davon ausgehen, daß es über kognitiv-sprachliche Fähigkeiten verfügt, die es ihm ermöglichen, die von der sprechenden Umgebung wahrgenommene Sprache selbst zu organisieren, d. h. in ein eigenes sprachliches System überzuführen (das sich mehr und mehr den Normen der Sprachgemeinschaft anpaßt). Chomsky (1979) nimmt eine angeborene Sprachveranlagung, das sog. LAD (Language Acquisition Device) an, das befähigt, die grammatische Struktur der gehörten Sprache zu entdecken. Auch Karpf (1990) postuliert „genetisch verankerte Fähigkeiten", die die interne (Selbst-)Organisation der Sprache ermöglichen. Bruner (1987) spricht von einer „kognitiven Grundausstattung", auf der die Sprachentwicklung basiert, und geht davon aus, daß diese im Verlauf der vorsprachlichen Kommunikation entwickelt wird. Sie erlaubt es dem Kind, seine ‚Welt' – zunächst nonverbal, dann mit Hilfe sprachlicher Mittel – begrifflich zu bewältigen und mit ihr in Kommunikation zu treten.
Wie das hörende Kind, so bedarf auch das hörgeschädigte Kind, um die Sprache entwickeln zu können, neben diesen internen auch externer Bedingungen. Es ist darauf angewiesen, daß ihm in vertrauten (alltäglichen) Situationen Sprache in einer verläßlichen Weise angeboten wird. Nach Bruner (1993) kann sich die Sprache nur entwickeln, wenn die Umwelt ein sog. LASS (Language Acquisition Support System), ein Hilfssystem also bereitstellt, das die postulierte Sprachlernfähigkeit erst zum Funktionieren bringt. Es sind sog. „Formate" zu schaffen, d. h. überschaubare Situationen, die es dem Kind ermöglichen, die kommunikativen Absichten seiner Eltern zu verstehen und selbst kommunikative Absichten (zunächst vorsprachlich, dann sprachlich) zu verfolgen. Ramge (1976) nennt solche Spracherwerbskontexte „Interaktionszusammenhänge". Karpf macht darauf aufmerksam, daß zu den externen Bedingungen des Spracherwerbs auch eine sog. „Motherese" gehört, d. h. eine bestimmte „Qualität und Quantität der an das Kind gerichteten Sprache" (Karpf 1990, S. 85).
Kommunikativ-sprachliche Förderung Hörgeschädigter – wie sie hier vorgestellt wird – ist an der Entwicklung des hörenden Kindes orientiert. Sprache wird nicht als ein Lernobjekt betrachtet, das gelehrt werden könnte. Das Kind erwirbt die Sprache, weil seine Umgebung Sprache verwendet. Damit wird ein – unten noch näher zu erläu-

ternder – „muttersprachlicher Weg" gewählt, wie er auch von van Uden, Schmid-Giovannini, Clark und Diller gegangen wird (van Uden 1976, 1987; Schmid-Giovannini 1976, 1985; Clark 1989; Diller 1988b, 1990b).

Grundlagen kommunikativ-sprachlicher Förderung stellen die Erfahrungen handelnder Auseinandersetzung des Kindes mit seiner Umwelt dar (in der Interaktion mit den Eltern, beim Umgang mit Objekten und Situationen). Die Eltern beteiligen sich an diesen Aktivitäten des Kindes und beziehen es auch immer wieder in ihre eigenen, alltäglichen Aktivitäten mit ein. Sie benennen Objekte, erläutern Geschehnisse, kündigen Ereignisse an, bewerten Sachverhalte, loben, warnen, machen Vorschläge usw. Zugleich halten sie ihr Kind an, sich selbst auch zu den Gegebenheiten der Situation zu äußern, helfen ihm, damit dies auch gelingt, und gehen mit ihrem Sprechen und Handeln auf das wieder ein, was das Kind geäußert hat.

Hörgeräteversorgung

Eine grundlegende Maßnahme der Frühförderung stellt die Versorgung des hörgeschädigten Kindes mit individuell angepaßten Hörgeräten dar. Akustische Sachverhalte der Eltern-Kind-Interaktion (aber auch anderer alltäglicher Situationen), die bislang verborgen waren, werden nun zugänglich. Dies erleichtert es den Eltern, mit ihrem Kind zu interagieren (und bedingt ein verstärktes Eingehen des Kindes auf die Sozialisationsangebote seiner Eltern). Vor allem aber schaffen die Hörgeräte die Voraussetzung, daß sich das Hören (und mit ihm zugleich, wie J. Ayres (1979) aufzeigt, auch die übrigen Sinnesbereiche) sowie die Sprache entwickeln können. Das Kind lernt, das Sprechen seiner Eltern – aber auch akustische Geschehnisse seines Alltags – zu beachten und zu verstehen sowie allmählich auch selbst Sprache zu gebrauchen und sein eigenes Sprechen auditiv zu steuern. Die Entwicklung des Hörens und der Sprache kommt umso nachhaltiger in Gang, je früher ein hörgeschädigtes Kind mit Hörgeräten versorgt und auditiv gefördert wird. Es darf angenommen werden, daß für diese Entwicklungen eine erhöhte Sensibilität in den ersten beiden Lebensjahren besteht. Frühförderung sollte darum bereits im 1. Lebensjahr einsetzen.

Die Entwicklung des Hörens und der Sprache ist beeinflußt durch *postnatale Reifungsprozesse der Hörbahnen und der Hörzentren*. Diese Reifungsprozesse sind gesteuert durch Wachstumshormone, die in ihrer Funktion davon abhängig sind, daß das Gehör ausreichend akustisch stimuliert wird. Unter dieser Bedingung nur kommt es zu ausreichender Dendritensprossung und zu einer stabilen (und systematischen) Verknüpfung der Neuronen des auditorischen Systems und zur anschließenden Markscheidenbildung. Die Prozesse der Dendritensprossung laufen allem Anschein nach gleich nach der Geburt beschleunigt ab und sind im wesentlichen mit dem 2. Lebensjahr abgeschlossen, können vermutlich aber bis Ende des 4. Lebensjahres noch ‚nachgeholt' werden. Als ‚kritische Periode', d. h. Periode höchster Sensibilität für Umwelteinflüsse auf die neuronalen Reifungsprozesse wird im allgemeinen das 1. Lebensjahr angenommen (s. hierzu Kruse 1990; Plath 1989; Schlote 1990).

Wird das auditorische System aufgrund verspäteter Hörgeräteversorgung oder unzureichender Hörerziehung nur ungenügend stimuliert, hat dies eine Einschränkung der Hörfunktion zur Folge. Es werden weniger neuronale Verknüpfungen hergestellt (die Dendritensprossung ist reduziert), die für die Verarbeitung akustischer Reize verantwortlichen Kerne entwickeln sich nur unvollständig, möglicherweise kommt es auch zum Abbau von Nervenzellen. Diese Prozesse sind mit hoher Wahrscheinlichkeit jenseits des 5. Lebensjahres irreversibel (s. hierzu Klinke 1990). Das hörgeschädigte Kind wird so zusätzlich „funktionell hörgeschädigt", wie Boothroyd (1982, S. 223) dies ausdrückt. Van Uden (1963) spricht von „Vertaubung" und „Verstummung" und verweist damit zugleich auf die Folgen einer verhinderten Hörentwicklung. Aus dieser Perspektive geht es in der Frühförderung hörgeschädigter Kinder darum, durch frühstmögliche und systematische Versorgung des Kindes mit verstärktem Schall, insbesondere mit Sprache, zerebrale Reifungsprozesse zu stimulieren, so daß das Kind seine bestmögliche Hörfähigkeit zu entwickeln vermag. Dabei werden – wie oben schon erwähnt – umso bessere Erfolge erwartet werden können, je früher mit der auditiven Förderung begonnen werden kann (s. hierzu Renner 1989; Diller 1990b; Löwe 1991).

Sensomotorische Förderung

In den Anfängen, solange sich das Kind auf der sensomotorischen Stufe befindet, erfolgt kommunikativ-sprachliche Förderung im Zusammenhang der sensomotorischen Förderung. Es sind anfangs sensomotorische Handlungen, über die Eltern und Kind miteinander kommunizieren (Geben, Nehmen, Bewegen, Greifen usw.). Eltern und Kind nehmen über diese Handlungen Kontakt miteinander auf und nutzen sie, um ,kommunikative' Absichten zu verfolgen (den anderen zu etwas veranlassen, ihm etwas zeigen, eine Befindlicheit ausdrücken). Das Kind lernt so, sich mit anderen zu verständigen, noch ehe es dies mit Hilfe sprachlicher Mittel tut. (Daneben entwickelt es über diese Formen vorsprachlicher Kommunikation aber auch die für die weitere Sprachentwicklung grundlegenden Fähigkeiten der Nachahmung, des Symbolverhaltens und der Antizipation).

Nach Piaget (1975) legt die sensomotorische Entwicklung die Grundlage für die Entwicklung der Intelligenz und der Sprache. J. Ayres (1979, 1984) hebt mit Blick auf die Entstehung von Behinderung hervor, daß es für die Entwicklung der Wahrnehmung (sowie der Sprache und Intelligenz) von grundlegender Bedeutung ist, daß das Kind in frühester Kindheit die sog. Basissysteme ausreichend entwickelt.
Im Bereich der Hörgeschädigtenpädagogik ist es Horsch, die die besondere Bedeutung der sensomotorischen Stufe für die Entwicklung der Sprache und der Intelligenz herausstellt. Hörgeschädigte Kinder stehen nach Horsch in der Gefahr, nicht nur die modalen auditiven Schemata nur unvollständig zu entwickeln, sondern auch die intermodalen und serialen. Auch sind Beeinträchtigungen in der Entwicklung der Nachahmung und der Antizipation sowie bei der Bildung von Symbolen zu erwarten. Diese Kinder werden darum Schwierigkeiten haben, die Sprache zu erwerben (Horsch 1976, unveröff. Diplomarbeit, 1982, 1988).
Horsch fordert eine *Frühförderung*, die den möglichen Entwicklungsbeeinträchtigungen in der sensomotorischen Entwicklung des hörgeschädigten Kindes entgegenwirkt, damit das Kind die Fähigkeiten aufbaut, die erforderlich sind, damit es die Sprache entwickeln kann. Unter dieser Zielsetzung entwickelt Horsch ein integratives Modell einer solchen Frühförderung, die sog. „kommunikative Erziehung" (Horsch 1982),

konzipiert ein „sensomotorisches Vorschulprogramm", (Horsch u. Ding 1981) und bringt ihre Konzeption ein in die „Materialien zur Frühförderung hörgeschädigter Kinder" (Ding u. Horsch 1984).

Sprache als integrativer Bestandteil der Persönlichkeit

Kommunikativ-sprachliche Förderung, die auf der Eltern-Kind-Interaktion basiert, stellt ein ganzheitliches Geschehen dar. Sie ist keine isolierte Förderung sprachlicher Fertigkeiten, sondern eine die gesamte Person umfassende Intervention, die den Spracherwerb fokussiert. Sprache soll zum integrativen Bestandteil der Persönlichkeit (in allen Persönlichkeitsdimensionen) werden. Dies bedeutet, Sprache als Verhaltensform zu erwerben, die in das Körperschema integriert ist. Eine ganz wesentliche Bedingung hierfür ist, daß die Interaktions-/Kommunikationssituationen, in denen Sprache erworben wird, in ihrer Ganzheit belassen werden, d. h. daß sie es dem Kind gestatten, die Vielfalt der darin möglichen (kognitiven, pragmatischen, sozialen, emotionalen) Erfahrungen zu machen, und daß Sprache so eingebettet wird in das Gesamt dieser Erfahrungen. Es ist zwar erforderlich, Interaktions-/Kommunikationssituationen an die augenblicklichen Wahrnehmungs- und Interaktionsmöglichkeiten des Kindes anzupassen, es dürfen aber keine Reduktionen vorgenommen werden, die die für eine Situation typischen Erfahrungen verhindern oder verfremden. Interaktionssituationen müssen dafür offen bleiben, daß das hörgeschädigte Kind darin als ganze Person agieren kann, und müssen es ihm ermöglichen, sich handelnd und sprechend mit ihnen auseinanderzusetzen (s. hierzu Ding 1991c).

In den 50er Jahren hat E. Kern – mein Lehrer – den Begriff der Ganzheit erneut aufgegriffen. Wie schon vor ihm Kroiß und Malisch fordert er, in der sprachlichen Förderung Hörgeschädigter vom Sprachganzen auszugehen. Anders aber als die sog. Ganzwortmethodiker (aber auch die Muttersprachmethodiker, wie Querll) betont Kern, von der Gestaltpsychologie herkommend, den *Primat des Ganzen*. Danach schließt sich das Einzelne stets zu einem Ganzen zusammen, das dann mehr ist als die Summe seiner Teile. Mit seinem „Ganzheitlichen Sprachunterricht" (1958) entwickelt Kern ein Verfahren, das vom Wort ausgeht und die Elemente, d. h. die einzelnen Sprachlaute auf analytischem Wege (über den sog. Gestaltabbau) gewinnt, diese jedoch (auf dem Wege des sog. Gestaltaufbaus) sogleich wieder in ein Sprachganzes einfügt. Kern beginnt mit der Schrift (als dem stabileren Sprachzeichensystem), der das Absehen und die vibrotaktile Wahrnehmung, die sog. Tastfühlstruktur, folgen, an die sich schließlich das Sprechen anschließt.
Kerns primäres Interesse gilt den Prozessen der Wahrnehmung und damit den Sprachzeichensystemen sowie deren Genese (s. auch Kap. 1.3). Anders als Kerns ganzheitlicher Sprachunterricht, betont das hier vorgestellte aural-ganzheitliche Verfahren, daß sich *alles Psychische* nach den Prinzipien der Ganzheit organisiert. Demzufolge werden nicht nur die Prozesse der Sprachwahrnehmung, sondern der ganze Spracherwerb, aber auch alle anderen Entwicklungen des hörgeschädigten Kindes, seine gesamten Tätigkeiten, wie auch die Behinderung selbst als ganzheitliche Phänomene gesehen (s. hierzu auch Ding 1985b, 1991c).

Sprachunterricht

Aus der hier eingenommenen Sicht ist die Eltern-Kind-Interaktion nicht nur der zentrale Kontext, innerhalb dessen kommunikativ-sprachliche Frühförderung erfolgt, sondern stellt auch das Modell dar, dem der Sprachunterricht folgt. Im Sprachunterricht liegen jedoch andere äußere Bedingungen des Spracherwerbs vor. Die Prinzipien eines ganzheitlichen Spracherwerbs – wie er in der Eltern-Kind-Interaktion möglich ist – können darum nicht unmittelbar auf den Sprachunterricht übertragen werden. Es bedarf einiger, teils grundlegender Modifikationen. Diese ergeben sich insbesondere aus den an der schulischen kommunikativ-sprachlichen Förderung beteiligten Personen. Diese sind auf der einen Seite – statt des einen Kindes in der Eltern-Kind-Interaktion – mehrere Kinder, die sich meist in ihrem Entwicklungsstand recht deutlich voneinander unterscheiden. Dies erschwert es, Spracherwerbsprozesse zu initiieren, die für alle Schüler einer Klasse gleichermaßen ergiebig sind. (Es ist darum erforderlich, daß die Schulorganisation genügend Raum für Einzelförderung, besonders in der Hör-Sprech-Erziehung gibt.) Auf der anderen Seite ist die schulische Interaktion/Kommunikation dadurch geprägt, daß mit dem P/T eine fachlich qualifizierte Person daran beteiligt ist. Dadurch ist gewährleistet, daß die bei den Schülern vorliegenden auditiven Kapazitäten auch genutzt und unterrichtliche Situationen so gestaltet werden, daß sie den Schülern eine bestmögliche Entfaltung ihrer sprachlichen Fähigkeiten ermöglichen.

Abb. 26 veranschaulicht diese Bedingungen und stellt die Interaktion/Kommunikation in den Mittelpunkt des Sprachunterrichts. Aufgabe des Sprachunterrichts ist es nach diesem Modell, die Entwicklung einer kommunikativ-sprachlichen Kompetenz zu fördern. Diese Kompetenz stellt eine umfassende Befähigung zum Sprachgebrauch dar. Die Schüler sollen nicht nur in die Lage versetzt werden, Sprache als Mittel der Kommunikation zu gebrauchen. Sprache soll für sie auch zum Medium werden, mit Hilfe dessen sie psychische Prozesse organisieren. Damit wird zum

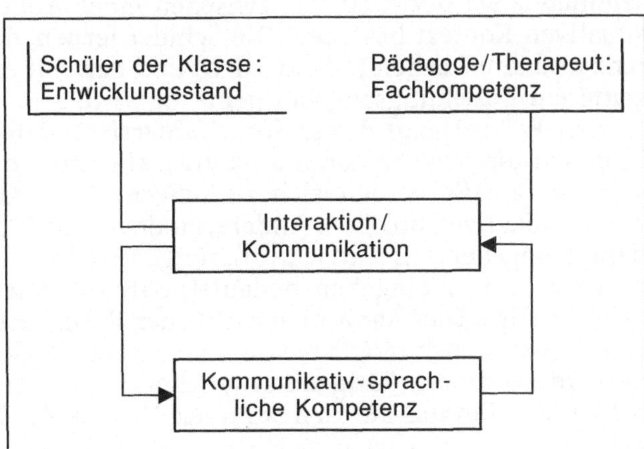

Abb. 26. Modell unterrichtlicher Interaktion/Kommunikation

Ziel gesetzt, daß Hörgeschädigte befähigt werden sollen, Sprache in all den Zusammenhängen zu verwenden, in denen sie auch Guthörende gebrauchen. Die angestrebte kommunikativ-sprachliche Kompetenz stellt eine *Sprachverwendungskompetenz* dar. Der Sprachunterricht unterscheidet darum auch nicht zwischen unterrichtlichen Prozessen der Sprachaneignung und solchen der Sprachverwendung. Er vermittelt mit der Sprache zugleich auch deren Verwendungsformen.

Ein Sprachunterricht, der dem ‚Sprachgebrauch' eine solche Bedeutung für den Spracherwerb beimißt, steht nahe dem von Jussen entwickelten „interaktionalen Sprachausbau" und dem von Gegner beschriebenen „handlungsorientierten Sprachunterricht". Er weist auch Merkmale der von Voit geforderten Erziehung zur „sprachlichen Beziehungsfähigkeit" auf. Jeder der 3 genannten Ansätze betont – wie dies auch der hier vorgestellte tut –, daß Sprache über tätige Auseinandersetzung erworben werden soll (s. Jussen 1977; Voit 1977; Gegner 1987).

Sprachverwendungskompetenz

Die Zielsetzung ‚Sprachverwendungskompetenz' verlangt vom Sprachunterricht, daß er die Schüler zum sprachlichen Handeln befähigt. Mit den Worten der Sprechakttheorie heißt das: Die Schüler sollen im Sprachunterricht lernen, die ‚Akte' einer Äußerungen (lokutiven, illokutiven und perlokutiven Akt) zu vollziehen. D. h. sie sollen in der Rolle des Sprechers lernen, eine soziale Situation hinsichtlich des darin kommunikativ Möglichen einzuschätzen, ihre in dieser Situation entwickelten kommunikativen Absichten zu äußern und auf die aus ihrer Äußerung beim Hörer sich ergebenden ‚Handlungen' einzugehen. Als Hörer sollen sie lernen, die Äußerungen eines Sprechers als dessen kommunikative Absicht zu interpretieren, der eine bestimmte Einschätzung der Situation zugrunde liegt, und daraufhin die eigene Einschätzung der Situation sowie die daran geknüpften eigenen kommunikativen Absichten zu überprüfen und ggf. zu revidieren. Dies schließt solche Lernprozesse ein, die sich auf die Zusammenhänge beziehen, die zwischen einer Äußerung und dem sozial/ situativen Kontext bestehen. Die Schüler lernen, daß Sprachmittel „Referenz und Sinn" haben (Wunderlich) und daß mit einem Sprechakt gleichzeitig ein Beziehungsangebot gemacht wird.

Vom P/T verlangt dieser Sprachunterricht, daß er Situationen schafft, in denen die Schüler kommunikative Absichten entwickeln können und somit veranlaßt werden, sich zu äußern. Diese Äußerungen haben eine kommunikative Funktion. Andere, zu denen auch der P/T gehört, können darauf eingehen. (Es sind ja ‚Äußerungen' und keine ‚Sätze', die die Schüler hervorbringen.) Eingehen bedeutet, daß auf eine Äußerung ‚handelnd' reagiert wird. Dies kann in sprachlicher Form geschehen – es kommt zu einem (wenn auch möglicherweise begrenzten) ‚Gespräch' –, es kann aber auch in Form von Tätigkeiten geschehen. Die Äußerungen der Schüler haben also Einfluß auf den weiteren Verlauf der Interaktion/Kommunikation.

Sprachunterricht wird hier als ein Teilgebiet des Faches Deutsch angesehen, das als weitere Inhalte die Bereiche Lesen und Schreiben sowie Texte verstehen und Texte verfassen umfaßt. Die Lernbereiche des Sprachunterrichts sind das Hören- und Sprechenlernen, der mündliche Sprachgebrauch sowie die Sprachreflexion. Auf diese Lernbereiche beschränkt sich das hier vorgestellte Verfahren.

Bei dem hier vorgeschlagenen Verfahren wird Sprache im Zusammenhang von Interaktion und Kommunikation vermittelt. Es folgt damit dem von van Uden entwickelten Verfahren. Der P/T übernimmt dabei – wie die Eltern in der Eltern-Kind-Interaktion – eine ‚doppelte Rolle'. Er beteiligt sich als Kommunikationspartner und stellt gleichzeitig auch die Instanz dar, die die ‚Regularitäten' der Sprachverwendung durch die Schüler überprüft und ggf. korrigierend eingreift. Der P/T stellt in dieser, seiner 2. Funktion die im Hinblick auf die kommunikative Situation und den Sprachentwicklungsstand der Schüler erforderlichen Sprachmittel bereit. Er ergreift sog. sprachdidaktische Handlungen (s. Kap. 4.3).

Es ist nicht möglich, die kommunikativ-sprachliche Kompetenz Hörgeschädigter allein in der Interaktion/Kommunikation auszuformen. Auch für hörende Schüler wird gefordert, daß ihnen Gelegenheit gegeben werden muß, reflektierend und damit auf einem bewußteren Niveau mit Sprache umzugehen. Es wird hiervon eine Verbesserung ihrer kommunikativen Kompetenz erwartet. Dies gilt verstärkt für hörgeschädigte Schüler. Der im Sprach-*Unterricht* (im Vergleich zu Eltern-Kind-Interaktion) gegebene eingeschränkte Sprachumsatz und die aufgrund gestörter Sprachwahrnehmung „deformiert aufgefaßten sprachlichen Vorbilder" (Jussen) machen es erforderlich, in einem gesonderten Lernbereich (in der Sprachreflexion) die in der Kommunikation gebrauchte Sprache hinsichtlich ihrer Grammatikalität und kommunikativen Funktion zu reflektieren und einzuüben. Auch in diesem Punkt lehnt sich das hier vorgestellte Verfahren an van Uden an.

Exkurs (3)

Orale Ansätze betonen immer wieder die Bedeutung einer umfassenden kommunikativ-sprachlichen Kompetenz Hörgeschädigter. Die Entwicklung dieser Fähigkeit wird als der Schlüssel zur sozialen Integration und der Individuation gesehen. Der kommunikativ-sprachlichen Förderung wird darum ein zentraler Platz in der Rehabilitation Hörgeschädigter zugewiesen.

Diese Sichtweise birgt 2 Gefahren. Zum einen kann übersehen werden, daß soziale Integration und Individuation nicht allein auf einer bestmöglich entfalteten kommunikativ-sprachlichen Kompetenz beruhen. Die Maßnahmen der Rehabilitation müssen mehr beinhalten als die Förderung dieser Fähigkeit. Hörgeschädigte bedürfen – wie in Exkurs (1) ausgeführt – einer umfassenden Erziehung, innerhalb derer der kommunikativ-sprachliche Bereich *einen Aspekt* darstellt. Die Rehabilitation Hörgeschädigter ist also nicht identisch mit kommunikativ-sprachlicher Förderung. Eine 2. Gefahr der Fokussierung kommunikativ-sprachlicher Förderung besteht darin, daß sie eine Einengung auf linguistische Zielsetzungen bedingen kann. Es geht dann primär um den Erwerb des Systems Sprache, kommunikativ-sprachliche Kompetenz wird auf Sprach-Kompetenz verkürzt. Hinter solchen Ansätzen steht in der Regel eine Theorie der Behinderung, die die durch eine Hörschädigung ausgelöste Behinderung primär (oder ausschließlich) als ‚Sprachbehinderung' sieht. Weitere Beeinträchtigungen werden als Folge der sprachlichen angesehen. Behinderung als Folge der Hörschädigung wird aus dieser Sicht vermeidbar, wenn es gelingt, Beeinträchtigungen der Sprachentwicklung zu vermeiden. Sprachliche Förderung wird so zum eigentlichen (bis ausschließlichem) Anliegen der Rehabilitation Hörgeschädigter.

Eine solche Sicht von Behinderung verkennt sowohl die Komplexität dieses Phänomens als auch die Einbettung des Spracherwerbs in die Gesamtentwicklung eines Kindes. Die Behinderung eines hörgeschädigten Kindes ist mehr als seine sprachlichen Beeinträchtigungen. Zu Behinderung kann es trotz ausgeprägter kommunikativ-sprachlicher Kompetenz kommen, wie die Situation Späthörgeschädigter zeigt. Behinderung stellt einen Sachverhalt der Erziehung Hörgeschädigter dar, der nur in wenigen Fällen (leichter Hörschädigung) zu überwinden ist. Bei der Mehrzahl der hörgeschädigten Kinder löst die Schädigung des Gehörs eine bleibende Behinderung aus. Es kommt zur Behinderung trotz bestmöglicher Erziehung. Entwicklungen (auch die sprachliche) gelingen nicht oder nur bedingt, obwohl alles getan wird, damit sie gelingen.

Dieses Verständnis von Behinderung schließt beim P/T die Bereitschaft zu ihrer Akzeptanz ein. Es muß akzeptiert werden, daß eine Hörschädigung zu einer Behinderung führt. Dies bedeutet nicht, daß auf Erziehungsanstrengungen verzichtet oder Erziehung auf ein begrenztes Angebot eingeschränkt werden könnte. Es ist vielmehr alles zu tun, um der Entstehung von Behinderung entgegenzuwirken. Zugleich ist aber auch die Bereitschaft zu entwickeln, Behinderung hinzunehmen, wo sie entsteht. Diese pädagogische Akzeptanz von Behinderung bedeutet für die kommunikativ-sprachliche Förderung, daß nicht eine Makellosigkeit des Sprachgebrauchs angestrebt, sondern hingenommen wird, daß Hörgeschädigte – teils typische – Fehler in der Sprachverwendung machen. Wichtiger als der normgerechte Gebrauch der Sprache ist die Effizienz ihrer Verwendung in der Kommunikation. Die Zielsetzung des ‚verständig und verständlich sprechenden Hörgeschädigten' wird darum weniger im Sinne einer sprachlichen als einer kommunikativen Befähigung verstanden. Ziel ist nicht der Hörgeschädigte, der die Sprache möglichst fehlerfrei gebraucht, sondern der *kommunizierende Hörgeschädigte*, d. h. der Hörgeschädigte, der fähig ist, trotz fehlerhafter Sprache erfolgreich zu kommunizieren. Mängel der Sprache sind unter dieser Zielsetzung schwerwiegend, wenn sie eine Verständigung in der Kommunikation erschweren oder gar verhindern. Sie können akzeptiert werden, wenn sie für ein Gelingen der Kommunikation von geringer oder keiner Bedeutung sind.

In diesem Zusammenhang ist allerdings auch zu bedenken, daß zu starke Auffälligkeiten des sprachlichen Verhaltens (wie die Artikulation stark Hörgeschädigter) Anlaß für Stigmatisierungsprozesse sein können. Diesen kann aber nicht dadurch begegnet werden, daß in der sprachlichen Förderung ‚mehr Perfektion' angestrebt wird. Soziale Auffälligkeit muß, solange Behinderung besteht, hingenommen werden. Erziehung kann sie nur bedingt begrenzen. Dies verlangt dann, daß der Hörgeschädigte befähigt werden muß, akzeptierend mit seiner sozialen Auffälligkeit umzugehen. Er braucht eine Erziehung, die es ihm ermöglicht, diese Erfahrungen als Realität seiner Interaktion/Kommunikation anzunehmen und sie in seine Identität zu integrieren, *und* die ihn befähigt, sozialen Ausschluß abzuwehren und seine Beteiligung an der Interaktion/Kommunikation zu behaupten (s. hierzu Exkurs (1)).

Zusammenfassung

1. Die Eltern-Kind-Interaktion gibt aus der Sicht des gewählten interaktionistischen Paradigmas grundsätzliche Auskunft darüber, wie in der kommunikativ-sprachlichen Förderung hörgeschädigter Kinder zu verfahren ist. Die Analyse dieses Geschehens zeigt, daß der Spracherwerb eines hörenden nichtbehinderten Kindes im Kontext alltäglicher Interaktions-/Kommunikationssituationen erfolgt. Die Eltern strukturieren alltägliche Situationen und ihre eigenen Interaktions-/Kommunikationsangebote in einer Weise, daß sie zu Spracherwerbssituationen werden und das Kind darin Sprache entwickelt.

2. Eine Hörschädigung wirkt hemmend auf die Eltern-Kind-Interaktion. Sprachliche und nichtsprachliche Austauschprozesse gelingen nur mühsam und unvollständig. Das hörgeschädigte Kind reagiert auf die Angebote seiner Eltern nicht in der erwarteten Weise, seine eigenen Angebote sind für die Eltern nur schwer deutbar. Die frühe Eltern-Kind-Interaktion ist darum vom Scheitern bedroht. Wichtigste Aufgabe früher Intervention ist es, die Eltern zu befähigen, mit ihrem (hörgeschädigten) Kind trotz dieser Erschwerungen zu interagieren. Eltern sollen darum lernen, ihre Interaktions-/Kommunikationsangebote an den interaktiven/kommunikativen Möglichkeiten ihres Kindes auszurichten und die ‚Antworten' bzw. Angebote ihres Kindes zu verstehen, um darauf angemessen eingehen zu können.

3. Im aural-ganzheitlichen Verfahren erfolgt kommunikativ-sprachliche Förderung in der Familie im Kontext alltäglicher Situationen. Grundlage stellt die frühe Versorgung des hörgeschädigten Kindes mit individuell angepaßten Hörgeräten dar, die es den Eltern erleichtern, mit ihrem Kind zu interagieren, und die dem hörgeschädigten Kind einen Zugang zu seiner akustischen Welt, insbesondere

dem Sprechen seiner Eltern, eröffnen. Kommunikativ-sprachliche Förderung erfolgt in Zusammenhang des gemeinsamen Tuns von Eltern und Kind, das die Eltern mit ihrem Sprechen begleiten. Das Kind nimmt daran zunächst nur handelnd teil und vermag sich erst im Verlauf seiner kommunikativ-sprachlichen Entwicklung auch sprechend an der Eltern-Kind-Interaktion zu beteiligen.

4. Die Eltern-Kind-Interaktion stellt das Modell auch für den Sprachunterricht dar, muß aber wegen der in der Schule vorliegenden Bedingungen modifiziert werden. Es werden kommunikative Situationen geschaffen, in denen die Schüler sprachlich handeln und die dem P/T Gelegenheit geben zu sichern, daß die Normen der Sprache und ihrer Verwendung beachtet werden. Die Lernbereiche kommunikativ-sprachlicher Förderung sind die Bereiche Mündlicher Sprachgebrauch, Hör-Sprech-Erziehung und Sprachreflexion.

4.2 Kommunikativ-sprachliche Förderung in der Familie

Solange ein hörgeschädigtes Kind noch nicht mit Hörgeräten versorgt ist, bleiben ihm die akustischen Geschehnisse seiner Umwelt mehr oder minder verborgen. Alltagsgeräusche (wie das Zuschlagen einer Tür) oder das Sprechen anderer (mit dem sie sich an das Kind wenden oder sich unterhalten) werden nicht oder nur in Ausnahmesituationen gehört. Dies ändert sich, sobald das Kind mit Hörgeräten versorgt ist. Akustisches, das bisher verschlossen war, wird nun spontan zugänglich oder kann durch die Eltern zugänglich gemacht werden. Das Kind vermag nun zu hören, was sich in seiner Umgebung ereignet. Es hört, was seine Eltern zu ihm sagen, hört, wenn sie miteinander sprechen, bekommt Zugang zu den mit dem Sprechen zugleich vermittelten emotionalen Botschaften. Es entdeckt die akustische Welt, in der es lebt.

Diese mit den Hörgeräten geschaffene Möglichkeit, akustische Geschehnisse, sprachliche und nichtsprachliche, wahrzunehmen, stellt die Eltern-Kind-Interaktion auf eine neue Grundlage. Beruhte die Eltern-Kind-Interaktion bislang primär auf Prozessen, die ein hohes Maß an körperlicher Präsenz erforderten (direkte Körperkontakte, körperliche Zuwendung) und damit eine gewisse Schwerfälligkeit aufwiesen, werden nun Interaktionsprozesse möglich, die keiner direkten körperlichen Beteiligung bedürfen und damit eine größere Leichtigkeit und Flüssigkeit besitzen. Interaktionsprozesse können müheloser initiiert und gesteuert werden. Dies erleichtert es den Eltern, die Interaktion in Gang zu halten, d. h. ihrem Kind Interaktionsangebote zu machen und Angebote, die ihr Kind macht, aufzugreifen und in der Interaktion zu verwenden. Das Wissen, daß ihr Kind nun hören kann, was sie sagen, erleichtert es den Eltern auch, mit ihrem Kind zu sprechen und ihm damit sprachliche Angebote zu machen, auch wenn sie erfahren, daß ihr Kind sie (noch) nicht versteht.

Anfänge der Frühförderung

Wie das hörende Kind, so macht auch das hörgeschädigte Kind von Beginn seines Lebens an Interaktionsangebote, die die Eltern aufgreifen und in der Weise umgestalten können, daß das Kind auf diese wieder eingehen kann. Es sind zunächst nichtsprachliche Angebote, die das Kind in die Eltern-Kind-Interaktion einbringt. Die Eltern beantworten diese von Anfang an handelnd *und sprechend*. Sie schließen sich den Tätigkeiten ihres Kindes an und sprechen zu dem, was das Kind tut oder wahrnimmt und was sie selbst tun. Mit fortschreitender Sozialisation ermuntern sie ihr Kind immer häufiger und dringlicher, daß es sich nicht nur handelnd an der Eltern-Kind-Interaktion beteiligt, sondern auf ihr Sprechen eingeht und sich sprechend an sie wendet. Sie versuchen, die Interaktion zunehmend als Kommunikation zu gestalten.

Auch die Eltern machen von Anfang an ihrem Kind Angebote. Über diese möchten sie einerseits die Interaktionsprozesse in Gang bringen. Andererseits lenken die Eltern mit ihren Angeboten die Aufmerksamkeit ihres Kindes, so daß es sich mit solchen Sachverhalten der Interaktionssituation auseinandersetzt, die den Eltern von Bedeutung sind. So lernt das Kind, Situationen entsprechend dem Verständnis der Eltern einzuschätzen und darin zu handeln. Nicht zuletzt aber stellen die Eltern mit ihren (sprachlichen) Angeboten die sprachlichen Mittel bereit, die das Kind braucht, um eine Situation auch sprachlich-kommunikativ bewältigen zu können.

Exkurs (4)

Elternarbeit ist in der auralen Förderung hörgeschädigter Kinder von herausragender Bedeutung, insbesondere in der Zeit der Frühförderung. Sie hat die Aufgabe, Eltern zu helfen, die Situation, in die sie durch die Hörschädigung ihres Kindes gekommen sind, zu bewältigen. In dieser Funktion hat sie eine doppelte Orientierung. Sie ist zum einen darauf gerichtet, die Eltern in der Verarbeitung ihrer, durch die Hörschädigung ihres Kindes ausgelösten emotionalen Probleme zu stützen. Es wird ihnen Elternhilfe angeboten. Zum anderen will sie Eltern befähigen, ihre Elternrolle auch unter den Umständen der Hörschädigung zu übernehmen. Es wird das Angebot der Elternberatung gemacht.

Elternhilfe wendet sich an die Eltern nicht primär in ihrer Vater- bzw. Mutterrolle, sondern als Männer und Frauen, die durch die Hörschädigung ihres Kindes in eine Leidenssituation geraten sind. Gefühle des Verlusts und der Verletztheit müssen bewältigt, neue Lebensperspektiven gefunden werden. In dieser Situation hilft der Berater, die Dinge so anzuschauen, wie sie wirklich sind, darüber zu sprechen und sich konstruktiv mit ihnen auseinanderzusetzen. In diesem Prozeß der emotionalen Bewältigung und

Neuorientierung kommen Eltern in der Regel nur langsam voran. Es kommt immer wieder, wenn auch in abgeschwächter Form, zu Irritationen und emotionaler Instabilität, so daß erneut um Akzeptanz gerungen werden muß. Elternhilfe stellt eine über Jahre dauernde Begleitung der Eltern dar.

In der Elternberatung geht es darum, daß Eltern ihre Verunsicherungen in ihrer Elternrolle überwinden. Eltern erleben die Erziehung ihres hörgeschädigten Kindes in der Regel als außerordentlich schwierig, sie fühlen sich hilflos und neigen nicht selten dazu, zu resignieren. Sie fragen sich, was für ein Vater/eine Mutter sie sein müssen, um ihrem Kind gerecht werden zu können. Elternberatung will zum einen helfen, daß Eltern realistische Erziehungserwartungen aufbauen. Sie sollen von ihrem Kind nicht zu wenig erwarten (weil es ja „behindert" ist), sie sollen es aber auch nicht überfordern (vor sich so tun, als läge keine Behinderung vor). Elternberatung will zum anderen dazu anleiten, alltägliche Interaktions-/Kommunikationssituationen im Sinne der Förderung zu nutzen. Hierbei geht es vor allem darum, daß Eltern lernen, ihr Interaktions-/Kommunikationsverhalten den Wahrnehmungs- und Entwicklungsbedingungen des Kindes anzupassen. Dies bedeutet nicht den Erwerb neuen Verhaltens, sondern die Ausformung von Verhaltensmustern, die im ‚natürlichen' Verhaltensrepertoire der Eltern schon vorliegen.

In der Elternarbeit geht es nicht zuletzt auch darum, den Eltern zu helfen, daß sie eine Balance finden zwischen ihrer besonderen Verantwortung für ihr Kind und ihren eigenen Bedürfnissen. Es soll den Eltern deutlich werden, daß ihr Kind seine Eltern ganz braucht, ihre ganze Kraft und ganze Liebe, daß sie aber mehr sind als Eltern und ein Recht auf ein eigenes persönliches Leben haben. Diese Balance ist nicht leicht zu finden und muß immer wieder gesucht werden.

Auditive Förderung

Einen zentralen Platz nimmt in der Frühförderung die auditive Förderung ein. Hierbei geht es in dieser Zeit primär darum, daß die Eltern die Eltern-Kind-Interaktion so gestalten, daß das Kind die darin möglichen auditiven Erfahrungen machen kann. Sie beziehen zum einen akustische Alltagsereignisse (wie das Hupen eines Autos) in die Interaktion/Kommunikation mit ein und binden ihr Kind so in die es umgebende akustische Welt ein. Sie weisen auf akustische Geschehnisse hin, suchen sie mit ihm zusammen auf und erläutern ihm, was da geschieht. Zum anderen sprechen die Eltern mit ihrem Kind in einer Weise, daß sie dessen Aufmerksamkeit immer wieder auf das ‚Hörbare' lenken. Dies geschieht über eine Form des Sprechens, die die akustischen Aspekte der Kommunikation akzentuiert. Das Kind erfährt so, daß Sprache ein akustisches Phänomen darstellt, und lernt mit Hilfe seiner Eltern, dieses immer besser zu strukturieren und zu verstehen. Diese interaktive und kommunikative Erfahrungen bewirken langfristig, daß sich das hörgeschädigte Kind mehr und mehr an den akustischen Geschehnissen der Interaktion und Kommunikation orientiert (wie dies auch seine guthörende Umwelt tut). Hören wird zu einer Tätigkeit, die immer weniger eine bewußte, häufig von außen (den Eltern) gesteuerte Handlung darstellt, sondern in das Körperschema integriert ist. Das Kind entwickelt eine Hörgerichtetheit.

Dank seiner Hörgeräte hat das hörgeschädigte Kind auch einen verbesserten Zugang zu den eigenen lautlichen Äußerungen. Es lernt so, daß seine sprechmotorischen Aktivitäten (wie das Spielen mit der Stimme oder das Lautieren) ganz bestimmte akustische Effekte hat, um zu lernen, wie es rückwirkend seine Sprechmotorik auditiv steuern kann. Es baut eine auditive Feedbackschleife auf. Seine Eltern unterstützen diesen Prozeß, indem sie spontan hervorgebrachte lautliche Äußerungen ihres Kindes aufgreifen, sie dem Kind wieder vorsprechen und es anhalten, dies wieder nachzuahmen. Diese Fähigkeit, die Sprechmotorik auditiv steuern zu können, ermöglicht es dem Kind (zu einem späteren Zeitpunkt) auditiv angebotene Sprache imitierend aufzugreifen. Es ahmt gehörte Wörter (oder Phrasen) nach und baut so allmählich einen Wortschatz auf. Dank der auditiven Feedbackschleife ist es auch möglich, Korrekturen des Sprechens und der Sprache (wie sie gegen Ende der Vorschulzeit, insbesondere aber in der Schule erforderlich werden) auf auditiven Wege vorzunehmen.

Fördersituation

Kommunikativ-sprachliche Förderung erfolgt in Situationen, die Eltern die Gelegenheit bieten, darin ‚helfend' mit ihrem Kind zu kommunizieren. Dies ist möglich in alltäglichen Routinesituationen (des An- und Auskleidens, des Essens usw.), aber auch in all den Situationen, in denen Eltern und Kind ‚zweckfrei' miteinander etwas tun (wie zusammen spielen, spazierengehen oder toben), und in Situationen, in denen die Eltern ihr Kind an ihrer Arbeit teilhaben lassen (beim Einkaufen, Aufräumen oder bei der Gartenarbeit). In diesen Situationen gibt es eine Fülle von Möglichkeiten, etwas zusammen zu tun, zu beobachten und zu ‚besprechen'. Was aus diesen Möglichkeiten ausgewählt und zum *Thema* der Interaktion/Kommunikation gemacht wird, entscheiden die augenblicklichen Interessen der Beteiligten. Ist das Thema gefunden (beispielsweise ‚Toben'), dann sind, solange dieses Thema gilt, alle Tätigkeiten – sei es das Sprechen oder das Handeln – an diesem Thema ausgerichtet. Über sie wird das Thema gestaltet.

In Abb. 27 ist die Struktur einer solchen alltäglichen Situation dargestellt. Eltern und Kind befinden sich in einem bestimmten situativen Kontext (z. B. beim Spielen) mit all seinen Sachverhalten, von denen jeder zum Thema der Interaktion/Kommunikation gemacht werden kann (das Spielen selbst, das Herbeiholen von Spielgegenständen oder die emotionale Erfahrung der Nähe des anderen). Es hängt von den Motivationen ab, die Eltern und Kind in dieser Situation entwickeln, was schließlich zum Thema wird. Wie das Modell zeigt, kommen die Motivationen der Interaktion/Kommunikation zum einen aus der Situation, zum anderen

aber werden sie auch einander vermittelt. Sowohl das Kind als auch die
Eltern versuchen, Einfluß zu nehmen auf die Motivationen des anderen,
versuchen den anderen zu bewegen, sich den eigenen Motivationen
anzuschließen. (In der Praxis der Frühförderung ist es anfangs angezeigt,
daß sich die Eltern auf die Ideen einlassen, die ihr Kind entwickelt. Denn
es fällt in der Regel leichter, daß die Eltern ihre eigenen Ideen allmählich
in die Interaktion und Kommunikation einbringen, als daß sie sie gegen
die (augenblicklichen) Interessen ihres Kindes durchsetzen.)

Die Abb. 27 macht auch deutlich, daß kommunikativ-sprachliche Förderung in einen sozial-emotionalen Zusammenhang, in die Eltern-Kind-
Beziehung eingebettet ist. Was in der familiären Interaktion/Kommuni-
kation geschieht, basiert auf der Beziehung der Eltern zu ihrem Kind und
auf der Beziehungsentwicklung des Kindes. Eltern interagieren/kommu-
nizieren mit ihrem Kind zuallererst, um mit ihm in Beziehung zu treten.
Das Kind nimmt, wenn es die Angebote seiner Eltern beantwortet oder
selbst Angebote macht, Beziehung auf. Eltern haben nicht primär Förder-
ziele vor Augen, sondern verfolgen die Absicht, mit ihrem Kind zusammen
zu sein und gemeinsam mit ihm etwas zu tun. Es ist ein sozial-emotionaler
Kontext, innerhalb dessen Eltern und Kind miteinander kommunizieren.
Was als Thema der Interaktion/Kommunikation entdeckt wird, welche
Absichten entwickelt werden, wie die Prozesse der Verständigung ablaufen,
ist immer auch sozial-emotional motiviert.

Diese Zusammenhänge und ihre Bedeutung für die kommunikativ-
sprachliche Förderung sollen im folgenden an dem konkreten Beispiel
einer Spielsituation erläutert werden. Wir nehmen an, daß die Eltern gerade Zeit haben, mit ihrem Kind zu spielen. In dieser Situation kann das
Spielen selbst zum Thema der Interaktion/Kommunikation gemacht werden oder eine Beobachtung (vielleicht ein Vogel am Fenster) oder aber
das Wegtragen oder Aufräumen von Spielgegenständen oder es kann darum gehen, daß beide, Eltern und Kind, einfach nur beieinander sein, die
körperliche Nähe des anderen spüren und sich wohlfühlen möchten. In
einer solchen Situation macht entweder das Kind durch sein Verhalten
deutlich, was es zum Thema machen, d. h. gerne tun möchte, oder die
Eltern machen Angebote. Es kommt zur Interaktion/Kommunikation,

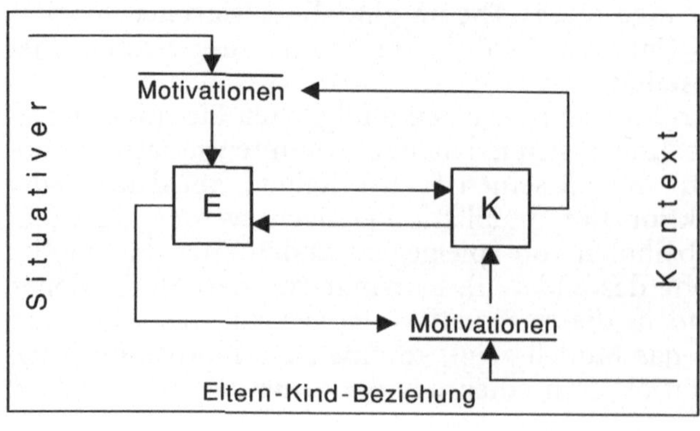

Abb. 27. Frühkindliche Spracherwerbs-situation

wenn einer das Angebot des anderen aufgreift, so daß der erste hierauf wieder eingehen kann.

Wir nehmen für unser Beispiel an, daß sich das Kind mit Bauklötzen beschäftigt und damit beginnt, sie in eine Holzkiste einzuräumen. Die Eltern werden dann dies als Interaktionsangebot aufgreifen und sprachlich kommentieren (*„Oh, bist du aber fleißig! Räumst die Bauklötze auf!"*) und daran sogleich ein neues Angebot knüpfen (*„Mama/Papa hilft dir! Wir räumen zusammen auf!"*). Reagiert das Kind auf dieses Angebot ablehnend, werden die Eltern warten, ob das Kind von sich aus ein anderes Angebot macht, das sie aufgreifen können, oder sie werden zu einem geeigneten Zeitpunkt von sich aus ein neues Angebot machen. Akzeptiert das Kind das 1. Angebot, wird das gemeinsame Einräumen zum Thema, das die Eltern handelnd und sprechend gestalten (*„Jetzt kommt der blaue Klotz! Und jetzt der rote!" „Wo ist noch ein roter Klotz?" „Da!"* usw.). Möglicherweise schlägt das Kind aber auch eine neues Thema vor, indem es die Bauklötze ‚versteckt' oder anfängt, einen Turm zu bauen. Die Eltern müssen in einer solchen Situation einzuschätzen lernen, ob sie auf die neuen Vorschläge ihres Kindes eingehen oder darauf bestehen, daß jetzt ‚Aufräumen' das Thema ist (s. hierzu auch Kap. 5.2).

Förderung als interaktiv-kommunikatives Geschehen

Was Eltern in alltäglichen Situationen tun, damit ihr Kind die Sprache erwerben kann, veranschaulicht das Modell in Abb. 28. Eltern und Kind verfolgen nach diesem Modell ein gemeinsames Thema, innerhalb dessen jeder eigene interaktiv-kommunikative Intentionen entwickelt und diese in der Interaktion/Kommunikation zum Ausdruck bringt. Die Eltern nehmen an diesem Geschehen aber nicht nur als Interaktions-/Kommunikationspartner teil. Sie übernehmen zugleich die Rolle einer Sprachvermittlungsinstanz. Sie bieten ihrem Kind sprachliche Mittel an, damit es seine kommunikativen Absichten ausdrücken kann; van Uden spricht von der „Doppelrolle" der Eltern. In dieser 2. Rolle sprechen die Eltern stellver-

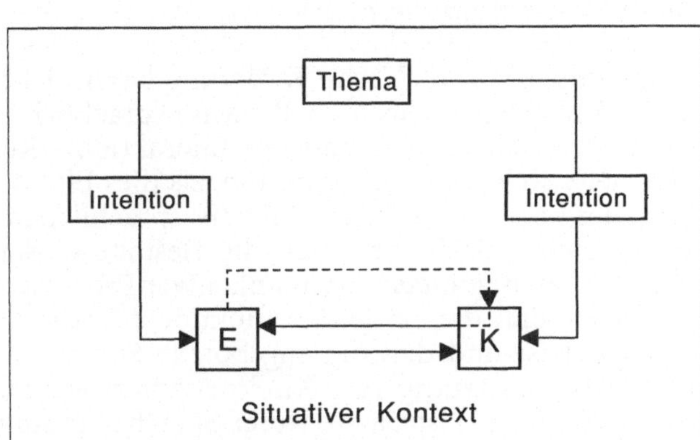

Abb. 28. Modell frühkindlicher kommunikativ-sprachlicher Förderung

tretend für ihr Kind (was im Modell mit der unterbrochenen Linie angezeigt wird). Sie formulieren, was ihr Kind noch nicht sagen kann. (So könnte beispielsweise der Vater sagen: *„Soll Papa einen Turm bauen? Wollen wir jetzt einen Turm bauen?"*, wenn das Kind in einem auffordernden Ton *„tum"* sagt.) „Fangen" nennt van Uden dieses Verhalten der Eltern. In den Anfängen der Sprachentwicklung stellt dieses „Fangen" (oder „Auffangen") vor allem ein ‚Versprachlichen' (nichtsprachlichen) Handelns des Kindes oder ein Vervollständigen der kindlichen Äußerungen dar. Im Verlauf des Spracherwerbs wird es dann mehr und mehr zu einem Korrigieren unkorrekter kommunikativ-sprachlicher Äußerungen und zu einem Expandieren der kommunikativ-sprachlichen Möglichkeiten des Kindes.

Wie Abb. 28 verdeutlicht, geht es in der Interaktion/Kommunikation um das Verfolgen von Intentionen (s. hierzu auch Abb. 29). Es sind Absichten, die sprechend und handelnd zum Ausdruck gebracht werden. Was in der Interaktion/Kommunikation geschieht, ist ein Übermitteln einer interaktiv-kommunikativen Intention an einen anderen, dessen Eingehen auf diese und ihre Verbindung mit der eigenen Intention, was in einer ‚Antwort' ausgedrückt wird. Aufgabe der kommunikativ-sprachlichen Förderung ist es, zum einen dafür zu sorgen, daß das hörgeschädigte Kind lernt, interaktiv-kommunikative Absichten anderer zu erkennen sowie selbst auch Intentionen zu verfolgen, und zum anderen dafür, daß diese Prozesse mehr und mehr als sprachliche Akte gelingen.

Für die Eltern geht es in der kommunikativ-sprachlichen Förderung darum, herauszufinden, was die augenblickliche interaktiv-kommunikative Intention ihres Kindes ist. Nur dann ist es ihnen möglich, ihrem Kind auch die entsprechenden sprachlichen Mittel anzubieten. Dies verlangt von ihnen, sich in ihr Kind zu versetzen, „symbolisch seine Rolle zu übernehmen", wie dies Ramge (1976) ausdrückt. Symbolische Rollenübernahme gewährleistet, daß dem hörgeschädigten Kind in der Interaktion/Kommunikation die Sprachmittel angeboten werden, die auch dessen Mitteilungsabsichten entsprechen. Symbolische Rollenübernahme ermöglicht es den Eltern aber auch, ihr Handeln und Sprechen an den derzeitigen kommunikativ-sprachlichen Entwicklungsstand des Kindes zu adaptieren.

Anforderungen an die Eltern

Kommunikativ-sprachliche Förderung kann nicht ‚en passant', d. h. eher ‚nebenbei' betrieben werden. Ihr Kind sprachlich zu fördern, verlangt von den Eltern, daß sie in alltäglichen Interaktions-/Kommunikationssituationen vieles weit ausdrücklicher tun, als dies Eltern eines hörenden Kindes tun. Dies betrifft ihre kommunikativ-sprachlichen Angebote, wie diese zu strukturieren sind, aber auch die Gestaltung der Situationen, d. h. der ‚äußeren' Bedingungen kommunikativer Prozesse. Die Eltern müssen Sorge tragen, daß die Hörgeräte funktionstüchtig sind, daß Störschall ausgeschaltet ist und daß die angebotene Sprache auch laut genug ist, um möglichst vollständig vom Kind perzipiert werden zu können (was konkret bedeutet, die optimale Hörer-Sprecher-Distanz zu wählen). Sie müssen auch entscheiden, wann sie bewußt das Absehen als ergänzendes Perzeptionssystem einbeziehen sollen, um dann auch so zu kommunizieren, daß das Kind ihr Mundbild gut beobachten kann (was auch bedeutet, für eine gute Beleuchtung zu sorgen).

In ihrem sprachlichen wie nichtsprachlichen Verhalten zeigen die Eltern in der Fördersituation (in verminderter Weise in jeder Kommunikationssituation) einen hohen Grad an Prägnanz und Redundanz. Was Eltern in der kommunikativ-sprachlichen Förderung tun, tun sie mit größtmöglicher Eindeutigkeit und Ausdrücklichkeit. Ihr gesamtes Verhalten ist geprägt vom Motto: „Ich möchte mich dir verständlich machen!" Hierbei orientieren sie sich an dem, was ihr Kind an Verständnis zeigt, d. h. sie adaptieren ihr Verhalten an die augenblicklichen Verstehensmöglichkeiten ihres Kindes. Sie sprechen langsam und mit großer Deutlichkeit (ohne dadurch unnatürlich zu werden) und heben Wörter oder Phrasen hervor (die sie für das Verstehen für wichtig erachten), indem sie diese besonders akzentuieren. Sie nehmen sprachliche Umformungen, sog. Paraphrasierungen vor, fraktionieren Äußerungen und wiederholen Wörter oder Phrasen. Zugleich machen sie durch ihre Tätigkeiten deutlich, was sie (sprachlich) mitteilen möchten. Sie zeigen, machen vor, geben Hinweise und setzen ihre Gestik und Mimik ein. Vergangene oder zukünftige Ereignisse thematisieren sie anfangs nur, wenn sie noch bzw. schon in die Interaktions-/Kommunikationssituationen hineinreichen, so daß Teile von ihnen rekonstruiert werden können. Über Sachverhalte, zu denen in der Spracherwerbssituation keine Verbindung hergestellt werden kann, kommunizieren sie erst, wenn die Sprache des Kindes unabhängiger geworden ist vom situativen Kontext.

Zielorientierte Förderung

Alltägliche Kontexte stellen während der gesamten familiären Sozialisation die wichtigsten Spracherwerbssituationen dar. Erst gegen Ende der Vorschulzeit – bei Kindern mit ‚schwieriger' Sprachentwicklung auch schon früher – werden für die kommunikativ-sprachliche Förderung auch Situationen bedeutsam, in denen es um eine zielorientierte Förderung sprachlicher Fähigkeiten geht. Wir nennen diese Kontexte Lernzusammenhänge, weil es in ihnen weniger um das Verfolgen kommunikativer Intentionen als um die Lösung sprachlicher Aufgaben geht. Was in Lernzusammenhängen geschieht, ist in hohem Maße durch die Förderabsichten der Eltern bestimmt. Herrschen in Alltagssituationen symmetrische Formen der Kommunikation vor, so sind Lernzusammenhänge durch komplementäre Formen geprägt. Alltagssituationen sind vor allem gekennzeichnet vom Bemühen, sich zu verständigen, Lernzusammenhänge vor allem dadurch, daß Aufgaben gemeinsam gelöst werden sollen. Deutlicher als in Alltagssituationen wird in Lernzusammenhängen zwischen den 3 Aspekten kommunikativ-sprachlicher Förderung (dem Sprach-Erwerb, dem Hören- und dem Sprechenlernen) unterschieden, sie werden hier zu Lernbereichen. So kann es einmal unter *sprachlicher* Zielsetzung darum gehen, Oberbegriffe zu finden oder einen Satz grammatisch korrekt zu sprechen. Oder es geht unter *perzeptiver* Zielstellung darum, die Wörter einer Bilderserie allein über das Hören zu identifizieren oder phonematisch ähnliche Wörter rein auditiv zu differenzieren. Unter *motorischer* Zielsetzung kann es in Lernzusammenhängen schließlich darum gehen, einzelne Wörter exakt nachzusprechen, die dynamischen Akzente eines Satzes zu entdecken oder den Intonationsverlauf einer Frage zu beachten (s. Kap. 5.3).

Prinzipien kommunikativ-sprachlicher Förderung

Kommunikativ-sprachliche Förderung folgt im wesentlichen 3 Prinzipien. Ein 1. Prinzip besteht darin, dafür zu sorgen, daß kommunikative Prozesse in Gang kommen. Wir nennen dieses Prinzip *Initiieren*. Es handelt sich hier um Maßnahmen der Strukturierung einer Situation, der Stimulierung kommunikativer Intentionen, des Auffangens kommunikativer Angebote und der Beantwortung dieser Angebote. Diese Prozesse sind mit dem 2. Prinzip, dem *Vermitteln* verknüpft. Die Eltern stellen die sprachlichen Mittel bereit, die das Kind braucht, um seine kommunikativen Intentionen auszudrücken, bzw. um in Lernzusammenhängen eine Aufgabe zu lösen. Das 3. Prinzip, das *Sichern*, gewährleistet, daß die angebotenen sprachlichen Mittel auch im Gedächtnis gespeichert werden. Dies geschieht dadurch, daß die Eltern ihr Kind dazu anhalten, ihre sprachlichen Angebote aufzugreifen, daß sie die in der Kommunikation liegenden Möglichkeiten des Wiederholens nutzen und daß sie in Lernzusammenhängen den Gebrauch sprachlicher Mittel einüben.

Eine ganzheitliche kommunikativ-sprachliche Förderung – wie sie hier vorgestellt wird – hat einen integrativen und einen interaktiven Aspekt. Unter *integrativem Aspekt* sorgt die kommunikativ-sprachliche Förderung dafür, daß alle Aspekte einer Spracherwerbssituation einbezogen werden. Die Eltern-Kind-Interaktion wird nicht auf bestimmte Sachverhalte einer Situation beschränkt. Durch dieses Einbeziehen aller Aspekte einer Situation geschieht sehr Bedeutsames. Es werden die verschiedenen Erfahrungen, die das Kind in dieser Situation machen kann, von Anfang an aufeinander bezogen. Die Erfahrungen stehen nicht nebeneinander, jede Erfahrung ist eingebettet in das Gesamt der Erfahrungen und auf jede andere Erfahrung bezogen. Entsprechend begegnet dem Kind die Sprache eingebettet in all die anderen Erfahrungen. Es werden die verschiedenen Erfahrungen auf diese Weise miteinander verknüpft, sie durchdringen einander, ergänzen einander. Sie werden vom Kind als Teile eines umfassenden Ganzen erfahren. Es findet ,integratives Lernen' statt.
Unter *interaktivem Aspekt* gewährleistet kommunikativ-sprachliche Förderung, daß die kommunikativen Absichten des Kindes Eingang finden in die Eltern-Kind-Interaktion. Nicht allein die Eltern bestimmen, was ,Thema' der Interaktion/Kommunikation sein soll, sondern auch das Kind nimmt Einfluß auf die Interaktions-/Kommunikationsprozesse. Ganzheitliche Frühförderung wird so zu einem außerordentlich dynamischen Geschehen. Es findet ein ständiger Wechsel der Initiativen statt, aber auch der Themen der Interaktion/Kommunikation. Das Kind oder die Eltern entdecken beim Interagieren/Kommunizieren immer wieder neue Möglichkeiten, was sie tun und worüber sie sprechen könnten. Eben geht es noch darum, Klötze in eine

Kiste zu räumen (die blauen und dann alle grünen), und schon entdeckt das Kind, man könnte ja auch einen Turm bauen (einen großen Turm, einen Turm mit blauen Klötzen, mit den roten usw.). Diese Dynamik nimmt mit dem Älterwerden des Kindes, d. h. mit der Verbesserung seiner interaktiven/kommunikativen Fähigkeiten weiter zu. Das Kind möchte immer häufiger Einfluß auf die Interaktion/Kommunikation nehmen, möchte bestimmen, worum es darin geht.

Zusammenfassung

1. Kommunikativ-sprachliche Frühförderung basiert auf der gemeinsamen handelnden Auseinandersetzung von Kind und Eltern mit den Sachverhalten alltäglicher Interaktions-/Kommunikationssituationen. Es wird ein Sachverhalt einer Situation aufgegriffen und zum Thema der Interaktion/Kommunikation gemacht. Sowohl die Eltern als auch das Kind machen Angebote – sprachliche und nichtsprachliche –, die der andere aufgreift und im Sinne eines Dialogs fortführt. Die Eltern übernehmen hierbei eine „Doppelrolle". Sie beteiligen sich nicht nur als Interaktions-/Kommunikations-Partner, sondern interagieren/kommunizieren auch stellvertretend für ihr Kind.

2. Einen zentralen Platz nimmt die auditive Förderung ein. Die Eltern beziehen verstärkt akustische Umweltereignisse in die Interaktion/Kommunikation ein und fokussieren die akustischen Anteile der Kommunikation. Dem Kind wird so seine akustische Welt, einschließlich kommunikativ-sprachlicher Ereignisse, erschlossen, die es mehr und mehr zu verstehen lernt. Hören wird zur Verhaltensform. Es wird in das Körperschema integriert.

3. Eltern bedürfen der sog. Elternhilfe und Elternberatung. In der Elternhilfe wird ihnen Unterstützung angeboten, damit sie die durch die Hörschädigung ihres Kindes ausgelösten emotionalen Probleme bewältigen können. Die Elternberatung will den Eltern helfen, die Schwierigkeiten der Sozialisation ihres Kindes zu überwinden, und sie befähigen, alltägliche Interaktions-/Kommunikationssituationen für die Förderung ihres Kindes zu nutzen (Exkurs (4).

4. Das hörgeschädigte Kind ist auf eine besonders sorgfältige Ausgestaltung der Spracherwerbssituationen angewiesen. Die Eltern bieten darum ihrem Kinde Hilfen an, eine Situation zu strukturieren und zu verstehen. Ihren Tätigkeiten verleihen sie eine ausgeprägte Klarheit und Eindeutigkeit. Ihr Sprechen ist einfach und an die Verstehensmöglichkeiten ihres Kindes adaptiert. Es weist einen hohen Grad an Redundanz auf.

4.3 Kommunikativ-sprachliche Förderung im Unterricht

Spracherwerb erfolgt im Unterricht in allen Situationen, in denen Sprache gebraucht wird: im Kontext von Arbeitsanweisungen, in der Gruppen- oder Partnerarbeit, bei Erläuterungen eines Lehrerexperimentes usw. Sprache – wie sie in expliziten Fördersituationen gelernt wurde – wird hier entweder angewendet und (im Sinne der Piaget'schen Assimilation) weiterentwickelt oder durch den Erwerb neuer sprachlicher Mittel (lexikalischer wie grammatikalischer) expandiert – was insbesondere im Fachunterricht geschieht. Eigentlicher Ort kommunikativ-sprachlicher Förderung aber ist der Sprachunterricht mit seinen Lernbereichen (dem Mündlichen Sprachgebrauch, der Hör-Sprech-Erziehung und der Sprachreflexion). Hier sind die unterrichtlichen Themen und Intentionen ausdrücklich am Spracherwerb der Schüler ausgerichtet.

Kodierung/Dekodierung

Welche Aufgaben sich dem Sprachunterricht im einzelnen stellen, möchte das Modell in Abb. 29 veranschaulichen. Hier werden die Aufgaben der kommunikativ-sprachlichen Förderung aus den Funktionen abgeleitet, die ein Sprecher/Hörer in der Kommunikation erfüllt. Kommunikation findet nach diesem Modell auf der Grundlage eines *Kodes* statt, aus dem Sprecher (S) und Hörer (H) die sprachlichen Zeichen abrufen, die sie benötigen, um kommunikative Absichten (I) übermitteln bzw. erkennen zu können. Die Größe des gemeinsamen (des teilidentischen) Kodes entscheidet darüber, wie gut die Prozesse der Verständigung zwischen Sprecher und Hörer gelingen. Verfügt einer der Kommunikationspartner über eine eingeschränkte Sprachkompetenz, ist der teilidentische Kode also begrenzt (wie beispielsweise im Falle einer Hörschädigung), fällt eine Verständigung schwerer und mißlingt häufig.

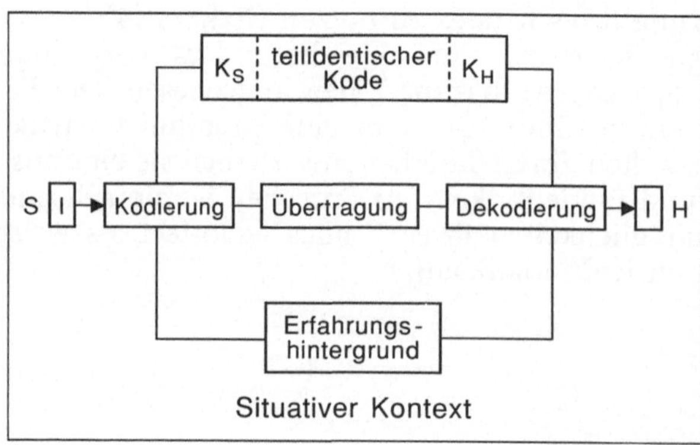

Abb. 29. Kommunikationsmodell (In Anlehnung an Bühler et al. 1972, S. 41)

Betrachtet man die Prozesse der *Kodierung* bzw. *Dekodierung* genauer, wird deutlich, daß diese im wesentlichen in 3 Etappen verlaufen (Etappen, die ineinandergreifen und darum nur theoretisch voneinander getrennt werden können).

- Seitens des Sprechers stellt die 1. Etappe der Kodierung die sog. *semantische Kodierung* dar, d. h. das Abrufen der Sprachzeichen aus dem Kode, die geeignet sind, die bestehende kommunikative Intention auszudrücken.
- In der 2. Etappe werden diese Zeichen in eine den grammatikalischen Regeln folgende Ordnung gebracht. Die Intention wird *syntaktisch kodiert*.
- In der 3. und letzten Phase, bei der *phonologischen Kodierung*, werden aus dem Kode die motorischen, genauer die sensomotorischen Pläne der Sprache abgerufen, um die in Sprache gefaßte Intention ‚verlauten' zu lassen. Der Sprecher artikuliert (bei gleichzeitiger sensorischer Kontrolle), was er mitteilen möchte.

Seitens des Hörers, bei der Dekodierung, verläuft dieser Prozeß in umgekehrter Richtung. Die von ihm empfangenen (akustischen) Nachrichten werden unter Rückgriff auf die sensomotorischen Muster in sprachliche Einheiten übergeführt und münden über die Prozesse der syntaktischen und semantischen Dekodierung in den Verstehensakt.

Erwerb und Sicherung sprachlicher Zeichen

Für die kommunikativ-sprachliche Förderung Hörgeschädigter lassen sich aus dem beschriebenen Kommunikationsmodell (vorerst) 3 Aufgaben ableiten.

- Zum einen hat kommunikativ-sprachliche Förderung die Aufgabe, den Erwerb des phonetisch-phonologischen Systems der Sprache zu sichern. Die Schüler sollen das Lautsystem des Deutschen – in seinem sensorischen und motorischen Bestand – aufbauen. Dies schließt den Erwerb der Prosodie, d. h. der suprasegmentalen Bestandteile der Sprache, mit ein.
- Kommunikativ-sprachliche Förderung hat zum anderen dafür Sorge zu tragen, daß die Schüler die Wörter der Sprache erwerben. Die Schüler sollen die sprachlichen Zeichen erwerben, mit Hilfe derer sie kommunikative Absichten übermitteln und erfassen können. Hierzu gehören auch Maßnahmen der Begriffsbildung.
- Kommunikativ-sprachliche Förderung hat schließlich zur Aufgabe, den Formenbestand der Sprache zu entwickeln, d. h. den normgerechten Sprachgebrauch zu sichern. Dies bedeutet, bereits verfügbare Formen auszuweiten und neue aufzubauen.

Weitere Elemente der Kommunikation

Die Aufgaben kommunikativ-sprachlicher Förderung sind – wie das Modell der Abb. 29 zeigt – damit aber noch nicht vollständig benannt. Zu den Elementen der Kommunikation gehören neben den oben genannten die Übertragung (bzw. das Medium der Nachrichtenübertragung), der individuelle Erfahrungshintergrund von Sprecher und Hörer sowie der situative Kontext, innerhalb dessen kommuniziert wird. Für Hörgeschädigte stellt die *Übertragung* der Nachrichten ein äußerst störanfälliger Prozeß dar. Ist ein Sprecher zu weit entfernt, treten Störgeräusche (auch durch weitere Kommunikationspartner) auf, oder wird das Absehen durch ungünstige optische Verhältnisse gestört, kann dies zu einem Abbruch der Kommunikation führen. Dies bedeutet, daß die kommunikativ-sprachliche Förderung auch die Entwicklung einer sog. Hörtaktik fördern muß, die den Hörgeschädigten befähigt, kommunikative Situationen gemäß seinen Wahrnehmungs- und Verstehensmöglichkeiten zu beeinflussen (s. Kap. 6.3).

Der *Erfahrungshintergrund,* den Sprecher und Hörer in die Kommunikation einbringen, hat entscheidenden Einfluß auf die Kodierungsprozesse. Wie eine Kommunikationssituation eingeschätzt, wie sie genutzt wird, wie Mitteilungen gemacht bzw. verstanden werden, hängt in hohem Maße von den Erfahrungen ab, die Sprecher und Hörer bislang in Kommunikationssituationen gesammelt haben. Hörgeschädigte weisen hier in der Regel Defizite auf. Kommunikativ-sprachliche Förderung muß darum darauf achten, daß die Schüler in den unterrichtlichen Spracherwerbssituationen vor Bedingungen der Kommunikation gestellt werden, die denen alltäglicher Kommunikation weitgehendst gleichen. (Zum Erfahrungshintergrund gehört auch die Identität des Hörgeschädigten, seine Akzeptanz der Behinderung und die Einschätzung seiner kommunikativen Möglichkeiten und Grenzen; s. hierzu Exkurs (1).)

Es genügt nach Hymes (1973b) für die Sprachverwendung nicht, daß über das System Sprache verfügt wird. Bei der Anwendung von Sprache greift der Sprecher/Hörer auf weitere Fähigkeiten zurück, die mit seinen Einstellungen und der Einschätzung der Situation zu tun haben. Ein Sprecher/Hörer ‚weiß' nicht nur Bescheid über die Sprache, sondern auch über die Regeln ihrer angemessenen Verwendung, d. h. er besitzt eine über die *Sprach*kompetenz hinausgehende Kompetenz. Das Kind erwirbt zugleich die Sprache *und* die „Kompetenz der Sprachverwendung" (Hymes). Ein Sprecher/Hörer verfügt also über eine umfassendere Kompetenz, als sie Chomsky (1969) mit seinem Kompetenzbegriff beschreibt. Zur Kennzeichnung dieser umfassenderen Kompetenz schlägt Hymes den Begriff „kommunikative Kompetenz" vor. Kommunikative Kompetenz ist nach Hymes die Fähigkeit, „Sprache zu gebrauchen und den Sprachgebrauch anderer zu interpretieren". Kommunikative Kompetenz im Sinne Hymes ist also eine *Sprachverwendungskompetenz,* d. h. eine Kompetenz, die sprachliche *und* soziale/ kognitive Fähigkeiten umfaßt.

Eine weitere Variable der Kommunikation stellt – wie aus Abb. 29 ersichtlich ist – der *Kontext* dar. Dieser wird bestimmt durch die situativen Gegebenheiten, innerhalb derer Kommunikation stattfindet. Diese bestimmen mit, worüber kommuniziert wird, d. h. was zum Thema der Kommunikation gemacht wird und welche Absichten verfolgt werden. Der situative Kontext löst Kommunikation aus. Er ist zugleich aber auch Teil der Kommunikation. Er ‚spricht‘ mit. Der Sprecher bezieht sich mit seinen Äußerungen auf die Situation, bezieht mit ein, was dem Hörer von der Situation her schon zugänglich ist und verzichtet darauf, dies zusätzlich sprachlich zu explizieren. (So sagt ein Fahrgast zum Busfahrer lediglich: „*Einmal!*") Der Sprecher geht davon aus, daß der Hörer die ‚restlichen Informationen‘ dem situativen Kontext entnimmt. Der Hörer verläßt sich darauf, daß sich der Sprecher mit seiner Äußerung auf die beiden zugänglichen Aspekte der Kommunikationssituation bezieht, und greift in seinen Verstehensprozessen sowohl auf das Gesagte als auch auf das von der Situation Wahrgenommene zurück. (Der Busfahrer geht in unserem Beispiel davon aus, daß der Fahrgast eine Fahrkarte und keine Kinokarte möchte.) Dies verlangt von der kommunikativ-sprachlichen Förderung, daß sie – wo irgend möglich – kommunikative Situationen und den darin möglichen konzextbezogenen Sprachgebrauch zur Grundlage des Spracherwerbs macht. Solche Situationen stellen die Schüler vor ‚natürliche‘ Sprech- und Höranlässe und ermöglichen es ihnen, den Kontext zu nutzen, um kommunikative Absichten als Sprecher mitzuteilen bzw. als Hörer zu verstehen.

Schließlich macht das Modell deutlich, daß es bei der Kommunikation um das Übermitteln von kommunikativen *Intentionen* geht (was in Abb. 29 mit dem Symbol I angezeigt wird). Es kommt zur Kodierung, weil beim Sprecher eine Mitteilungsabsicht besteht. Er möchte den Hörer von etwas in Kenntnis setzen, was diesen dann zu einer Stellungnahme veranlassen kann. Dabei bezieht sich der Sprecher nicht nur auf die Situation, sondern auch auf den Hörer, seine Beziehung zu ihm und seine Annahme darüber, wie dieser die Situation einschätzt und welche Absichten er verfolgt. Kommunikativ-sprachliche Förderung hat die Aufgabe, zu sprachlichem Handeln zu befähigen.

Lernbereiche

Der Aufbau des Sprachkodes erfolgt, wie Abb. 30 veranschaulicht, in den Lernbereichen Mündlicher Sprachgebrauch, Hör-Sprech-Erziehung und Sprachreflexion (in bestimmten Aspekten auch in der Lese- und Aufsatzerziehung und im Fachunterricht, die hier jedoch nicht erörtert werden, da sie nicht zu den genuinen Feldern der kommunikativ-sprachlichen Förderung zu rechnen sind). Im mündlichen Sprachgebauch lernen die Schüler (mit Hilfe des P/T) Sprache als Mittel der Verständigung – aber auch als Medium der Strukturierung psychischer Prozesse – zu gebrauchen. Hier erwerben die Schüler neue kommunikativ-sprachliche Mittel und lernen, bereits erworbene in neuen Kontexten anzuwenden. Die Hör-Sprech-Erziehung greift die in der unterrichtlichen Kommunikation gebrauchten Sprachmittel auf und sichert deren Ausdrucksstruktur. Dies verlangt, die phonetisch-phonologischen Muster der Sprache (sensorische und motorisch bestmöglich gegliedert) einzuüben und auf die Stufe des Schemas zu führen. Die Sprachreflexion gibt den Schülern Gelegenheit, die Regeln der Sprache und ihrer Verwendung zu reflektieren und in Sprachübungen zu festigen. Zwischen den 3 Lernbereichen besteht, wie das obige Modell zeigt, eine enge Wechselbeziehung, Fortschritte in einem Bereich wirken sich förderlich auf die anderen aus. Dies gilt auch für den Zusammenhang zwischen den Lernbereichen und dem sich entwickelnden Sprachkode.

Mündlicher Sprachgebrauch

Eine kommunikativ-sprachliche Förderung, die ihre Aufgaben aus den Erfordernissen der Kommunikation ableitet und sich an den Spracherwerbsprozessen der Eltern-Kind-Interaktion orientiert, räumt dem Lernbereich *Mündlicher Sprachgebrauch* eine herausragende Bedeutung ein. Dieser Lernbereich ist in einem hohen Maße daran ausgerichtet, im Sprachunterricht Situationen zu schaffen, in denen die Schüler als Sprecher/Hörer agieren können. Dies ist zum einen möglich in sog. realen kommunikativen Situationen. In ihnen handeln die Schüler als ‚reale' Sprecher/Hörer, d. h. sie verfolgen ihre ganz eigenen kommunikativen Absichten (wie beispielsweise beim Austauschen von Erlebnissen des Wochenendes oder bei der Planung einer Schulfeier). Zum anderen können im Sprachunterricht Situationen hergestellt werden, in denen die Schüler stellvertretend die Rollen von Sprechern/Hörern übernehmen (wie beispielsweise im Rollenspiel). Wir nennen diese Situationen fiktive kommunikative Situationen. Anders als in der Frühförderung, treten reale kommunikative Situationen im Sprachunterricht nur selten auf. Der Sprachunterricht ist darum in starkem Maße auf fiktive kommunikative Situationen angewiesen (s. hierzu Kap. 6.1).

Fiktive kommunikative Situationen können anhand von Fotos, Zeichnungen, Bildern oder Bildergeschichten geschaffen werden. Sie können sich auch im Zusammenhang von Texten ergeben, die gelesen oder erzählt werden. Sie liegen im Rollenspiel vor. Immer geht es in diesen Situationen darum, daß die Schüler stellvertretend die Rolle einer Person (oder auch eines Tieres) übernehmen. Sie handeln – wie Abb. 31 zeigt – in der fiktiven Situation in der Rolle *A'* bzw. *B'* anstelle der realen Kommunikationspartner *A* und *B*. Sie drücken mit ihrem Sprechen aus, was *A* sagen könnte, und reagieren darauf, wie *B* dies tun könnte. Damit dies gelingt, ist es wichtig, daß die Schüler verstanden haben, was die reale Kommunikationssituation kennzeichnet und welche Rollen *A* und *B* darin spielen. Diese Verständigung gilt es immer wieder herzustellen, damit die Schüler beim Sprechen nicht eigenen kommunikativen Absichten folgen (s. Kap. 6.1).

Kommunikative Situationen eröffnen nicht nur die Möglichkeit zum Gespräch, sie stellen mit ihrem Thema die Schüler auch vor ganz bestimmte kognitive und soziale Probleme, d. h. sie stellen Lernzusammenhänge dar, in denen (neben sprachlichem) auch kognitives, vor allem aber soziales Lernen stattfindet. Es geht in diesen Situationen nicht nur um die Vermittlung von Sprache in ihren Verwendungszusammen-

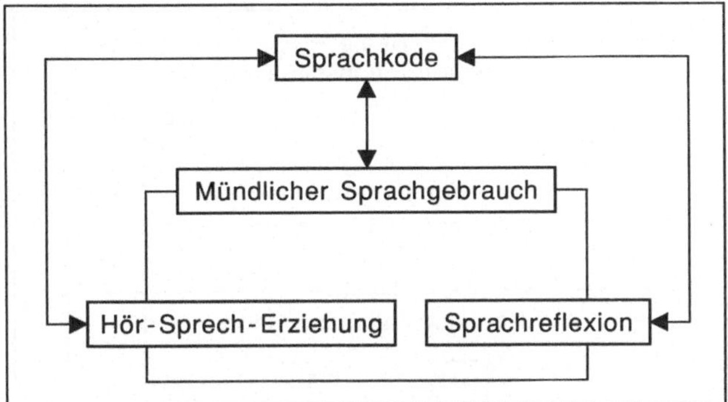

Abb. 30. Lernbereiche der kommunikativ-sprachliche Förderung

hängen. Der P/T ist zugleich ‚erzieherisch' tätig. Mit den von ihm in die Kommunikation eingebrachten Sprachmitteln stellt er den Schülern gleichzeitig Mittel zur Lösung kognitiver und sozialer Probleme bereit und nimmt so Einfluß auf die Prozesse der Wirklichkeitsverarbeitung und der Entwicklung sozialer Verhaltensweisen. Er wird darum bei der Wahl kommunikativer Situationen dem Entwicklungsstand und der sozialen Situation seiner Schüler Rechnung tragen.

Sprachdidaktische Handlungen

Wie die Eltern in der Frühförderung, so übernimmt der P/T im Sprachunterricht Verantwortung dafür, daß die Schüler in ihren Äußerungen die Sprachmittel verwenden, die ihren Mitteilungsabsichten auch entsprechen. Er hält sie dazu an, so zu sprechen, daß andere verstehen, was sie mitteilen möchten. (Dies schließt ein, Sprache so zu gebrauchen, wie sie von Hörenden gebraucht wird.) Der P/T wird in dieser Funktion zur Sprachvermittlungsinstanz. Er schaltet sich in die Kommunikation ein, nicht um einen eigenen Beitrag zu leisten, sondern um den Spracherwerb der Schüler zu sichern. Er ergreift Maßnahmen, die die Sprachverwendung kontrollieren bzw. korrigieren. Wir nennen diese Maßnahmen *sprachdidaktische Handlungen* und unterscheiden im einzelnen: die Wahrnehmungssicherung, die Sprachkorrektur, die Sprechkorrektur, die Erweiterung und die Erörterung. (Sprachdidaktische Handlungen stellen Maßnahmen des von van Uden beschriebenen „Fangens" dar.)

- An erster Stelle stehen Maßnahmen zur *Sicherung der Sprachwahrnehmung*. Der P/T greift Schüleräußerungen auf, präzisiert so deren phonetisch-phonologische und prosodische Struktur und intendiert damit zweierlei: Er sichert die Kommunikation, indem er wahrnehmungsbedingte Mißverständnisse verhindert. Er fördert zugleich aber auch den Aufbau sensomotorischer Schemata, der Hör-Sprech-Schemata.
- Eine 2. sprachdidaktische Handlung stellt die *Sprechkorrektur* dar. Der P/T greift in die Interaktion/Kommunikation ein, wenn ein Schüler schlecht verständlich spricht. Er verbessert die sprechmotorischen

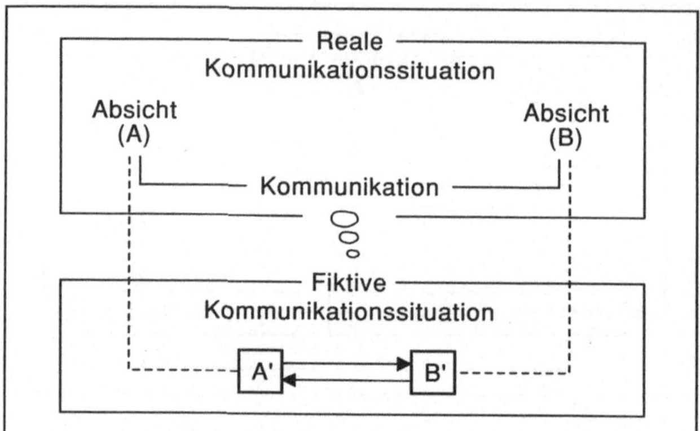

Abb. 31. Stellvertretendes Sprachhandeln

Handlungen des Schülers und bewirkt so eine phonetisch-phonologische Differenzierung der Hör-Sprech-Schemata. Zugleich sichert er mit dieser Handlung aber auch den Informationsprozeß in dieser Situation.

- Die 3. sprachdidaktische Handlung ist die *Sprachkorrektur*. Sie ist erforderlich, wenn ein Schüler gegen die Semantik oder Grammatik der Sprache verstößt. Der P/T greift ein, um die semantischen oder grammatischen Wahlen des Schülers zu korrigieren oder durch einen Mitschüler korrigieren zu lassen. Er ist dabei eng an der Schüleräußerung orientiert, verdeutlicht die zu beachtende Sprachnorm und hält den Schüler aus lernpsychologischen Gründen dazu an, seine nun korrigierte Äußerung nochmals zu wiederholen.

- Die 4. sprachdidaktische Handlung stellt die *Erweiterung* dar. Der P/T greift mit dieser Handlung in die Kommunikation ein, obwohl der Sprachgebrauch eines Schülers der Norm entspricht. D. h. er gibt sich mit der Schüleräußerung – obwohl korrekt! – nicht zufrieden und macht neue, über den augenblicklichen Sprachstand des Schülers hinausgehende sprachliche Angebote. Er bringt neue Sprachmittel ein oder zeigt neue Sprachverwendungsmöglichkeiten auf.

- Die letzte sprachdidaktische Handlung ist die *Erörterung*. Auch hier verfolgt der P/T die Intention, neue Sprachmittel oder neue Sprachverwendungsmöglichkeiten aufzuzeigen. Anders als bei der Erweiterung geht es jedoch bei der Erörterung nicht darum, eine Schüleräußerung aufzugreifen, sie auszuformen und so dem Schüler eine neue Möglichkeit, sich zu äußern, zur Verfügung zu stellen. Vielmehr geht es bei der Erörterung darum, daß der P/T eine Schüleräußerung kommunikativ fortführt. Er greift auf die Schüleräußerung zurück, indem er mit seinem Beitrag auf das eingeht, was der Schüler mitteilen wollte, d. h. er verwendet die Schüleräußerung in seiner eigenen Äußerung wieder.

Der P/T übernimmt, wenn er sich in dieser Weise in die Kommunikationsprozesse einschaltet, die Rolle einer TOTE-Einheit in einem selbstregulierenden System. Als TOTE-Einheit (*Test-Operate-Test-Exit-Einheit*) prüft er, ob eine Schüleräußerung normgerechtem Sprachgebrauch entspricht, bzw. ob die Wahrnehmungsvoraussetzungen erfüllt sind, damit die Schüler verstehen können, was gesprochen wurde (Test). Sind diese Bedingungen erfüllt, ergreift er keine weiteren sprachdidaktischen Handlungen, sondern gibt das Gesagte ‚frei für die Kommunikation' (Exit). Sind diese Bedingungen nicht erfüllt, werden Maßnahmen eingeleitet (Operate), die die geforderten Korrekturen vornehmen. Danach wird überprüft, ob die eingeleiteten Maßnahmen den gewünschten Erfolg hatten (Test). Trifft dies zu, kann die Kommunikation fortgesetzt werden. Ist dies nicht der Fall, können nochmals korrigierende Maßnahmen eingeleitet werden.

Unterrichtsbeispiel

Wie fiktive kommunikative Situationen für den Spracherwerb genutzt werden können, soll im folgenden anhand eines Unterrichtsbeispiels beschrieben werden. Als Kommunikationssituation wird – wie in Abb. 32 dargestellt – ein Bild verwendet, auf dem 2 Kinder (Anna und Manolo) und 2 Tiere (der Hamster Mampi und der Hund Wups) abgebildet sind. Diese Situation ist zunächst Gegenstand eines Unterrichtsgespräches, bei dem geklärt wird, was auf dem Bild dargestellt ist, was die Akteure tun, gerade getan haben oder zu tun beabsichtigen, was sie denken und fühlen, wie sie zueinander stehen usw. Im Verlauf dieses Unterrichtsgesprächs wird dann erkennbar, was das Thema dieser Kommunikationssituation sein könnte (beispielsweise ‚Mampi war weggelaufen und ist nun wieder da'). So können sich nun in einem 2. Schritt die Schüler dazu äußern, was die

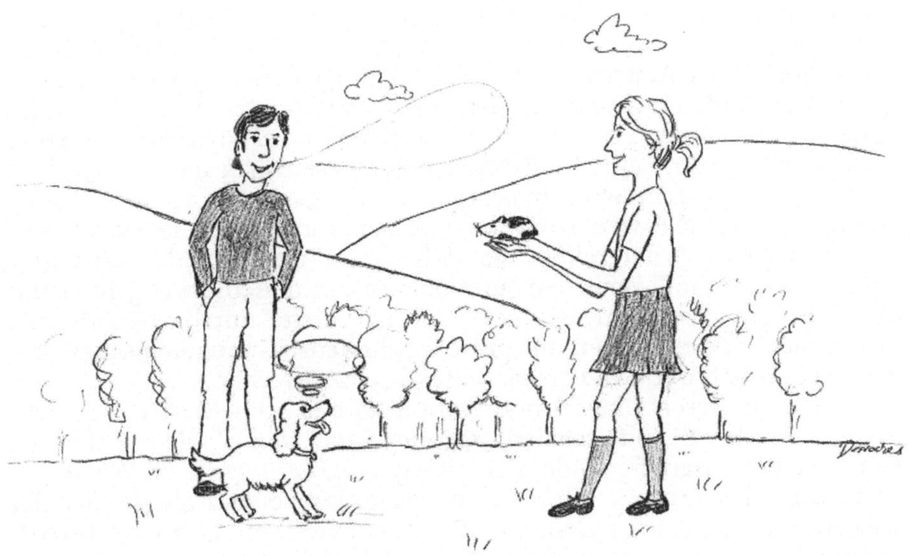

Abb. 32. Unterrichtsbeispiel „Mampi ist wieder da"

Akteure in dieser Situation sagen. Je nach sprachlicher Kompetenz der
Schüler können diese Äußerungen schriftlich fixiert oder aber auch durch
mündliches Wiederholen gesichert werden. Hilfreich ist es, durch Sprechblasen (und durch Denkblasen) den Schülern zu helfen, zwischen dem
zu unterscheiden, was gesprochen (oder gedacht) wird und dem, was zuvor
im Unterrichtsgespräch über die Situation gesagt wurde.

Wir unterscheiden im Unterricht 3 Formen sprachlicher Verständigung: das *Gespräch*
(im Sinne van Udens), die *Unterhaltung* (im Sinne Sternbergs) und das *Unterrichtsgespräch* (im Sinne der Didaktik). Das *Unterrichtsgespräch* dient der Verfolgung unterrichtlicher Ziele, die weitgehend vom P/T festgelegt werden. Es ist im Sinne Watz-
lawicks komplementär und stellt eine digitale Form der Kommunikation dar. Kennzeichen der *Unterhaltung* ist, daß die Schüler im Rahmen des Unterrichts (vom P/T
so gewollt) miteinander sprechen, *ohne* daß der P/T als Kontroll- oder
Sprachvermittlungsinstanz eingreift. Im Unterricht findet sie insbesondere in realen
Kommunikationssituationen statt. Die Unterhaltung stellt eine symmetrische
Kommunikation dar. Das *Gespräch* dagegen ist bestimmt durch Komplementarität.
Es wird in den fiktiven Kommunikationssituationen verwirklicht. Der P/T greift in
diesen Situationen in die Kommunikationsprozesse ein, wenn die Ziele der kommu-
nikativ-sprachlichen Förderung dies notwendig machen.

Im obigen Unterrichtsbeispiel könnte es in einer Gesprächsphase darum
gehen, daß Anna Mampi gefunden hat und dies Manolo mitteilen möchte.
Ein Schüler könnte dies in folgender Weise auszudrücken versuchen:
„Manlolo! Manlolo! Mampi gefunden." Diese Äußerung verlangt vom P/T
zweierlei. Zum einen ist eine Sprechkorrektur vorzunehmen. Es wird dem
Schüler angezeigt, daß er fehlerhaft artikuliert hat und es werden ihm
Hilfen angeboten, „Manolo" korrekt zu sprechen (s. hierzu Kapitel 6.2).
Zum anderen hat eine Sprachkorrektur zu erfolgen. Der P/T veranlaßt
den Schüler (oder einen Mitschüler), die Äußerung „Mampi gefunden"
zu korrigieren oder nimmt selbst diese Korrektur vor und hält den Schüler
an, die korrigierte Äußerung „Ich habe Mampi gefunden" zu wiederholen.
    In einem anderen Gesprächszusammenhang könnte ein Schüler in der
Rolle des Jungen den Hamster fragen: *„Wo warst du?"* und damit korrekt
sprachlich handeln. Der P/T möchte sich mit dieser Form aber nicht zufrie-
dengeben, bietet dem Schüler darum an zu fragen: *„Wo warst du bloß?"*
und nimmt so eine Erweiterung vor. In dieser Situation könnte ein anderer
Schüler diese Frage aufgreifen, aber aufgrund ungenügend differenzierter
Wahrnehmung ‚boß' verstehen (und äußern). In diesem Falle geht es um
die Sicherung der Wahrnehmung. Der P/T bietet durch wiederholtes,
formalisiertes Vorsprechen ein präzises phonetisch-phonologisches Modell an und hält den Schüler an, dieses nachzusprechen.
    In einer weiteren Unterrichtssituation könnte schließlich ein Schüler
in der Rolle des Wups feststellen, *„Ich mag keine Nüsse!"* Diese Äußerung
kann der P/T aufgreifen, indem er entgegnet: *„Du magst keine Nüsse. Ich
weiß, was du magst!"* Er nimmt eine Erörterung vor, auf die der Schüler
wieder eingehen kann, indem er (in seiner Rolle) sagt: *„Ich mag Wurst!"*
    Sprachdidaktische Handlungen unterbrechen die durch die kom-
munikative Situation initiierte Kommunikation, das Thema wird gewech-

selt. Zum neuen Thema werden die Sprache und die Regularitäten ihrer Verwendung. Damit das Thema der kommunikativen Situation beibehalten werden kann, müssen sprachdidaktische Handlungen (mit Ausnahme der Erörterung) darum zeitlich begrenzt werden. (Ausgedehntere sprachdidaktische Handlungen werden dann erforderlich, wenn der P/T seine Sprachangebote ungenügend adaptiert, d. h. das Leistungsniveau eines Schülers zu stark überschreitet. Der Schüler ist dann gezwungen, mehrere Lernschritte gleichzeitig zu tun.) Trotz der Notwendigkeit einer zeitlichen Begrenzung sprachdidaktischer Handlungen darf – aus lernpsychologischen Gründen – nicht darauf verzichtet werden, daß der Schüler die ihm gemachten sprachlichen Angebote nachspricht. Dieses Nachsprechen kann in der Weise erfolgen, daß der Schüler die neuen sprachlichen Mittel so verwendet, daß er damit die (unterbrochene) Kommunikation fortsetzt. Oder aber der Schüler wiederholt die angebotenen Modelle (eher für sich), während die Mitschüler die Kommunikation weiterführen. Der P/T möchte mit dieser Maßnahme dazu beitragen, daß die angebotenen sprachlichen Mittel im Sprachkode gespeichert werden.

Hör-Sprech-Erziehung

Einer besonderen Beachtung bedarf der Aufbau der sensomotorischen Schemata der Sprache. Dies ist Aufgabe der *Hör-Sprech-Erziehung*. Die in der unterrichtlichen Kommunikation gebrauchten Wörter, Phrasen und Sätze stellen für die Schüler (zunächst) wenig gegliederte, im Gedächtnis (noch) nicht gespeicherte Wahrnehmungsereignisse dar. Die Hör-Sprech-Erziehung muß dafür sorgen, daß nicht diese ungegliederten, sondern weitestgehend differenzierte sensomotorische Muster auf die Schemastufe gelangen. Dies bedeutet, daß zum einen Maßnahmen zu ergreifen sind, die die Schüler befähigen, sprachliche Nachrichten sensorisch und (sprech-)motorisch auf der Ebene der Phoneme – als den kleinsten bedeutungsdifferenzierenden Einheiten – zu gliedern und zum anderen Maßnahmen, die die Schemabildung fördern.

Zielsetzungen und Methoden der Hör-Sprech-Erziehung werden durch die bei den Schülern vorliegenden auditiven Kapazitäten, d. h. die Zugehörigkeit zu einer Hörgruppe bestimmt. Vordringliches Ziel der Hör-Sprech-Erziehung ist deshalb die Konstitution der Aureme, d. h. die Einrichtung der auditiven Wahrnehmungsklassen als *eine* der Grundlagen phonematischer Diskrimination. Sind die Aurem-Klassen verfügbar, gelingt eine (in den Grenzen der Hörgruppe) optimale Nutzung der Informationen zur Bildungsart der Sprachlaute. Die 2. Grundlage phonematischer Diskrimination stellt das Absehen dar. Es liefert Informationen zum Bildungsort und wird dort, wo die (augenblicklichen) Grenzen auditiver Diskrimination erreicht sind, als komplettierendes Perzeptionssystem herangezogen (s. hierzu Kap. 3.3).

Als Methoden des Hörenlernens bedient sich die Hör-Sprech-Erziehung sog. *auraler Strategien,* d. h. Maßnahmen, die die akustischen Merkmale der Sprache erschließen. Einen zentralen Platz nimmt hier das mikrophonnahe Sprechen ein, mit Hilfe dessen (bei gleichzeitig leisem Sprechen) signifikante Schallenergie verdeutlicht werden kann. Von vergleichbarer Bedeutung sind die Maßnahmen des Kontrastierens und Überzeichnens akustischer Merkmale, die wir unter dem – Sendlmeier entliehenen – Begriff „Merkmalsfokussierung" zusammenfassen. Über Merkmalsfokussierung kann eine schärfere auditive Diskrimination erreicht werden. Nicht selten stört das gleichzeitige Absehen eine feinere auditive Diskrimination. Eine weitere aurale Strategie stellt deshalb die Minimierung bzw. gänzliche Reduktion der visuellen Informationen des Absehens dar (s. hierzu Kap. 6.2).

Hören- und Sprechenlernen sind eng aufeinander bezogen. Sie müssen als ein Prozeß gesehen werden, bei dem motorische und sensorische Differenzierungen Hand in Hand gehen. Lernfortschritte in einem Bereich ermöglichen (als Lernvoraussetzungen) Lernen im anderen, dessen Ergebnisse wiederum neue Lernmöglichkeit im ersten schaffen. Motorische und sensorische Differenzierungsprozesse stellen 2 Aspekte eines integrativen Lernvorganges dar, aufgrund dessen die sensomotorischen Schemata der Sprache ausgeformt werden.

Aus Experimenten zur Sprachwahrnehmung wissen wir, daß die Wahrnehmung von gesprochener Sprache nicht immer mit den Parametern der sprachlichen Nachrichten korrespondiert. Bestimmte akustische Varianten werden mehr beachtet als andere. Manche Varianten wiederum bleiben in der Wahrnehmung unberücksichtigt. Es entsprechen sich aber stets Wahrnehmung und die zur Erzeugung der jeweiligen sprachlichen Nachrichten notwendige Artikulation. Schallereignis und Wahrnehmung (bzw. Artikulation und Schallereignis) gehen ihre eigenen Wege. Übereinstimmung besteht zwischen artikulatorischem und auditivem Geschehen. Aus diesen Beobachtungen schließt Liberman (1961) auf eine Beteiligung der Artikulation bei der Sprachwahrnehmung. Nach der von ihm formulierten *Motortheorie der Sprachwahrnehmung* greifen Sprechkinästhesien vermittelnd in den Prozeß der Sprachwahrnehmung ein. Hörenlernen wird nach dieser Theorie durch artikulatorische Vermittlungsprozesse unterstützt. Das Kind lernt, auditiv zu unterscheiden, wo es in seinen Nachahmungen auch artikulatorisch unterscheidet. Es mißachtet Differenzen im Auditiven, wo es in seiner Artikulation diese Unterscheidungen nicht macht.

Die Lernprozesse der Hör-Sprech-Erziehung sind deshalb als Kreisprozesse zu gestalten:
- Ein erstes feineres auditives Unterscheiden ermöglicht ein exakteres Nachsprechen.
- Dies führt zu auditiven Präzisierungen, die wiederum eine verbesserte Artikulation zur Folge haben usw.

Hör-Sprech-Erziehung erfolgt ,en passant' in allen unterrichtlichen Situationen, in denen der P/T zu den Schülern spricht (wenn er eine Frage stellt, einen Arbeitsauftrag erteilt, etwas vorträgt usw.). Er betreibt ausdrücklich Hör-Sprech-Erziehung, wenn er jede sich im Unterricht bietende Gelegenheit nutzt, Ziele der Hör-Sprech-Erziehung in den Zusammenhang des intendierten Unterrichts zu stellen. Er erhebt damit *Hör-Sprech-Erziehung zum Unterrichtsprinzip*, d. h. er verfolgt – insofern die anderen Ziele des Unterrichts dies nicht verbieten – stets auch die Ziele der Hör-

Sprech-Erziehung. Dies kann über die sprachdidaktischen Handlungen geschehen, aber auch in Form von Unterrichtsphasen, die in einen Unterricht integriert werden. Hör-Sprech-Erziehung wird schließlich als eigenständiger Unterricht realisiert, wenn der P/T Ziele der Hör-Sprech-Erziehung zu den expliziten Zielen des Unterrichts macht (s. hierzu Kap. 6.2).

Sprachreflexion

Dem 3. Lernbereich, der *Sprachreflexion,* fällt die Aufgabe zu, Einsichten in das Sprachsystem und die durch dieses bereitgestellten Möglichkeiten der Sprachverwendung zu vermitteln. „Intuitive Kenntnisse" (List) sollen bewußt gemacht und in Übungen gefestigt werden. Um diese Aufgaben erfüllen zu können, bedarf die Sprachreflexion einer Grammatiktheorie.

Von der Linguistik wird eine ganze Reihe teils konkurrierender Grammatiktheorien angeboten, die mehr oder minder für die Zwecke der Sprachreflexion bei hörgeschädigten Schülern geeignet sind. Jede vermag einen ganz eigenen Beitrag hierzu zu leisten. Es stellt sich deshalb die Frage, ob die Sprachreflexion auf mehrere Grammatiktheorien gegründet werden darf, d. h. ob eine Synthese verschiedener Grammatiken legitim ist. Diese Frage wird in der allgemeinen Sprachdidaktik bejaht (s. Stadler 1978). Es wird darum auch für die Sprachreflexion hörgeschädigter Schüler eine solche Synthese vollzogen, die Konstituentengrammatik, inhaltsbezogene Grammatik sowie Dependenzgrammatik miteinander verknüpft.

Die Konstituentengrammatik erlaubt es, mit Hilfe der Verfahren des Segmentierens, Substituierens und Klassifizierens den Schülern Einsichten in den Bau der Sprache zu vermitteln. Der Satz, aber auch das Wort wird erkennbar als eine Einheit, die ihre Struktur durch die sie bildenden Konstituenten erhält. Es können die Gesetzmäßigkeiten der Wort- und Satzbildung sowie der Flexion, die Konstituenten des Satzes und ihre syntaktische Funktion bewußt gemacht werden.

Die inhaltsbezogene Grammatik ermöglicht es, semantische Aspekte in die Sprachreflexion einzubeziehen. Auf ihrer Grundlage können semantische Beziehungen in der Sprache, insbesondere zwischen den Wörtern des Wortschatzes aufgedeckt werden. Während die Konstituentengrammatik das grundlegende grammatische Prinzip der Konstituenz aufzuzeigen vermag, eröffnet die inhaltsbezogene Grammatik die Möglichkeit, das Prinzip der Dependenz zu verdeutlichen.

Der Beitrag der Dependenzgrammatik besteht darin, daß mit ihrer Hilfe – stärker als mit den beiden anderen Grammatiken – die Beziehungen und Abhängigkeiten der Satzkonstituenten aufgezeigt werden können. Ein entscheidender Vorteil dieser Grammatiktheorie besteht darin, daß sie dem Verb einen Vorrang einräumt. (Es hat sich in der Praxis der Sprachreflexion, wie sie von van Uden beschrieben wird, als vorteilhaft erwiesen, sowohl das Ordnungsgefüge als auch die Semantik eines Satzes vom Verb her aufzubrechen.)

Sprachreflexion kann im Sprachunterricht im Zusammenhang der unterrichtlichen Kommunikation oder des Hören- und Sprechenlernens erfolgen. Es handelt sich dann um kürzere Unterrichtsphasen (wie beispielsweise bei der Realisation sprachdidaktischer Handlungen), in denen die Sprache und ihre Verwendung zum Unterrichtsgegenstand gemacht werden. Es wird dies immer dann geschehen, wenn sich aus dem aktuellen Sprachgebrauch der Schüler Möglichkeiten der Sprachreflexion ergeben, die zu einem späteren Zeitpunkt nur mühsam wiederhergestellt werden können. In der Regel sind aber für eine systematische Sprachreflexion eigene Unterrichtsstunden einzurichten.

Sprachreflexion ist nicht auf den Erwerb von Regelwissen gerichtet, sondern auf die Verbesserung der Sprachverwendung in der Kommunikation. Es geht darum bei dieser Arbeit immer auch um die Frage, welche Leistungen grammatische Mittel in der Kommunikation erfüllen. Dies verlangt eine verstärkte Einbeziehung der von den Schülern in der unterrichtlichen Kommunikation gebrauchten Sprache. Den Schülern kann so die Erfahrung vermittelt werden, wie die Einhaltung sprachlicher Normen die Verständigung in der Kommunikation verbessert (s. hierzu Kap. 6.3).

Zusammenfassung

1. Die Aufgaben und Ziele der unterrichtlichen kommunikativ-sprachlichen Förderung lassen sich aus den Funktionen ableiten, die ein Sprecher/Hörer in der Kommunikation erfüllt. Es ist zum einen der Wort- und Formenschatz und das phonetisch-phonologische System der Sprache aufzubauen. Zum anderen sind Kommunikationssituationen zu schaffen, die die Bedingungen alltäglicher Interaktion/Kommunikation weitgehend erfüllen, so daß mit den Sprachmitteln zugleich die Möglichkeit ihrer Verwendung gelernt werden können. In diese Aufgaben teilen sich die Lernbereiche Mündlicher Sprachgebrauch, Hör-Sprech-Erziehung und Sprachreflexion. Jeder dieser Bereiche trägt mit eigenen Zielsetzungen zum Aufbau der kommunikativ-sprachlichen Kompetenz der Schüler bei.

2. Im Lernbereich Mündlicher Sprachgebrauch erwerben die Schüler – stärker als in anderen Lernbereichen – die sprachlichen Mittel, mit Hilfe derer kommunikative Situationen bewältigt und innerpsychische Prozesse organisiert werden können. Es werden kommunikative Situationen geschaffen, in denen die Schüler als Sprecher/Hörer handeln können. In realen kommunikativen Situationen tun sie dies als reale Sprecher/Hörer in den fiktiven stellvertretend für andere. Der P/T unterstützt die unterrichtlichen Kommunikationsprozesse mittels sog. sprachdidaktischer Handlungen, über die er zugleich die kommunikativ-sprachliche Entwicklung der Schüler fördert.

3. In der Hör-Sprech-Erziehung erwerben die Schüler die sensomotorischen Schemata der Sprache. Hören- und Sprechenlernen werden hierbei eng aufeinander bezogen. Ziel ist es, die Schüler zu befähigen, sprachliche Nachrichten sensorisch und sprechmotorisch auf phonematischer Ebene zu gliedern, und die Schemabildung zu fördern. Grundlage der Hör-Sprech-Erziehung stellen die den Schülern verfügbaren Aurem-Klassen dar. Das Absehen wird dann einbezogen, wenn Informationen zum Bildungsort gegeben werden sollen. Wichtigste aurale Strategien stellen das leise mikrophonnahe Sprechen und die Merkmalsfokussierung dar.

4. Die Sprachreflexion vermittelt den Schülern Einsichten in den Bau der Sprache sowie die Möglichkeiten der Sprachverwendung und festigt diese in Sprachübungen. Als Grundlage wird keine einzelne Grammatiktheorie gewählt, sondern eine Synthese aus Konstituentengrammatik, inhaltsbezogener Grammatik und Dependenzgrammatik vollzogen. Ziel der Sprachreflexion ist nicht der Erwerb von Regelwissen, sondern die Verbesserung der Sprachverwendung in der Kommunikation.

5 Frühförderung

5.1 Förderintentionen

Beim Spracherwerb lassen sich 3 Bereiche unterscheiden, das Hörenlernen, das Sprechenlernen und der Aufbau des Sprachkodes. In einer ganzheitlichen Frühförderung sind diese Bereiche nur für die sog. Lernzusammenhänge von Relevanz. Bei der Förderung in Alltagssituationen wird nicht nach diesen Förderbereichen unterschieden. Hier stellen Hörenlernen, Sprechenlernen und Spracherwerb Aspekte der Förderung dar, die bestimmen, was in einer konkreten Fördersituation als Ziel verfolgt wird.

Aural-ganzheitliche Frühförderung ist in hohem Maße daran ausgerichtet, daß das hörgeschädigte Kind seine auditive Kompetenz zu entwickeln vermag, und daß Sprache primär auf auditivem Wege erworben werden kann. Ziel ist es, das Kind zu befähigen, sich ‚hörend‘ an der Interaktion und Kommunikation zu beteiligen. Hieraus ergeben sich als durchgängige Förderabsichten:
- auditive Orientierung
- Kommunizieren
- Sprache vermitteln

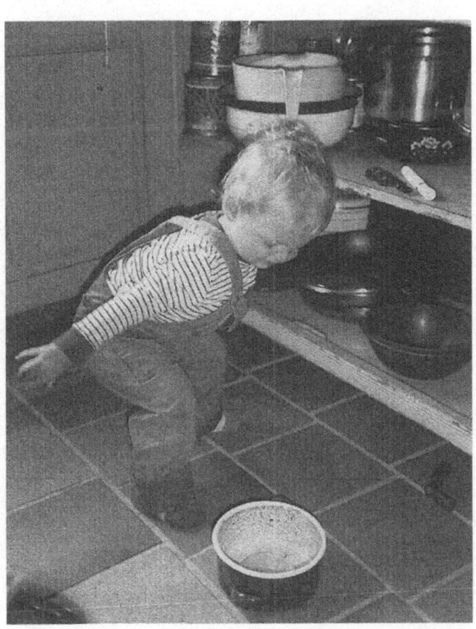

Abb. 33. Kleinkind macht Geräusche mit alltäglichen Gegenständen

Auditive Orientierung

Die Eltern helfen ihrem Kind, seine akustische Umwelt zu strukturieren
und zu verstehen. Sie machen es auf akustische Geschehnisse aufmerksam,
suchen sie mit ihm auf und erklären sie ihrem Kind. So lernt das Kind
immer besser, die akustischen Geschehnisse seiner Umwelt zu beachten
und sein Verhalten daran auszurichten. Es wird hörgerichtet. Ziel ist es,
daß das Kind das Hören in sein Körperschema integriert, so daß Hören
und Handeln sich miteinander verflechten.

Auf akustische Geschehnisse aufmerksam machen

Beispiele
- Ein vorbeifliegender Hubschrauber ist zu hören.
- Das Müllauto nähert sich dem Haus.
- Kinder streiten sich vor dem Haus.
- Aus dem Nachbarzimmer ist das Radio zu hören.
- Beim Spazierengehen ist Hundegebell zu hören.

Intentionen

Das Kind auf das akustische Geschehnis aufmerksam machen, sobald
es eintritt;
danach suchen, woher das Geräusch kommt;
darüber sprechen, was da zu hören ist, woher das kommt, wie laut
bzw. leise das ist, daß es jetzt nicht mehr zu hören ist usw.

Geräusche erzeugen und nach Geräuschobjekten suchen

Beispiele
- Mit einer Rassel (Trommel, Rätsche usw.) Geräusche erzeugen, ohne
  daß das Kind dies beobachten kann;
- vom Kind unbemerkt das Radio oder den Kassettenrekorder einschalten
  und immer lauter stellen;
- das Kind mit seinem Namen rufen;
- das Kind selbst Geräusche erzeugen lassen.

Intentionen

Die Geräusche aus unterschiedlichen Richtungen anbieten, so daß das
Kind danach suchen muß (ihm helfen, die Objekte zu finden);
die Geräusche mit unterschiedlicher Lautstärke (auch aus unterschiedlicher Entfernung) anbieten und danach suchen lassen;
die geräuscherzeugenden Objekte benennen und erläutern, was da geschieht.

Geräusche erkennen und benennen

Beispiele
- Eine Tür schlägt zu.
- Ein schweres Lastauto (eine Straßenbahn) fährt an der Wohnung vorbei.
- Auf dem Bahnhof (oder Flughafen) wird eine Ansage gemacht.
- Ein Familienmitglied singt.
- Ein Gegenstand fällt herunter und zerbricht.

Intentionen
Vom Kind zeigen lassen, woher das Geräusch kommt (das Kind ggf. zuvor auf das Geräusch aufmerksam machen);
fragen, was das ist, benennen lassen oder selbst benennen;
fragen bzw. erläutern, warum das Geräusch auftritt.

Darauf hinweisen, daß Geräusche eine Bedeutung haben

Beispiele
- Wenn die Türglocke läutet, wissen wir, daß jemand zu uns kommt.
- Wenn wir hören, daß das Badewasser einläuft, wissen wir, daß jemand baden möchte.
- Wenn wir hören, daß die Tür des Zimmers geöffnet wird, wissen wir, daß jemand eintreten wird.

Intentionen
Wenn ein akustisches Geschehnis eintritt, das Kind fragen, ob es dies wahrnimmt;
fragen, was das ist, woher das Geräusch kommt, wie es dazu kommt usw.;
zu Stellungnahmen anhalten;
ggf. zusammen dorthin gehen, woher das Geräusch kommt und dort darüber sprechen.

Weitere Erläuterungen sowie ergänzende Beispiele zur Frühförderung finden sich im Grund- und Folgekurs der ‚Materialien'; s. Ding/Horsch 1984.

Kommunizieren

Von Anfang an möchten Eltern mit ihrem Kind ‚ins Gespräch kommen'.
Sie machen ihrem Kind Angebote, damit es auf diese eingeht oder greifen
Angebote auf, die ihr Kind macht, und gestalten sie zu einem eigenen
Angebot um, so daß das Kind darauf wieder eingehen kann.

Dies geschieht zunächst primär über die gemeinsamen Tätigkeiten von
Eltern und Kind sowie über vorsprachliche lautliche Mittel. In dem Maße,
in dem das Kind die Sprache erwirbt, gehen diese vorsprachlichen Formen
der Kommunikation in sprachliche über.

Mit der Stimme spielen

Beispiele
- Das Kind äußert spontan Laute oder spielt mit seiner Stimme (wenn
  es satt ist oder ein vertrautes Gesicht sieht).
- Das Kind ‚äußert' sich, indem es strampelt oder gespannt schaut, wenn
  die Eltern mit ihm sprechen (es gebraucht aber nicht seine Stimme
  und äußert keine Laute).

Intentionen
  Die Eltern regen ihr Kind zu stimmlichen/lautlichen Äußerungen an,
  indem sie mit ausgeprägter Intonation sprechen oder ihm lautliche
  Äußerungen anbieten, die das Kind schon einmal gebraucht hat.
  Sobald sich das Kind äußert, greifen die Eltern diese Äußerungen auf,
  wiederholen sie einige Male, um ihr Kind zu veranlassen, dieses wieder
  nachzuahmen.

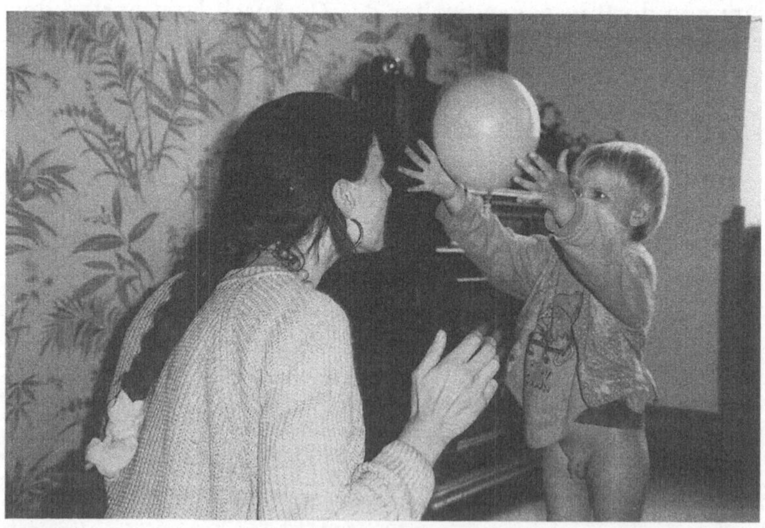

Abb. 34. Mutter macht ihrem Kind Interaktionsangebote

Vormachen – Nachmachen

Beispiele
- Die Eltern geben ihrem Kind ein Objekt (einen Spielgegenstand oder Toilettenartikel) und lassen ihn sich wiedergeben.
- Die Eltern zeigen ihrem Kind ein Objekt und legen dieses auf die Seite oder verstecken es, lassen ihr Kind danach suchen.
- Die Eltern spielen „Guck-guck ... da-da". Sie verstecken sich und rufen dabei „Guck-guck" und zeigen sich nach kurzer Zeit wieder mit einem „Da-da".

Intentionen

Die Eltern regen ihr Kind durch wiederholtes Vormachen zum Nachmachen an (und zeigen ihre Freude, wenn es ihm gelingt).
Die Eltern tauschen die Rollen, sobald das Kind das ‚Spiel' verstanden hat.

Lautnachahmungen

Beispiele
- Die Eltern ahmen *lautlich* Geräusche nach:
  „bimbim": macht die Glocke
  „mmm": macht das Flugzeug usw.
- Die Eltern ahmen Tierstimmen nach:
  „wau wau": macht der Hund usw.
- Spielaktivitäten werden mit lautlichen Mustern verbunden:
  „ooh": wenn etwas Überraschendes geschieht,
  „aah": wenn etwas versteckt war und jetzt wieder erscheint usw.

Intentionen

Das Kind ahmt die angebotenen lautlichen Muster nach.
Das Kind verweist auf die jeweiligen Sachverhalte, wenn die Eltern ein Lautmuster gebrauchen (es weiß, was gemeint ist).

Sich verständigen

Beispiele
- Die Eltern geben dem Kind kleine Aufträge (beispielsweise die Schuhe holen oder die Tür schließen).
- Die Eltern lassen das Kind zeigen, worüber sie sprechen und halten ihr Kind an, die betreffenden Objekte zu benennen.

Intentionen

Die Eltern machen sich dem Kind über ihre Tätigkeiten verständlich und verstehen ihr Kind aufgrund dessen, was es tut.
Das Kind achtet mehr und mehr auf das, was die Eltern zu ihrem Tun sagen.
Das Kind gebraucht selbst mehr und mehr lautliche bzw. sprachliche Muster, um sich verständlich zu machen.

Sprache vermitteln

Eltern stellen anfangs in der Kommunikation eine enge Beziehung her zwischen dem, was sie sagen und dem, wovon sie sprechen. Sie sprechen nur über das, was ihr Kind auch beobachten kann oder was sie ihm zeigen können. Erst allmählich lernt das Kind, seine Eltern allein aufgrund des Gesagten zu verstehen.

Schon bald halten die Eltern ihr Kind auch dazu an, selbst Sprache zu gebrauchen, wenn es sich an sie wendet. Sie helfen ihm dabei, indem sie ihm vorsprechen, was es mitteilen möchte.

Andere verstehen

Beispiele
- Die Eltern sprechen beim Spielen über die Dinge, die sie und das Kind miteinander tun oder die beobachtet werden können.
- Die Eltern sprechen darüber, daß sie mit dem Kind einkaufen gehen (einen Besuch machen, in den Keller gehen usw.).

Intentionen

Die Eltern sprechen zunächst nur über das, was das Kind auch beobachten (sehen, hören, fühlen . . .) kann.

Die Eltern wiederholen das Gesagte, um zu sichern, daß ihr Kind sie versteht.

Die Eltern zeigen dem Kind, worüber sie sprechen, wenn es Verständnisschwierigkeiten hat.

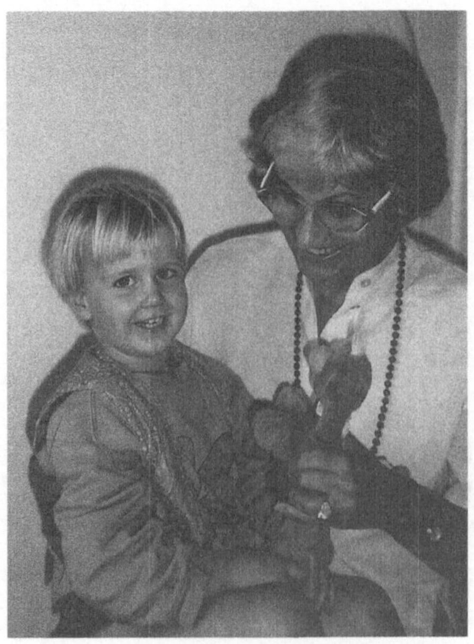

Abb. 35. Oma mit Enkelkind beim Spielen mit einem Stofftier

Anderen etwas mitteilen

Beispiele

- Bei alltäglichen Verrichtungen (Essen, Arbeiten, Spielen) lassen sich die Eltern von ihrem Kind sagen, wie die Dinge ‚heißen'.
- Eltern und Kind spielen mit Handpuppen, sie sprechen in der Rolle der Puppen miteinander; spricht das Kind unverständlich, korrigieren es die Eltern in ihrer Spielrolle.

Intentionen

Die Eltern halten ihr Kind im Kontext des Gesprächs immer wieder dazu an, einzelne Wörter nachzusprechen.

Das Kind braucht zunächst noch nicht exakt zu artikulieren; es genügt, wenn es die prosodische Struktur der Wörter beachtet.

Die Eltern sind immer weniger damit zufrieden, daß das Kind durch Zeigen mitteilt, was es möchte; sie halten es an, dies mittels Sprache mitzuteilen (und helfen ihm dabei).

Denken und Sprechen

Beispiele

- Die Eltern fragen nach Körperteilen und lassen sie beim Kind und bei sich zeigen; sie sprechen mit dem Kind darüber, was man mit ihnen machen kann.
- Die Eltern lassen ihr Kind Abbildungen von Eßwaren und Kleidungsstücken danach sortieren, was ‚zum Essen' und was ‚zum Anziehen' ist.

Intentionen

Die Eltern benennen nicht nur die Objekte, sie sprechen auch über deren Größe, Beschaffenheit, den Ort, an dem sie sich befinden, wem sie gehören usw.

Die Eltern sprechen darüber, was zusammen gehört und was nicht, worin Dinge gleich sind und worin sie sich unterscheiden usw.

Beziehungen leben

Beispiele

- Die Eltern machen alltägliche Routinesituationen (An- und Ausziehen, Essen usw.) immer wieder zu einem Kontext, in dem es darum geht, Nähe und Zuwendung zu leben.
- Eltern und Kind spielen mit Puppen oder Tieren Alltagssituationen (sich treffen, begrüßen, miteinander oder einander etwas tun usw.).

Intentionen

Die Eltern bieten sprachliche Muster an, die das Kind braucht, um soziale Beziehungen gestalten zu können.

Die Eltern achten darauf, daß das Kind vielfältige Rollenerfahrungen machen kann.

5.2 Alltagssituationen

Alltagssituationen stellen in der Vorschulzeit die wichtigsten Kontexte dar, in denen Sprache entwickelt wird. Alltägliche Kontexte sind jedoch nicht a priori Spracherwerbssituationen. Sie werden zu solchen, wenn sie durch die Eltern in einem intentionalen Sinne gestaltet werden.

Eltern sichern das Verstehen ihres Kindes, indem sie für bestmögliche äußere Bedingungen der Wahrnehmung sorgen, sie bemühen sich um ein in einem hohem Maße ‚formalisiertes' Sprechen und sorgen dafür, daß das Kind einen Bezug herstellt zwischen dem Gesagten und dem Gemeinten. Sie zeigen ihrem Kind immer wieder, was gerade das Thema der Interaktion/Kommunikation ist, helfen ihm, dieses zu gestalten und achten darauf, daß es nicht sprunghaft gewechselt wird.

Eltern bereitet es anfangs häufig Schwierigkeiten, ihr Sprechen an die perzeptiven und kommunikativen Möglichkeiten ihres Kindes zu adaptieren. Insbesondere fällt es schwer, die notwendigen Wiederholungen vorzunehmen und artikulatorisch wie prosodisch ausgeprägt zu sprechen. Es bedarf einer gewissen Übung, bis Eltern dieses Verhalten entwickelt haben.

Situationen wie die in Abb. 36 gezeigte, stellen gute Möglichkeiten dar, damit Eltern sich in einem formalisierten Sprechen üben. Eltern kommunizieren in solchen Situationen nicht in ihrer eigenen Rolle, sondern übernehmen die Rolle der Handpuppen. (Entsprechendes gilt für das Betrachten eines Bilderbuches, wenn die Eltern die Rolle der dort abgebildeten Personen oder Tiere übernehmen.) In diesen Rollen zu kommunizieren, erleichtert es den Eltern, in einer zunächst für sie ungewohnten Weise zu sprechen.

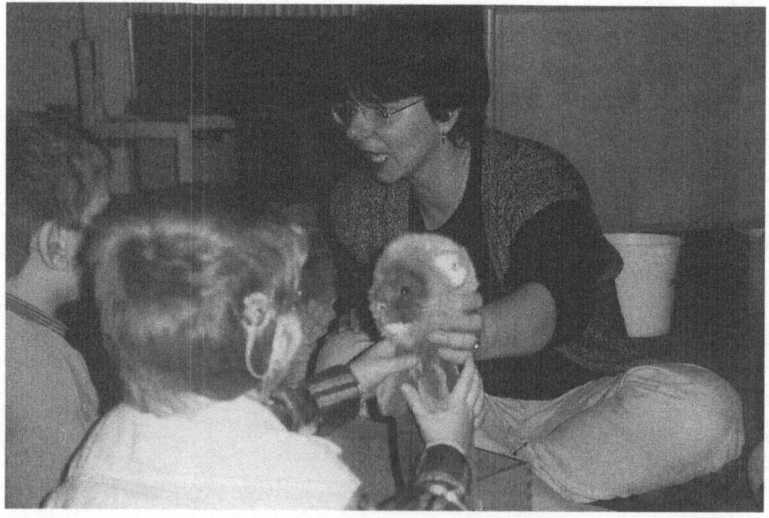

Abb. 36. Kommunizieren in der Rolle von Handpuppen

Aufstehen und Frühstücken

Förderbeispiele

Das morgendliche Aufstehen und Frühstücken stellen für das Kind besonders wichtige Situationen dar. Es ist voller Erwartung und sucht die Nähe der Eltern. Für die Eltern bietet dies Gelegenheit, das Aufstehen (Waschen und Anziehen) oder das Frühstücken besonders auszugestalten – natürlich nur unter der Voraussetzung, daß sie es nicht besonders eilig haben. Dieses morgendliche Ritual beginnt mit der Begrüßung, noch während das Kind in seinem Bett liegt. Die Eltern sagen ihm „Guten Morgen", fragen, wie es geschlafen hat, sagen ihm, daß es jetzt Zeit ist zum Aufstehen, daß sie gleich zusammen ins Bad gehen usw. Die Eltern achten hierbei darauf, daß sie ganz nahe beim Kind sind – denn seine Hörgeräte werden ihm erst nach dem Waschen angezogen. Ältere Kinder verlangen in der Regel gleich nach ihren Hörgeräten, so daß es hier schon zu einem kleinen Gespräch kommen kann. Bei kleineren Kindern kommt es in dieser Situation nicht so sehr darauf an, daß sie alles verstehen, was die Eltern sagen. Wichtig ist, daß sie erfahren, daß mit ihnen gesprochen wird.

Beim Anziehen und Frühstücken trägt dann das Kind seine Hörgeräte. Dies gibt den Eltern Gelegenheit, über all das zu sprechen, was sie und ihr Kind da gemeinsam tun. Beim Anziehen sprechen sie über die einzelnen Kleidungsstücke, benennen sie und sagen, welches als nächstes gebraucht wird. Größere Kinder werden aufgefordert, ihnen das entsprechende Kleidungsstück zu geben oder es zu holen, möglicherweise sich alleine anzuziehen usw. Die Eltern kommentieren dann, was ihr Kind tut und helfen ihm, sich selbst auch zu äußern. Ein ähnliches Gespräch kann dann auch beim Frühstücken geführt werden. Hier geht es dann darum, was und wieviel das Kind trinken möchte, ob es ein Müsli möchte oder eine Scheibe Brot, was es auf das Brot möchte usw.

Weitere Situationen

- Eltern und Kind wollen spazierengehen (einen Besuch oder einen Ausflug machen, ins Schwimmbad gehen) und machen sich fertig.
- Eltern und Kind wollen zusammen etwas basteln (spielen, das Auto waschen, den Tisch decken) und treffen die entsprechenden Vorbereitungen.
- Eltern und Kind räumen zusammen das Kinderzimmer auf, legen ein Puzzle, schmücken den Weihnachtsbaum oder färben Ostereier.

Erläuterungen

- Es muß für Eltern zu einer Selbstverständlichkeit werden, daß sie ihrem Kind am Morgen gleich nach dem Waschen die Hörgeräte anziehen und daß sie zuvor überprüft haben, daß die Hörgeräte funktionstüchtig sind.
- Eltern sollen mit ihrem Kind sprechen, als könne es hören (was ja mit den Hörgeräten auch der Fall ist,) auch wenn es noch nicht versteht, was die Eltern sagen.

Alleine spielen

Förderbeispiele

Spielen stellt in der frühen Kindheit eine zentrale Tätigkeit dar, über die sich ein Kind handelnd seine Umwelt aneignet. Spielen ist grundsätzlich dafür offen, daß andere sich daran beteiligen. Gemeinsames Spielen bietet darum den Eltern Gelegenheit, die Entwicklungen ihres Kindes zu fördern. Eltern haben aber nicht immer auch die Zeit, um mit ihrem Kind zu spielen. Neben dem gemeinsamen Spiel gibt es darum auch Situationen, in denen das Kind alleine spielt.

Eine solche Situation wird sich häufig im Verlauf des Vormittags ergeben, wenn häusliche Pflichten erledigt werden müssen. Soll das Kind während dieser Zeit alleine spielen, nehmen sich die Eltern, ehe sie sich an ihre Arbeit machen, die Zeit, um das Spiel in Gang zu bringen. Sie suchen zusammen mit dem Kind die Spielsachen aus, mit denen es jetzt gerne spielen möchte und beginnen, mit ihm zusammen zu spielen. Sobald das Kind das Spiel akzeptiert hat, lassen sie es alleine weiterspielen. Ist das Kind noch kleiner, nehmen die Eltern es mit dorthin, wo die Arbeit zu erledigen ist, und machen ihm dort Spielangebote.

Die Eltern unterbrechen immer wieder ihre Arbeit, um Kontakt mit ihrem Kind aufzunehmen. Sie rufen es oder gehen zu ihm. Von Zeit zu Zeit ist es auch erforderlich, daß sie neue Spielideen einbringen. Sie beteiligen sich dann wieder am Spiel, zeigen neue Möglichkeiten auf oder bieten andere Spielgegenstände an.

Weitere Situationen

- Das Kind beschäftigt sich allein (mit Bauen, Malen, Puzzle legen usw.) und braucht kurzzeitig die Hilfe der Eltern.
- Die Eltern möchten etwas für sich tun (lesen oder fernsehen, Brief schreiben, telefonieren usw.).
- Warten beim Arzt oder bei Behörden, unterwegs im Bus oder in der Bahn.

Erläuterungen

- Solange das Kind noch kleiner ist, sprechen die Eltern nur über das, was ihr Kind auch beobachten kann oder was sie ihm zeigen können.
- Die Eltern sprechen in kurzen Sätzen und wiederholen immer wieder die Wörter, die für das Verstehen besonders wichtig sind.
- Die Eltern achten darauf, daß ihr Kind auch wahrnehmen kann, was sie sagen (sie sprechen nahe genug beim Kind, sie schalten Störschall wie Radiomusik aus).

Miteinander spielen

Förderbeispiele

Mit ihrem Kind zu spielen, gibt den Eltern eine Fülle von Gelegenheiten, eigene kommunikativ-sprachliche Angebote zu machen und Angebote des Kindes aufzugreifen und in der Kommunikation zu verwenden. Im gemeinsamen Spielen erfährt das Kind, wie die Objekte heißen, mit denen Eltern und Kind umgehen, was man damit tun kann, was ihre Eigenschaften sind usw. Es ist leichter zu einem Miteinander beim Spielen zu kommen, wenn sich die Eltern zunächst der augenblicklichen Spielidee ihres Kindes anschließen, um dann im Verlauf des Spielens eigene Ideen einzubringen (anstatt von Anfang an eigene Spielideen verfolgen zu wollen).

Sehr gerne spielen Kinder mit Spieltieren, geben ihnen zu essen, legen sie schlafen oder gehen mit ihnen spazieren. Sie akzeptieren, wenn die Eltern da mitspielen. Dies gibt den Eltern die Möglichkeit, ihrem Kind zu sagen, wie die einzelnen Tiere heißen, was sie fressen, wie groß sie sind, welche Farbe ihr Fell hat usw. Die Tiere können auch sprechen. Sie sagen „Guten Tag" und „Auf Wiedersehen" oder sagen, daß sie Hunger oder Durst haben, daß sie müde sind usw.

Die Eltern können leicht auch das Interesse ihres Kindes auf die verschiedenen Körperteile der Tiere bringen und sich zeigen lassen, wo diese sind. Das Kind zeigt dann einen bestimmten Körperteil (die Nase, die Augen, die Beine usw.) bei jedem einzelnen Tier – begleitet von der Frage „Wo hat der Bär (Affe ...) seine Augen (Nase ...)?" Schließlich wird auch der eigene (Körper des Kindes und der Eltern) miteinbezogen. Das Kind zeigt bei sich und bei den Eltern, was es zuvor bei den Tieren gezeigt hat. (Bei älteren Kinder werden die Eltern auch darauf zu sprechen kommen, was man mit den einzelnen Körperteilen tun kann: essen, hören, laufen ...) Wird ein neuer Körperteil benannt oder etwas über dessen Funktion gesagt oder davon gesprochen, bei wem dieser jetzt gezeigt wird, immer halten die Eltern ihr Kind auch dazu an, daß es das Gesagte nachspricht bzw. kommunikativ verwendet.

Weitere Situationen

- Spielen mit Autos oder Wagen, die mit bestimmten Objekten beladen oder wieder entladen werden;
- Spielsachen aufräumen (was gehört da zusammen, wohin ist es zu räumen);
- miteinander Puzzles legen (darüber sprechen, was da jeweils entsteht).

Erläuterungen

- Eltern sollen derart ,geschlossene Kontexte' nutzen, um wenige Sachverhalte immer wieder anzusprechen (natürlich nur solange, wie das Kind an der Interaktion/Kommunikation interessiert ist).
- Es muß gesichert werden, daß das Kind das Gesagte auch auf das bezieht, was gemeint ist (durch Zeigenlassen oder selbst zeigen).
- Eltern sollen sich bemühen, deutlich und ausdrucksstark zu sprechen (d. h. exakte Artikulation mit ausgeprägter Prosodie zu verbinden).

Vormachen und Nachmachen

Förderbeispiele

Vor- und Nachmachen spielen in der Entwicklung eines Kindes eine bedeutende Rolle. Viele Verhaltensweisen werden über Nachahmung erworben. Über Vor- und Nachmachen lernt das Kind, wie man eine Schleife bindet, wie man sich begrüßt oder wie man die Zähne putzt. Über Nachahmung lernt es aber auch, die Wörter zu sprechen, die seine Eltern in Kommunikation mit ihm verwenden.

Eine besondere Bedeutung für die Entwicklung der Nachahmung haben sog. Nachahmungsspiele. Bei diesen Spielen gibt es einen festgelegten Bewegungsablauf, der an einen Reim oder an bestimmte Signalwörter gekoppelt ist (wie „Hoppe, hoppe-Reiter", „Da hast 'nen Taler" oder „Das ist der Daumen)".

Weitere Situationen

- Die Eltern zeigen ihrem Kind, wie man einen Kuß gibt, einen Löffel hält, sich die Hände wäscht, einen Ball fängt, eine Kerze auspustet usw.
- Eltern und Kind spielen miteinander sog. Bewegungsspiele (wie „Ringel-Ringel-Rosen", „Ist die kleine Köchin da", „In London brennt es" oder „Wer will fleißige Handwerker sehen?")

Erläuterungen

- Bei kleineren Kindern können Eltern beim Vormachen insbesondere lautlicher Nachahmungen durchaus ein wenig überzeichnen.
- Nachahmungs- und Bewegungsspiele sollten, solange das Kind daran Spaß findet, immer wieder gespielt werden.
- Lautliche Nachahmungen (von Tierstimmen und Umweltgeräuschen) können eine gewisse Zeit auch in der Funktion sprachlicher Zeichen, d. h. zur Bennenung der betreffenden Sachverhalte, gebraucht werden.

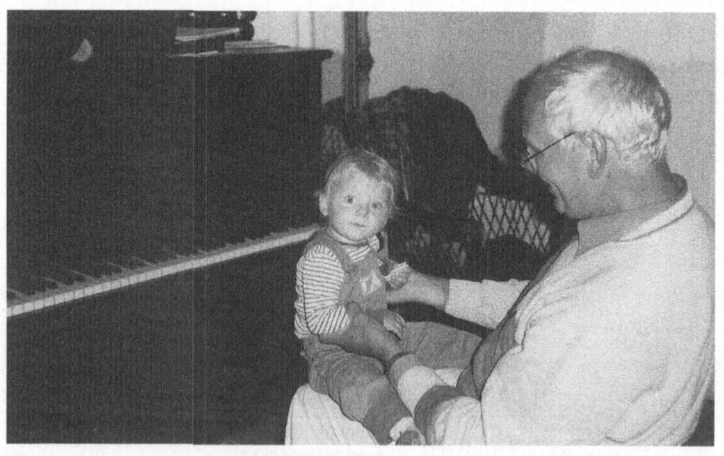

Abb. 37. „Hoppe, hoppe-Reiter"

Bei der Arbeit helfen

Förderbeispiele

Es ist nicht nur eine Notlösung, wenn Eltern (anstatt sich ausschließlich ihrem Kind zu widmen) das Kind an ihrer Arbeit beteiligen. Kinder ‚helfen' gerne ihren Eltern. Es liegt an den Eltern, ihr Kind so in ihre Arbeit einzubeziehen, daß die Arbeit (wenn auch langsamer) getan wird und Raum für gemeinsames Tun und miteinander Sprechen bleibt.

Eine täglich wiederkehrende Situation stellt das Vorbereiten der Mahlzeiten und das Decken des Tisches dar. Dies gibt Gelegenheit, über das zu sprechen, was gerade zu tun ist, Dinge zu benennen und zu erklären sowie kleine Aufträge zu geben. Auch jüngere Kinder können schon helfen, den Tisch zu decken. Da geht es dann darum, Teller, Messer und Gabeln zum Tisch zu tragen und möglicherweise auch schon richtig hinzulegen, vielleicht auch Gläser und Brot usw. An der Ausführung erkennen die Eltern, ob ihre Anweisungen verstanden wurden und können ggf. durch Zeigen und Vormachen ihrem Kinde helfen.

Es kann in diesem Zusammenhang auch darüber gesprochen werden, was es heute zu essen gibt, wer heute beim Essen fehlt oder als Gast dabei sein wird, was noch vorzubreiten ist, was schon gleich fertig ist usw. Immer werden die Eltern durch Rückfragen oder Zeigenlassen prüfen, ob sie verstanden wurden und durch Verweisen auf die angesprochenen Sachverhalte helfen, daß ihr Kind sie versteht. Sie werden immer auch ihr Kind anhalten, sich selbst zu äußern, bestimmte Wörter nachzusprechen oder auf Fragen oder Impulse zu antworten. So kann das Kind sagen, was es gerade zum Tisch bringt, wer an einem bestimmten Platz sitzt oder ob es schon Hunger hat, ob es das Vorbereitete gerne ißt, was es lieber ißt usw.

Weitere Situationen

- Helfen beim Auto waschen, bei der Gartenarbeit, beim Wäsche aufräumen.
- Helfen beim Einkaufen im Supermarkt, auch das selbständige Kaufen eines Eises oder einer Tüte heißer Maroni, das Mithelfen beim An- und Ausziehen.

Erläuterungen

- In solcher relativ ‚offenen Kontexten' (in denen häufig auch Störgeräusche auftreten) kommt das Kind sehr leicht an die Grenzen seiner auditiven Kompetenz; es ist immer wieder auf das Absehen angewiesen (insbesondere bei unbekannter oder weniger vertrauter Sprache).
- Eltern sollen in diesen Situationen besonders darauf eingehen, was ihr Kind ihnen sprachlich mitzuteilen versucht, dieses aufgreifen („fangen") und kommunikativ weiter verwenden.
- Nicht selten werden die Eltern spontan gar nicht verstehen, was ihr Kind ihnen mitteilen möchte. Sie machen ihrem Kind darum über ihr Verhalten und Sprechen verschiedene Verständnisangebote und veranlassen ihr Kind, ihnen das richtige zu bestätigen.

Bilderbuch betrachten

Förderbeispiele

Kinder schauen sehr gerne und immer wieder ihre Bilderbücher an. Am liebsten tun sie es zusammen mit ihren Eltern und genießen dabei die Nähe und Zuwendung, die sie in dieser Situation von ihren Eltern erfahren. Sie werden nicht müde, die gleichen Bilder zu betrachten und immer wieder das gleiche dazu von ihren Eltern zu hören. Zugleich freuen sie sich, wenn sie mit Hilfe ihrer Eltern Neues entdecken können und sie die dargestellten Sachverhalte immer besser erfassen.

Beim Betrachten von Bilderbüchern geht es um das Benennen der abgebildeten Situationen, Tiere und Objekte. Anhand der Darstellungen fällt es aber auch leicht, kleine Geschichten zu erzählen, die bei älteren Kindern auch schon über das hinausgehen, was unmittelbar dargestellt ist. Mit Hilfe der Abbildungen kann dem Kind verständlich gemacht werden, wovon da gerade gesprochen wird und es kann überprüft werden, ob es das Gesagte verstanden hat (indem es aufgefordert wird zu zeigen, wovon gesprochen wurde).

Lange Zeit spielt beim Bilderbuch betrachten die Frage ‚was ist das' (oder ‚wie heißt das') eine besondere Rolle. Die Eltern stellen diese Frage immer wieder, veranlassen so ihr Kind, die ‚Namen' der Dinge zu nennen oder benennen selbst die Dinge, wenn ihr Kind dies selbst noch nicht vermag. Bei jüngeren Kindern kommt es in dieser Situation nicht darauf an, daß sie die Wörter auch exakt aussprechen. Wichtig ist, daß sie die grobe phonetische Struktur des jeweiligen Wortes, insbesondere seine Silbigkeit beachten. Bei älteren Kindern wird es dann wichtig, daß sie sich auch um ein verständliches Sprechen bemühen. Die Eltern geben sich nicht mehr damit zufrieden, daß das Kind die Dinge benennen kann. Es soll nun auch lernen, so deutlich wie möglich zu sprechen und auch die prosodische Struktur der Wörter zu beachten.

Weitere Situationen
- Betrachten von Fotoalben, Warenkatalogen oder Schaufensterauslagen;
- miteinander ein Bild malen oder Puzzle legen und das Entstehende miteinander besprechen;
- Auspacken von Geschenken am Geburtstag oder an Weihnachten und sich darüber unterhalten;

Erläuterungen

- Die Eltern führen beim Betrachten behutsam neue Aspekte ein und sprechen zunehmend auch über Sachverhalte, die nicht unmittelbar abgebildet sind.
- Es ist Ziel daß das Kind die Objekte (und Geschehnisse) benennen kann, ohne daß die Eltern es ihm zuvor gesagt haben.
- Im Verlauf der Entwicklung halten die Eltern ihr Kind zu einem immer exakteren Sprechen an.

Weggehen

Förderbeispiele

Das Weggehen, um einzukaufen oder einen Besuch zu machen, bedarf immer gewisser Vorbereitungen. Da gilt es, etwas herzurichten, zu holen, zusammenzupacken und vor allem, sich anzuziehen. Mit dem Älterwerden des Kindes brauchen die Eltern dies nicht mehr alles selbst zu tun. Das Kind kann und möchte in diese Aktivitäten einbezogen werden. Es übernimmt Verantwortlichkeiten bei den Vorbereitungen, insbesondere für das eigene Anziehen.

Eine solche fast täglich wiederkehrende Situation stellt das Einkaufengehen dar. Sie gibt den Eltern Gelegenheit, mit dem Kind – noch ehe dies tatsächlich geschieht – darüber zu sprechen, daß sie jetzt gleich zusammen einkaufen gehen werden. Um das Verstehen zu sichern, werden sie dies erläutern mit den Hinweisen auf die Nahrungsmittel, die zu kaufen sind, und werden ggf. auch die Geldbörse holen, um so dem Kind verständlich zu machen, wovon sie sprechen. Sie werden diese Situation auch nutzen, um ihrem Kind kleine Aufträge zu geben (wie die Einkaufstasche oder die leeren Milchflaschen zu holen) und um ihm zu sagen, daß es sich fertig machen soll (welche Schuhe es anziehen soll, daß es eine Jacke braucht usw.).

Wird im Supermarkt eingekauft, gibt dies Gelegenheit, mit dem Kind über die Dinge zu sprechen, die eingekauft werden sollen. Die Eltern nennen ihrem Kind diese Artikel und lassen es diese im Regal suchen und in den Korb legen. Hat das Kind Schwierigkeiten zu verstehen, was die Eltern meinen, zeigen es ihm die Eltern – aber erst, nachdem sie zuvor nochmals versucht haben, dies auf sprachlichem Wege verständlich zu machen.

Weitere Situationen
- Vorbereitungen treffen für einen Spaziergang, einen Besuch oder eine Reise;
- Helfen bei der Haus- oder Gartenarbeit;
- Aufräumen des Kinderzimmers oder der Kleidung.

Erläuterungen

- Die Eltern erteilen kleine Aufträge oder sprechen über Sachverhalte, die vom Kind ein Überschreiten des unmittelbar gegebenen situativen Kontextes verlangen.
- Die Eltern helfen beim Verstehen, indem sie Sachverhalte des vorliegenden Kontextes nutzen, um auch räumlich oder zeitlich Entferntes zu verweisen.
- Die Eltern stellen ihrem Kind Fragen, um anhand der Antworten oder Reaktionen überprüfen zu können, ob ihr Kind sie verstanden hat.

Miteinander malen

Förderbeispiele
Eine gemeinsame Aktivität von Eltern und Kind, die viel Spaß macht, ist
das Miteinander-malen. Eltern und Kind malen gemeinsam ein Bild. Meist
werden die Eltern damit anfangen und einen Teil eines vertrauten Objektes
malen, das Kind fragen, was das werden soll, ggf. einen weiteren Teil da-
zufügen usw., bis das Ganze dargestellt ist (s. Abb. 38). Dies kann ein
alltäglicher Gegenstand, ein Tier, eine Person oder eine Pflanze, ein Haus
und anderes mehr sein. Das Kind kann sich am Malen beteiligen, kann
selbst etwas dazu malen oder Vorschläge nachen, was noch zu malen ist.

Weitere Situationen
- Gemeinsames Basteln, Kneten, Tonen oder Ausschneiden;
- zusammen kochen, Kuchen backen oder Tisch decken;
- miteinander Bilderrätsel, Labyrinthe oder Suchbilder bearbeiten.

Erläuterungen
- Die sprachlichen Äußerungen des Kindes werden von den Eltern zum
  einen als kommunikative Beiträge verstanden, d. h. sie gehen mit ihren
  Äußerungen darauf ein.
- Zum anderen verwenden die Eltern die kindlichen Äußerungen (in
  einehm didaktischen Sinne), um diese auszuformen, d. h. sie bringen
  sie in die korrekte Sprachform oder nehmen Erweiterungen vor.

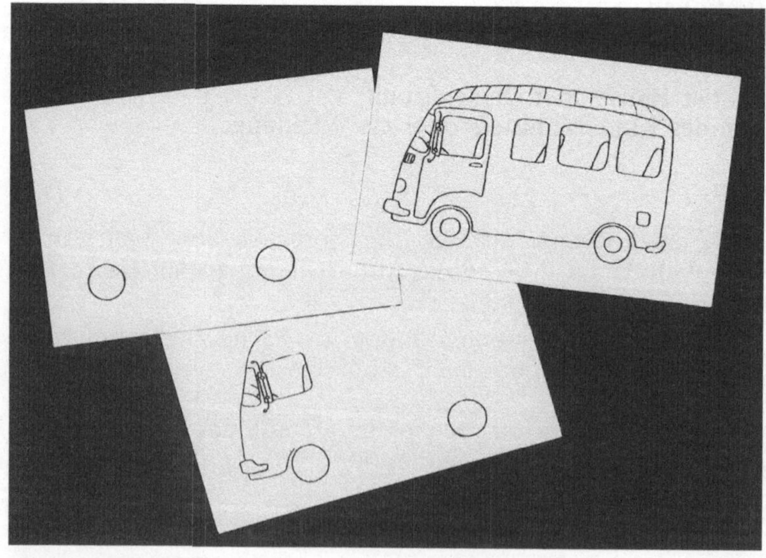

Abb. 38. Miteinander malen

Geschichten erzählen

Förderbeispiele

Sind hörgeschädigte Kinder erst einmal mit der Sprache ein wenig vertraut, haben auch sie viel Freude am ‚Fabulieren'. Sie lieben es, wenn ihre Eltern ihnen Geschichten erzählen. Dies können selbst erfundene Geschichten sein, Geschichten aus Kinderbüchern oder aus Märchen. Geschichten können die Eltern ihrem Kind in allen möglichen Situationen des Alltags erzählen (bei langen Bus- oder Bahnfahrten, beim Warten, zum Trösten). Besonders geeignet ist die Situation des Zubettgehens. Kinder mögen es, wenn ihre Eltern diese Situation als ein Ritual gestalten, zu dem dann auch das Erzählen gehört. Anfangs, bei kleineren Kindern, knüpfen die Eltern ihre Geschichten noch an konkrete Ereignisse (ein Bild aus einem Bilderbuch oder ein Spieltier). Sie erzählen von dem, was das Kind noch unmittelbar erfahren kann, gehen aber immer wieder über die augenblicklichen Erfahrungen hinaus und erzählen von Dingen, die schon vergangen sind oder erst eintreten oder die möglich wären, um dann wieder zu den konkret erfahrbaren Dingen zurückzukehren.

Bei älteren Kinder werden die Abschnitte, in denen die Eltern von Dingen erzählen, die nicht unmittelbar erfahren werden können, immer länger. Auch wird immer häufiger davon gesprochen, was sein könnte, werden Sachverhalte verdreht, verfremdet oder frei erfunden. Mehr und mehr wird es auch möglich, kleine Kindergeschichten und einfache Märchen zu erzählen. Es ist beim Erzählen von Geschichten nicht wichtig, abzusichern, daß das Kind auch wirklich alle Details einer Geschichte verstanden hat (dies ist auch bei hörenden Kindern nicht der Fall). Es genügt, wenn das Kind die Inhalte einer Geschichte erfaßt, die es ihm ermöglichen, die Geschichte als Ganzes zu verstehen (ihren Verlauf, ihren Aufbau, ihre Pointe). Die Eltern fördern das Verständnis, wenn sie die einzelnen Geschichten immer wieder erzählen.

Weitere Situationen

- Einander Erlebnisse (des Tages, einer Begegnung, eines Besuches) erzählen;
- Fabulieren über alltägliche Erscheinungen (den Wind, ein Tier, eine Blume);
- miteinander telefonieren (mit dem Spieltelefon, später mit dem richtigen Telefon).

Erläuterungen

- Das Erzählen von Geschichten verlangt von Eltern viel Aufmerksamkeit für die Verstehensprozesse des Kindes; sie müssen beim Erzählen darauf achten, daß es sich nicht zu Vestehenslücken kommt, die spätere Verstehensprozesse verhindern.
- Bei kleineren Kindern sichern die Eltern das Verstehen, indem sie ihre Erzählungen an konkrete Erfahrungen ihres Kindes knüpfen und nur allmählich Sachverhalte ansprechen, die außerhalb dieser Erfahrungen liegen.
- Bei älteren Kindern ist es möglich, mehr und mehr Unbekanntes in das Erzählen einfließen zu lassen; eine Sicherung des Verstehens kann nun immer mehr auch mit Hilfe sprachlicher Erläuterungen erfolgen.

5.3 Lernzusammenhänge

Geht es in Alltagssituationen primär darum, daß sich Eltern und Kind
zu einem Thema verständigen, so wird in Lernzusammenhängen die Sprache und ihre Verwendung zum Gegenstand der Interaktion/Kommunika-
tion. Das Kind soll lernen, mehr und mehr die Regeln der Sprache und
des Sprachgebrauchs zu beachten. Hör-Sprech-Schemata sollen geübt, der
Wort- und Formenschatz gesichert und erweitert sowie die Möglichkeiten
des Sprachgebrauchs in der Kommunikation ausgeformt werden.

Dementsprechend lassen sich für die Förderung in Lernzusammenhängen
4 Bereiche unterscheiden:
- *Hören*
- *Sprechen*
- *Sprache*
- *Kommunikation*

In Lernzusammenhängen werden primär nicht kommunikative Intentionen verfolgt, sondern kommunikativ-sprachliche Aufgaben gelöst. Dies
setzt beim Kind einen ‚bewußteren' Umgang mit dem Medium Sprache
voraus, dessen es sich in der alltäglichen Kommunikation bedient. Es sollte
also nicht zu früh mit der Förderung in Lernzusammenhängen begonnen
werden.
   Für viele der Übungen brauchen die Eltern Lernmaterialien, insbesondere Abbildungen von alltäglichen Gegenständen (wie Spielsachen,
Kleidungsstücke, Möbel usw.). Eltern können diese aus Illustrierten oder
Katalogen ausschneiden und auf Karton kleben (s. Abb. 39).

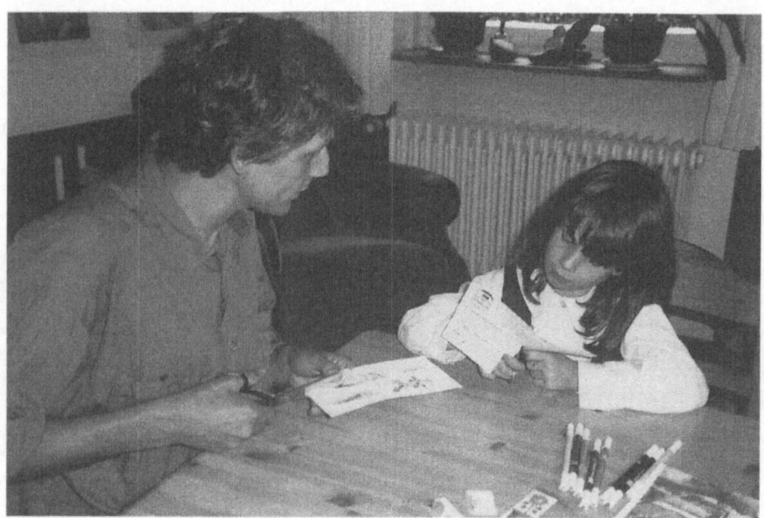

Abb. 39. Vater und Kind beim Erstellen von Lernmaterialien

Hören

Beispiel 1
Die Eltern haben eine Auswahl von Spielgegenständen oder anderen Objekten des Alltags (etwa 5–7 Objekte) vor sich liegen. Sie benennen einen Gegenstand, geben ihn dann dem Kind und halten es an, das Wort nachzusprechen. Sind alle Gegenstände bei dem Kind angelangt, fordern sie das Kind auf, ihnen einen nach dem anderen wieder zu geben. Sie tun dies mit den Worten: „Wo ist...?", worauf das Kind den Gegenstand zeigt und die Eltern fortfahren: „Gib mir...?"

Beispiel 2
Das Kind hat 5–7 Bilder eines bekannten Memorys (oder andere Abbildungen) vor sich liegen. Die gleichen Bilder liegen in der Mitte des Tisches dem Kind zugewandt, so daß es sie gut sehen kann. Die Eltern nennen nun ein Objekt nach dem anderen, lassen ihr Kind das Wort nachsprechen und fordern es auf, dieses zum entsprechenden Bild in die Tischmitte zu legen. Im Verlauf der Entwicklung wird die Zahl der Objekte erhöht.

Beispiel 3
Vor dem Kind liegen 3–4 Bilder oder Fotos zu verschiedenen einfachen Szenen des Alltags. Die Eltern erzählen ihrem Kind etwas zu den Bildern. Sie beginnen mit einem Bild und sagen in einfachen Sätzen etwas darüber. Das Kind soll herausfinden, welche Szene gemeint ist. Hat es diese entdeckt, wiederholen die Eltern noch einmal das Wichtigste und lassen dies vom Kind zeigen. Dabei halten sie es an, ihnen die wichtigsten Wörter (oder Phrasen) nachzusprechen. Das Bild wird dann umgedreht, ein nächstes ist an der Reihe.

Beispiel 4
Das Kind hat wie in Beispiel 2 eine Anzahl von Bildkärtchen vor sich liegen. Sie werden so ausgewählt, daß sich die einzelnen Wörter in ihrer Silbigkeit unterscheiden. Die dazu gehörenden Bildkärtchen liegen wieder in der Tischmitte. Die Eltern sprechen ein Wort nach dem anderen vor und klatschen dabei den Rhythmus. Sie fordern ihr Kind auf, das betreffende Objekt zu zeigen und selbst auch den Rhythmus zu klatschen. Darauf legt das Kind das Bild zu dem entsprechenden Bildkärtchen in der Tischmitte.

Beispiel 5
Vor den Eltern liegen 5–7 Bildkärtchen. Sie geben dem Kind eines nach dem anderen, sprechen dazu das entsprechende Wort und nehmen dies mit Kassettenrekorder auf. Sind alle Wörter auf die Kassette gesprochen, wird die Kassette abgespielt. Das Kind gibt das Bildkärtchen zu dem, was es hört, an die Eltern zurück. In gleicher Weise kann verfahren werden, wenn die Eltern wie in Beispiel 3 Bilder beschreiben. Im Verlauf der Entwicklung ist es auch möglich, dem Kind Tonaufnahmen anzubieten, die die Eltern ohne Beteiligung des Kindes erstellt haben.

Hinweise

- Das Kind soll sich bei solchen Übungen nur auf sein Gehör verlassen.
  Die Eltern verdecken ggf. ihren Mund mit der Hand. Versteht das Kind
  nicht, wiederholen sie 1- bis 2-mal das betreffende Wort, dann bieten
  sie zusätzlich das Mundbild an.
- Es geht bei diesen Übungen primär um das Hören. Das Sprechen des
  Kindes wird darum in der Regel nicht korrigiert.
- Viele Übungen zum Hören, wie Beispiel 1 und 2, werden zu Sprech-
  übungen, wenn Eltern und Kind ihre Rolle tauschen. In diesem Falle
  wird fehlerhaftes Sprechen des Kindes korrigiert.
- Der Kassettenrekorder kann vielfältig eingesetzt werden, so auch bei
  Übungen, wie sie in den Beispielen 1 bis 3 beschrieben sind. Auch Szenen des Alltags können aufgenommen und für Hörübungen verwendet
  werden.

Sprechen

Beispiel 1
Die Eltern beginnen, eine einfache Szene zu malen (oder mit Spielgegen-
ständen aufzubauen). Das Kind soll sagen, was als nächstes dazukommt.
Sind die Eltern mit der Verständlichkeit nicht zufrieden, fragen sie nach,
so daß das Kind das Gesagte wiederholen muß. (Sie können in diesem
Falle auch einmal etwas falsches malen oder bauen.

Beispiel 2
Vor dem Kind liegen verdeckt 5–7 Bildkärtchen. Die dazugehörenden liegen offen in der Tischmitte. Das Kind schaut sich ein Bild an und sagt
den Eltern, was abgebildet ist. Die Eltern zeigen das entsprechende Bild
bei den offen liegenden Kärtchen, lassen dies vom Kind bestätigen und
geben dem Kind das Bildkärtchen. Möchten die Eltern, daß das Kind
exakter spricht, wiederholen sie ‚fragend' das Wort und bieten ihm so ein
Modell an, das es nachahmen kann.

Beispiel 3
Eltern und Kind spielen mit Handpuppen (oder mit Spieltieren) eine Szene
des Alltags. Dabei sprechen sie miteinander, wie dies auch im Alltag geschieht, jeder in seiner Rolle. Spricht das Kind nicht mit der Verständlichkeit, die die Eltern erwarten können, fragen sie zurück und veranlassen
ihr Kind, verständlicher zu sprechen. Sie können dies wie in Beispiel 2
auch fragend tun und so zum wiederholten Sprechen auffordern. Eltern
bleiben in einer solchen Spielsituation in der übernommenen Rolle (der
Puppe oder des Tieres). Das heißt nicht, <u>sie</u> verstehen nicht, was das Kind
sagt, sondern die Puppe. Dies erlaubt es, ggf. auch ein zweites Mal darauf
zu beharren, daß das Kind „schöner" spricht.

Beispiel 4
Vor dem Kind liegen je ein Bildkärtchen eines einsilbigen, eines zwei- und dreisilbigen Wortes. In der Tischmitte liegen weitere Ein-, Zwei- und Dreisilber (als Bildkärtchen). Die Eltern klatschen den Rhythmus eines Wortes (beispielsweise eines Zweisilbers) und lassen dies das Kind nachmachen. Dann soll das Kind ein (im Rhythmus) entsprechendes Bildkärtchen zeigen und dieses Wort sprechen. Ist die Aufgabe zur Zufriedenheit der Eltern gelöst, legt das Kind dieses Kärtchen zu dem entsprechenden Wort vor sich. So entstehen nach und nach 3 Wortreihen, die Reihe der Ein-, der Zwei- und der Dreisilber. Sind alle Bildkärtchen aufgebraucht, werden die Wörter einer Reihe nacheinander vor- und nachgesprochen – zuerst alle Einsilber, dann alle Zweisilber und schließlich alle Dreisilber.

Beispiel 5
Im Buchhandel gibt es Bücher mit einfachen Kinderreimen, die auch hörgeschädigte Kinder auswendig lernen können. Die Eltern sprechen dem Kind einen Reim immer wieder vor, betonen dabei ganz besonders Versmaß und Intonation und fordern ihr Kind auf, zugleich mitzusprechen. Bei den auf dem Markt erhältlichen Reimbüchern sind die einzelnen Reime meist durch ein Bild illustriert. So weiß das Kind, worum es im Reim geht. (Es ist nicht angezeigt, den Reim im einzelnen zu erklären.)

Hinweise

- Ziel dieser Übungen ist nicht die ‚exakte Artikulation' (wie sie später in der Schule angestrebt wird.) Es genügt in der Regel, wenn das Kind die entsprechenden Wörter in einer gewissen phonematischen Annäherung spricht. Bei älteren (und besser hörenden) Kindern wird auf eine immer bessere Annäherung an das von den Eltern angebotene Modell geachtet.
- Bei älteren Kindern ist es möglich, die fehlerhaft gesprochenen Sprachlaute kurz isoliert zu üben, um dann sogleich wieder das ganze Wort zu wiederholen.
- Die Sprechkorrekturen erfolgen zunächst auf ausschließlich auditivem Wege. Das Absehen wird dann angeboten, wenn über das Hören allein keine weiteren Fortschritte erzielt werden.

Sprache

Beispiel 1
Eltern und Kind betrachten zusammen ein Bilderbuch (einen Warenkatalog, Fotos oder selbstgemalte Bilder). Die Eltern nennen darauf abgebildete Objekte, das Kind zeigt diese und spricht die Wörter nach. Die Eltern machen zunehmend auf Details aufmerksam (Teile von Objekten, Körperteile, Farben, Mengen usw.) und benennen diese.

Beispiel 2
Eltern und Kind spielen mit Memorykärtchen (oder anderen Bildkärtchen). Die eine Hälfte liegt offen vor dem Kind, die anderen entsprechenden Kärtchen liegen verdeckt vor den Eltern. Das Kind benennt ein Kärtchen, das die Eltern aus ihrer Hälfte heraussuchen müssen. Die Eltern können das Spiel so gestalten, daß sie einfach nur suchen und das richtige Bild dem Kind geben, das es dann zu seinem Bild legt. Oder die Eltern fragen das Kind beim Heraussuchen immer wieder einmal, ob es dies oder jenes Bild sei (das sie dann auch benennen).

Beispiel 3
Eltern und Kind sortieren Bildkärtchen (oder Gegenstände) nach deren Gemeinsamkeiten (Kleidungsstücke, Spielgegenstände, Tierbilder, Werkzeuge usw.). Anfangs geht es um Bilder oder Gegenstände, die nur aus 2 Bereichen stammen (beispielsweise Kleidungsstücke und Nahrungsmittel). Das Kind hat die Bilder hierzu vor sich liegen. Die Eltern benennen ein Objekt, und das Kind legt dieses in eine entsprechende Schachtel (für die Kleidungsstücke oder Nahrungsmittel). Im Verlauf der Entwicklung kann die Zahl der Bereiche vergrößert werden. Es können auch ‚Reste‘ auftreten, d. h. Objekte, die keinem der Bereiche zugeordnet werden können.

Beispiel 4
Eltern und Kind betrachten miteinander Bilder mit einfachen Szenen (im Bilderbuch, Fotos oder selbstgemachte Bilder). Die Eltern fragen, was da zu sehen ist, so daß das Kind die abgebildeten Dinge benennt. Dann fragen sie nach den dargestellten Geschehnissen (was da passiert, was die Tiere da tun, wo die Leute da sind usw.). Das Kind soll hierauf möglichst vollständig antworten, d. h. mit einer Phrase oder einem kleinen Satz. Die Eltern geben sich also nicht zufrieden, wenn das Kind nur mit einem Wort antwortet. Sie sprechen ihm ggf. die erwartete Antwort vor und lassen dies wiederholen.

Beispiel 5
Eltern und Kind spielen „Ich seh' etwas, was du nicht siehst". Oder sie spielen ein ähnliches Spiel mit Bildkärtchen. Diese liegen offen vor dem Kind. Die Eltern nennen nun nicht die Objekte, die das Kind ihnen geben soll, sondern deren Merkmale („etwas, das blau ist" oder „was man essen kann" oder „etwas Süßes"). Bei älteren, gut entwickelten Kindern können

die Eltern auch 2 Merkmale nennen (beispielsweise „es ist süß und ein wenig sauer").

Hinweise

- Es geht bei diesen Übungen sowohl um die Erweiterung und Sicherung des Wortschatzes als auch um den Aufbau und die Festigung eines Formenschatzes.
- Bei kleineren (oder schlechter hörenden) Kindern sollen die Eltern die gewünschten Wörter oder Formen dem Kind sogleich anbieten, wenn es diese (noch) nicht spontan hervorbringt; d. h. sie sollten keine Zeit damit verlieren, dem Kind ‚didaktische' Hilfen und Hinweise anzubieten, damit es das Gewünschte doch noch selbst entdecken könnte.
- Immer bestehen die Eltern darauf, daß das Kind nachspricht, was sie ihm vorsprechen. Hierbei geht es nicht um artikulatorische Exaktheit, sondern darum, daß das Kind das von den Eltern angebotene ‚linguistische Modell' nachahmt, d. h. in allen Teilen nachspricht.

Kommunikation

Beispiel 1
Eltern und Kind spielen eine Art Pantomime-Spiel. Die Eltern ahmen mit wortlosen Bewegungen etwas nach, das ihr Kind gut kennt (typische Bewegungen von Tieren, die Bewegungen des Zähneputzens, Essens, Ankleidens usw.). Das Kind rät, was die Eltern vormachen. Die Eltern bestätigen dies und geben noch einige Erläuterungen oder stellen dazu Fragen an das Kind. Ein anderes Mal wird das Spiel mit vertauschten Rollen gespielt.

Beispiel 2
Eltern und Kind sprechen am Abend (nach einer Reise oder einem Einkaufsbummel) darüber, was sie alles erlebt haben. Anfangs gelingt dies leichter, wenn die Eltern dazu ein Bild malen, das (mit einfachen Strichen) die wichtigsten Personen und Ereignisse festhält. Im Verlauf der Entwicklung wird es möglich, daß die Eltern, allein mit Hilfe der Sprache, an bestimmte Sachverhalte erinnern oder diese erläutern.

Beispiel 3
Eltern und Kind betrachten gemeinsam eine kurze Bildergeschichte (die sie ggf. zuvor zusammen geordnet haben) und sprechen miteinander darüber. Hierbei geht es nicht so sehr darum, was auf den einzelnen Bildern dargestellt ist, sondern darum, wie die Geschichte verläuft, warum das so ist und wie es auch sein könnte.

Beispiel 4
Der ‚Kasper' erzählt, was er gestern (beim Arzt, im Kindergarten, auf dem
Spielplatz, beim Einkaufen) erlebt hat. Dafür haben Eltern und Kind zusammen ein oder mehrere einfache Bilder gezeichnet. Darüber erzählt
dann das Kind in der Rolle des Kaspers. Die Eltern sind die Zuhörer,
spielen aber auch mit. Sie fragen etwas oder ‚stellen sich dumm', reden
mit und helfen auch, wenn das Kind nicht weiter kommt. Die Rollen können auch getauscht werden. Die Eltern lassen sich dann in der Rolle des
Kaspers immer wieder vom Kind helfen (weil sie etwas vergessen oder
es anders erlebt haben).

Beispiel 5
Eltern und Kind spielen miteinander Alltagsszenen (Einkaufen, Busfahren,
Kochen usw.). Sie sitzen dabei am Tisch und haben einen oder 2 für diese
Situation typischen Gegenstände (beispielsweise einen Geldbeutel und
eine Einkaufstasche). Über die übrigen Dinge wird lediglich gesprochen.
In der Regel übernimmt das Kind die Rolle der Eltern, die Eltern sind
das Kind. Entsprechend machen die Eltern immer mal wieder Fehler oder
machen untaugliche Vorschläge, die das Kind korrigiert.

Hinweise

- Bei diesen Übungen geht es weniger um einen möglichst fehlerfreien
  Gebrauch der Sprache, als um ein Gelingen der Verständigung mit Hilfe
  der Sprache.
- Der Hauptteil der sprachlichen Aktivitäten sollte auf Seiten des Kindes
  liegen. Die Eltern sollten durch ihr Verhalten ihr Kind stimmulieren,
  sich zu äußern, um dann hierauf kommunikativ eingehen zu können.
- Häufiger als in anderen Lernzusammenhänge übernehmen die Eltern
  hier die Doppelrolle, Kommunikationspartner und Sprachvermittlungsinstanz zugleich zu sein.

Sichern alltäglicher Sprachmittel

Eine wichtige Aufgabe der kommunikativ-sprachlichen Förderung in Lernzusammenhängen stellt die Sicherung der in alltäglichen Kommunikationssituationen gebrauchten sprachlichen Mittel dar. Für diese Übungen eignen sich in besonderer Weise Bilder und Bilderserien wie die in Abb. 40 gezeigten, die Szenen des kindlichen Alltags darstellen. Solche Bilder sind im Handel erhältlich oder können von den Eltern selbst hergestellt werden. Letzterem ist hierbei der Vorrang zu geben, weil so besser auf die alltäglichen Erfahrungen des Kindes und seine Bedürfnisse eingegangen werden kann.

Eltern sollten sich, wenn sie selbst solche Alltagsszenen zeichnen, nicht zu hohe Ziele setzen und versuchen, ‚künstlerisch Wertvolles' zu leisten. Häufig genügen nur wenige Striche, um den gemeinten Sachverhalt aufzuzeigen. Auch kann das Kind an der Erstellung solcher Bilder beteiligt werden, so daß ein Erkennen der Situation auf jeden Fall gesichert ist.

Hinweise

- Das Kind soll nicht nur die abgebildeten Objekte benennen, es soll auch Zusammenhänge herstellen. Hierbei können die Eltern auch auf Sachverhalte hinweisen, die auch außerhalb des Dargestellten liegen, mit diesem aber zu tun haben.
- Das Kind soll auch dazu Aussagen machen, was in den dargestellten Szenen gesprochen wird; möglicherweise entwickelt sich hieraus ein Dialog, in den Eltern miteinbezogen werden.

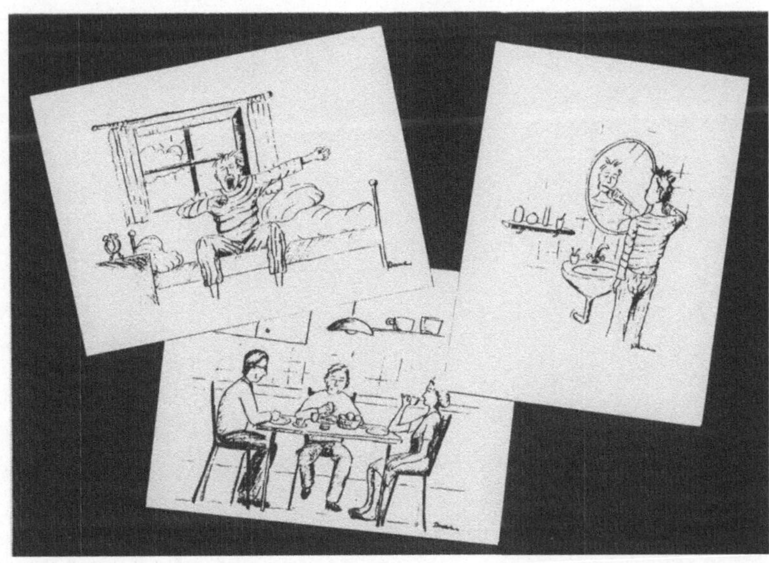

Abb. 40. Alltagsszene „Am Morgen"

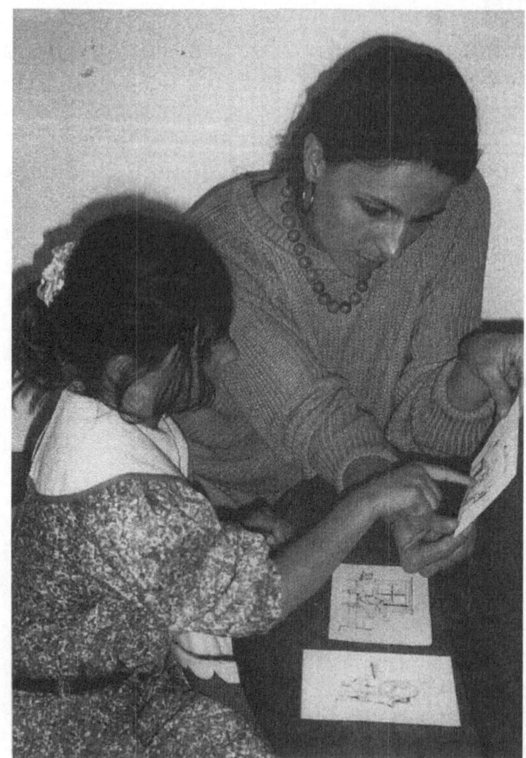

Abb. 41. Mutter und Kind
beim Sprechen über die Alltagsszene „Am Morgen"

6 Sprachunterricht

6.1 Mündlicher Sprachgebrauch

Eine ganzheitliche kommunikativ-sprachliche Förderung ist auf Situationen angewiesen, die die Schüler (Ss) herausfordern, darin kommunikativ-sprachlich zu handeln und die es dem P/T gestatten, den Ss in diesem Kontext kommunikativ-sprachliche Angebote zu machen. Solche Situationen können im Sprachunterricht als *reale* oder als *fiktive* kommunikative Situationen hergestellt werden. In beiden erfolgt kommunikativ-sprachliche Förderung in und über die Kommunikation, d. h. im Zusammenhang der Sprachverwendung. Die Ss gebrauchen die Sprache, um an andere (Mitschüler u. P/T) Mitteilungen zu machen. Der P/T unterstützt sie dabei mit seinen sprachdidaktischen Handlungen.Er sichert die Sprachwahrnehmungsprozesse, nimmt Sprach- und Sprechkorrekturen vor und expandiert die Sprache über die Handlungen Erweiterung und Erörterung. So gewährleistet er, daß die Mitteilungen verstanden werden *und* daß die Ss in ihrer kommunikativ-sprachlichen Entwicklung vorankommen.

Ziel kommunikativ-sprachlicher Förderung ist die Entwicklung *authentischer Sprache*, d. h. einer Sprache, die in das Körperschema der Ss integriert und kommunikativ effizient ist. Der P/T fokussiert darum die auditive Sprachwahrnehmung und das Sprechen, trägt Sorge, daß möglichst viel Sprache umgesetzt wird, und räumt den Normen der Sprachverwendung Priorität vor den Regeln der Grammatik ein (s. hierzu Exkurs (3)). Bei seinen kommunikativ-sprachlichen Angeboten achtet der P/T darauf, daß er durch seine (notwendigen) sprachlichen Vereinfachungen keine linguistisch defiziente Sprache vermittelt.

Reale kommunikative Situationen

Reale kommunikative Situationen sind Situationen, in denen die Ss real als Sprecher/Hörer handeln, d. h. ganz eigene kommunikative Absichten entwickeln und weitgehend ohne Hilfe des P/T verfolgen können. Sie sind im Sprachunterricht nur in den relativ seltenen Fällen des *Morgenkreises* und des *Projektes* herzustellen.

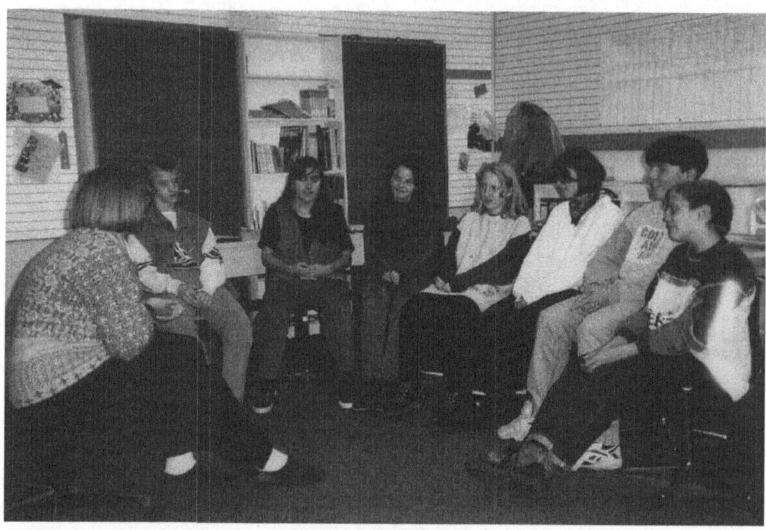

Abb. 42. Morgenkreis in einem 8. Schuljahr

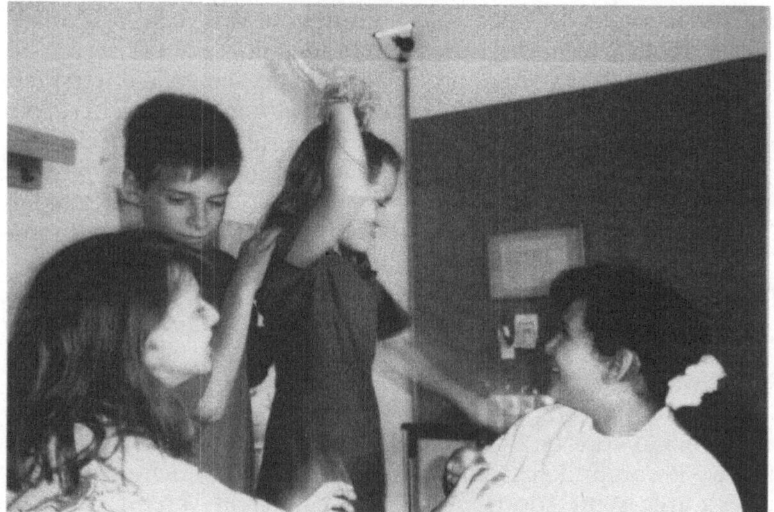

Abb. 43. Schüler in einer alltäglichen Kommunikationssituation

Reale kommunikative Situationen geben den Ss als Sprecher Gelegenheit, sich anderen mit den ihnen im Augenblick verfügbaren Sprachmitteln verständlich zu machen und zwingen sie bei Mißlingen der Verständigung, ihre Sprachverwendung zu ändern. Als Hörer stellen reale kommunikative Situationen die Ss vor die Aufgabe, in den sprachlichen Äußerungen das zu entdecken, was ein Sprecher mitteilen möchte und ggf. durch Rückfragen die Verständigung zu sichern. Damit bilden reale kommunikative Situationen im Lernbereich Mündlicher Sprachgebrauch Situationen ab, vor die die Ss auch in der alltäglichen Kommuikation gestellt sind.

Sascha will nicht streiten.

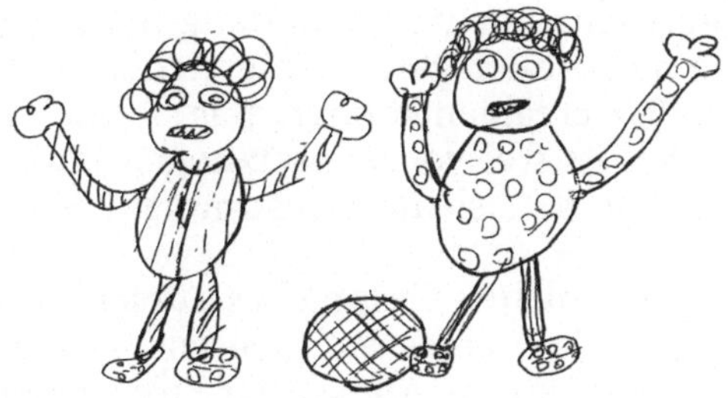

Sascha erzählt:
Gestern habe ich Ball gespielt. Da kommt
Maße. Er nimmt den Ball weg. Ich sage:
„Bitte, Maße, gib mir den Ball. Aber Maße
lacht. Er läuft mit dem Ball weg. Ich will
den Ball. Ich haue Maße. Blut kommt
aus der Nase. Das tut mir leid.
Was kann Sascha anders machen?
Sascha kann sagen:
„Komm, wir spielen zusammen!"

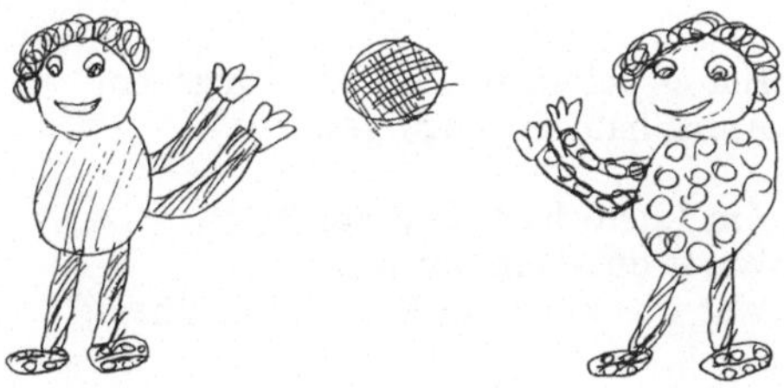

Abb. 44. Aus der Arbeitsmappe der 9jährigen M. (Lösung eines sozialen Konfliktes)

Der Morgenkreis

Der Morgenkreis stellt eine unterrichtliche Situation dar, die vor allem vor Beginn des Unterrichts am Wochenanfang hergestellt werden kann. Der P/T räumt eine halbe oder ganze Unterrichtsstunde ein, in der die Ss einander und dem P/T erzählen können, was sie am Wochenende erlebt haben. Dieses Gespräch ist frei von Zielsetzungen durch den P/T, die Ss und ihre kommunikativen Absichten bestimmen, worüber gesprochen wird.

Wie der Verlauf eines solchen Gespräches aussehen kann, möchte das folgende Unterrichtsprotokoll eines Morgenkreises in einem 2. Schuljahr aufzeigen, bei dem eine Schülerin, Anna, über ihren Besuch bei ihrer Oma erzählt.

Anna	P/T	Mitschüler
„Wir Mainz. Oma.“	„Ihr habt deine Oma in Mainz besucht. Du hast auch eine Oma. Alle Kinder haben eine Oma.“	S1: „Auch.“
„Oma Geburtstag.“	„Ah, deine Oma hatte Geburtstag.“	
„Ja, Geburtstag.“		S1: „Wie alt?“
	„Anna, Mathilda fragt, wie alt deine Oma geworden ist. Wie alt ist deine Oma?“	
„Weiß nicht. Torte gegessen.“	„Es hat Torte gegeben?“	S1: „Prima!“ S2: „Prima!“ S3: „Auch Torte. Sonntag.“
	„Hat es bei euch auch Torte gegeben?“	S3: „Erdbeertorte.“
	„Anna, habt ihr auch gespielt?“	
„Ja. Gespielt. Rhein.“	„Am Rhein hast du gespielt?“	
	„Warst du allein am Rhein.“	S3: „Rhein. Rhein?“
	„Wer war noch am Rhein? Am Rhein?“	
„Benjamin. Am Rhein. Naß.“		S3: „Rhein.“
	„Anna, was ist das, der Rhein?“	
	„Sag Felix, was das ist, der Rhein.“	
Keine Antwort.	„Kannst du nicht sagen.“	
	„Felix, der Rhein ist ein Fluß. Wie der Neckar. Ein Fluß. Da fahren Schiffe und Segelboote und Tretboote. Wie auf dem Neckar.“	S3: „Hmm.“
„Nicht Schiff. Benjamin fällt rein.“	„Was, der Benjamin ist in den Rhein gefallen?“	
„Ja. Naß.“		S1: „Wasser. Naß.“ S2: „Wassser gefallen.“

Weitere unterrichtliche Situationen
- Besprechen aktueller Geschehnisse (in der Schule, der Stadt, der Politik, im Sport);
- Klären aktueller Fragen der Klassen (Pflichten einzelner, Vorbereitungen auf einen Besuch, Schlichten von Streitigkeiten);
- Vorbereiten von Feiern (Geburtstage oder Namenstage, kirchliche Feste).

Eine Förderung in ihrer kommunikativ-sprachlichen Entwicklung erfahren die Ss im Morgenkreis (und vergleichbaren unterrichtlichen Situationen) dadurch, daß sie Gelegenheit haben, die schon erworbenen Sprachmittel – in der Regel in neuen Kontexten – anzuwenden. In gewissem Maße lernen sie über ihre Mitschüler oder durch den P/T auch neue sprachliche Mittel und ihre Verwendungsmöglichkeiten kennen. Die Ss lernen in dieser Situation insbesonders aufeinander zu hören und auf das von einem anderen Gesagte einzugehen. Das heißt, sie üben sich in der Übernahme der Rollen von Kommunikationspartnern.

Der P/T ist in dieser unterrichtlichen Situation primär am Fortgang der Kommunikation und am Gelingen der Verständigung interessiert. Er sorgt dafür, daß das Thema nicht sprunghaft gewechselt wird, daß jeder zu Wort kommt und daß beachtet wird, was jemand sagt. Er stellt Fragen (oder Rückfragen), nimmt Stellung, faßt etwas zusammen, gibt notwendige Erläuterungen. Bei kleineren Kindern muß er immer wieder auch – um das Verstehen zu sichern – Schüleräußerungen sprachlich korrigieren oder vervollständigen. Er tut dies insbesondere in Form der sprachdidaktischen Handlung der Erörterung (s. obiges Unterrichtsbeispiel).

Hinweise

Ziel des Morgenkreises oder vergleichbarer unterrichtlicher Situationen ist nicht die Entwicklung von Texten. Was hier gesprochen wird, wird nicht als Tafeltext niedergeschrieben. Die Tafel (Schrift) dient, wo dies erforderlich ist, der Sicherung von Verstehensprozessen.

Nicht selten kann es im Morgenkreis auch um erzieherische Fragen gehen. Dies ist dann der Fall, wenn die Ss von Erfahrungen berichten, die grundsätzliche Fragen des Verhaltens und Erlebens betreffen (wie beispielsweise Erfahrungen des Ausschlusses oder des Scheiterns in Interaktions- und Kommunikationssituationen mit Hörenden, Unsicherheit in der Rollenübernahme usw.). Der P/T wird dann diese Situationen nutzen, um mit den Ss zu klären, was an der berichteten Erfahrung individuelle und was allgemeine Gültigkeit hat, unter welchen Bedingungen es zu solchen Erfahrungen kommen kann usw., um schließlich Möglichkeiten der Vermeidung bzw. des Umgangs mit solchen Erfahrungen zu finden.

Der Morgenkreis ist für den P/T auch eine Situation, in der er entdecken kann, worin er seine Ss stärker fördern muß. So können ihn seine Beoachtungen im Morgenkreis veranlassen, in der Hör-Sprech-Erziehung bestimmte Inhalte verstärkt zu üben oder im Rollenspiel ein bestimmtes Thema anzugehen.

Das Projekt

Projekte bieten sich dann für den Sprachunterricht an, wenn ihre Planung und Durchführung ein hohes Maß an kommunikativ-sprachlichen Prozessen erfordern. Solche Projekte stellen die Ss vor die Aufgaben, in Diskussionen Ziele und Strategien konkreter Vorhaben zu bestimmen und sich bei deren Verfolgung permanent darüber zu verständigen, ob die gewählten Strategien erfolgreich und wann Ziele erreicht sind. Sinn von Projekten ist es, daß die Ss selbst bestimmen, welche Ziele sie sich setzen und wie sie die anstehenden Probleme lösen wollen.

In welchen Phasen ein Projekt verwirklicht wird und welche kommunikativ-sprachlichen Aufgaben die einzelnen Phasen beinhalten, möchte das Beispiel eines Projektes in einem 7. Schuljahr aufzeigen.

1. Phase: *Bedürfnisermittlung*
Die Ss stellen fest, daß ihr Klassenzimmer ungemütlich ist.

2. Phase: *Zielentscheidung*
Die Ss überlegen miteinander, was getan werden kann, um eine gemütliche Atmosphäre zu schaffen. Vorgeschlagen wird: Bilder aufhängen, mehr Blumen, andere Beleuchtung, Gardinen. Die Ss einigen sich darauf, daß Gardinen aufgehängt werden sollen.

3. Phase: *Planung*
Die Ss überlegen, wie die Gardinen aussehen sollen, ob Gardinenstangen gebraucht werden, wer dem Vorhaben zustimmen muß, wie teuer das wird, woher das Geld kommt. Es wird schriftlich festgehalten, welche Schritte zu unternehmen sind und wer sie unternimmt.

4. Phase: *Durchführung*
Mit dem Rektor wird geklärt, ob er dem Vorhaben zustimmt und ob Mittel dafür zur Verfügung stehen. Die Eltern werden angeschrieben und um finanzielle Unterstützung gebeten. Kataloge werden eingeholt, Entscheidungen zur Wahl der Gardinen getroffen.
Das Projekt ruht eine Weile, bis die Spenden der Eltern eintreffen. Die Gardinen und Gardinenstangen werden gekauft und angebracht.

5. Phase: *Reflexion*
Die Ss stellen fest, daß sie ihr Projektziel erreicht haben, daß das alles aber ziemlich anstrengend war. Dennoch entscheiden sie, mal wieder ein Projekt durchzuführen.

Weitere geeignete Projekte
- Schaffung von Spielmöglichkeiten in der Pausenhalle oder im Pausenhof;
- Durchführung einer Klassenfahrt;
- Durchführung von Festen und Feiern;
- Erstellen einer Klassen- oder Schulzeitung;
- Informieren anderer über Hörschädigungen und ihre Folgen.

Projekte verlangen von den Ss, daß sie konkret sprachlich handeln,
- um eigene Bedürfnisse zu äußern,
- um eigene Standpunkte argumentativ zu vertreten,
- um Standpunkte anderer zu hinterfragen bzw. zu widerlegen,
- um Verständigungsprozesse der Gruppe zu sichern,
- um Informationen einzuholen,
- um Ergebnisse darzustellen,
- um soziale Konflikte zu bewältigen usw.

Dem P/T fällt in Projekten die allgemeine Aufgabe zu, die Ss in ihrem Vorhaben zu unterstützen, d. h. organisatorische Hilfen zu geben, Arbeitsmittel und Informationen bereitzustellen, in Fragen, mit denen sie sich an ihn wenden, zu beraten usw. Er wird – in seiner Gesamtverantwortung für das Lernen seiner Ss – immer wieder auch Hinweise geben, wenn utopische Ziele angestrebt werden oder mit zu großem Zeitaufwand gearbeitet wird.

Daneben hat der P/T die spezifische Aufgabe, seine Ss bei der Bewältigung kommunikativ-sprachlicher Probleme zu unterstützen. Dies kann bedeuten, daß er sich in eine Diskussion einschaltet, die aufgrund unzureichender kommunikativ-sprachlicher Möglichkeiten ins Stocken geraten ist oder zu scheitern droht. Vor allem wird der P/T aber Hilfen für kommunikative Situationen anbieten, in denen die Ss mit fremden oder weniger bekannten Personen in Kontakt treten müssen. Dies kann über ein Unterrichtsgespräch oder aber über das Einüben der Situation in einem Rollenspiel erfolgen.

Grundsätzlich hat der P/T die Möglichkeit – ohne damit gegen das Projektprinzip zu verstoßen –, in gesonderten Unterrichtssituationen die kommunikativ-sprachlichen Probleme, die bei der Projektarbeit offenkundig werden, anzugehen. Als besonders geeignet erweist sich hierzu das Rollenspiel (s. u.).

Hinweise

Das Arbeiten in Projekten setzt ein Minimum an kommunikativ-sprachlicher Kompetenz und sozialer Reife voraus. Es wird darum erst älteren Ss möglich sein, in Projekten zu arbeiten.

Für die Bedürfnisermittlung kann es hilfreich sein, in der Klasse einen ‚anonymen Briefkasten' für Anregungen oder Beschwerden einzurichten.

Projekte haben auch die pädagogische Funktion, daß sie den Ss ihre Bedürfnisse (überhaupt erst) bewußt machen und Möglichkeiten sowie Grenzen ihrer Befriedigung erfahren lassen.

Fiktive kommunikative Situationen

Fiktive kommunikative Situationen stellen Kontexte des Lernbereiches Mündlicher Sprachgebrauch dar, in denen die Ss nicht als reale Sprecher/Hörer auftreten, sondern in denen sie stellvertretend für einen anderen sprachlich handeln. Fiktive kommunikative Situationen können anhand von Abbildungen (Bildern, Fotos, Zeichnungen) oder Videos bzw. Filmen oder auch Tonaufzeichnungen, sog. Hörszenen, hergestellt werden. Die Ss übernehmen in diesen Kontexten die Rollen der dargestellten Personen (z. B. des Taxifahrers) oder die Rollen von Tieren (die sich unterhalten). Sie versetzen sich in deren Situation und kommunizieren an ihrer Stelle (s. Abb. 30).

Der P/T schafft mit fiktiven kommunikativen Situationen nicht nur Sprechanlässe, sondern auch eine unterrichtliche Situation, in der er die Sprache der Ss korrigieren und expandieren kann. Fiktive Situationen sind ein zentraler Ort für die sprachdidaktischen Handlungen des P/T. Hier kann das Augenmerk ganz auf die Sprache und ihre Verwendung gerichtet und die augenblicklich bestmögliche Beachtung der Sprachnorm angestrebt werden. Der P/T wird allerdings darauf achten, daß er sprachdidaktische Handlungen zeitlich nicht so sehr ausdehnt, daß die Ss über dem Üben ihre Gesprächsbeiträge vergessen. Wahrnehmungssicherung, Sprach- und Sprechkorrektur sowie sprachliche Erweiterung stellen Maßnahmen dar, die ,en passant', d. h. eher neben dem augenblicklich laufenden Gespräch her erfolgen. Sie sind dennoch für die Ss in hohem Maße verbindlich. Der P/T erwartet, daß die Ss nachsprechen, was er vorspricht, oder daß sie ihre anfängliche Äußerung wiederholen und hierbei die vom P/T angebotenen Sprachmittel verwenden. Dies gilt insbesondere für das Anbieten neuer Sprachmittel, die durch das Nachsprechen eine bessere sensorische Durchgliederung und erste gedächtnismäßige Sicherung erfahren (s. hierzu Kapitel 6.2).

Fiktive kommunikative Situationen stellen das sog. Gespräch und das Rollenspiel dar. Beim *Gespräch* – das vom Unterrichtsgespräch zu unterscheiden ist (s. Kap. 4.3) – werden die Rollen einer Kommunikationssituation von allen Ss gemeinsam ausgestaltet. Gemeinsam wird überlegt, was die kommunikativen Absichten der agierenden Figuren sind und was da gesprochen werden könnte. Im *Rollenspiel* übernimmt es ein einzelner S, anstelle einer Figur zu handeln und zu kommunizieren. Er trägt allein die Verantwortung für die Gestaltung der Rolle.

Medien, mit Hilfe derer fiktive kommunikative Situationen geschaffen werden können, sind in der Regel für beide Situationen, das Gespräch und das Rollenspiel, geeignet. So kann die folgende Zeichnung ,Am Neckar' sowohl Grundlage eines Gespräches sein als auch als Impuls für ein Rollenspiel dienen. In beiden Fällen ist über ein Unterrichtsgespräch zunächst zu klären, wo ,wir uns' da befinden, welche sachlichen Bedingungen da vorliegen, welche Personen da agieren und um was es da gehen könnte. Nicht zur Sprache kommen in dieser Unterrichtsphase die kommunikativen Absichten, die das Mädchen und die Eltern verfolgen könnten. Diese

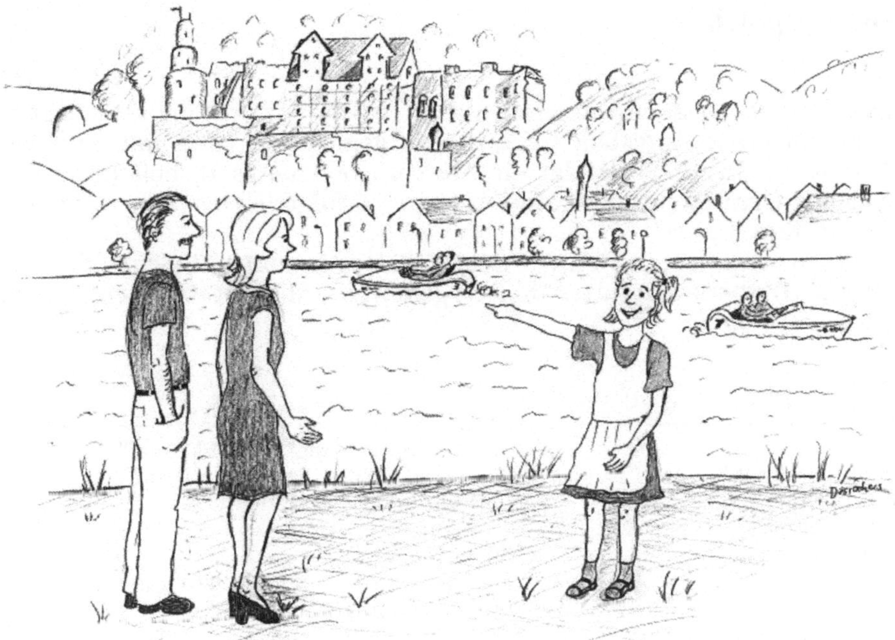

Abb. 45. Unterrichtsbeispiel am Neckar

Abb. 46. Aus der Arbeitsmappe der 9jährigen M. (zum Unterrichtsbeispiel am Neckar)

werden erst im Gespräch von allen gemeinsam oder im Rollenspiel von den einzelnen Spielern selbst entwickelt und sprachlich geäußert.

Das Gespräch

Das Gespräch stellt eine unterrichtliche Situation dar, die die Ss vor fiktive kommunikative Aufgaben stellt, die sie gemeinsam (und mit Hilfe des P/T) lösen. Der P/T verfolgt die Absicht, so seine Ss zu befähigen, vergleichbare reale kommunikative Aufgaben erfolgreich bewältigen zu können (s. Kap. 4.3).

Einen Auschnitt aus einem Gespräch, das in einem 3. Schuljahr zum Thema ‚Tretboot fahren' (s. Abb. 45) geführt wurde, gibt das nachfolgende Protokoll wieder.

Ss	P/T
	„Was meint ihr? Was sagt da die Mama?"
S1: „Kein Boot."	„Tanja sagt, kein Boot. Ist das ein Boot?",
S2: „Nein."	„Was für ein Boot ist das?"
S3: „Morgen"	
S4: „Tretboot."	„Ja, ein Tretboot
	Wir machen die Augen zu und hören genau hin:
	Ein Tretboot, ein Tretboot. Wir sagen das mal alle."
alle Ss (unisono, mit geschlossenen Augen):	
„Ein Tretboot"	(unisono, zugleich den Rhythmus klopfend):
	„Ein Tretboot.
	Ein Tretboot, ein Tretboot, da muß man treten"
	(zeigt auf dem Stuhl sitzend, wie das Tretboot bewegt wird).
	„Ja, vielleicht sagt die Mama, kein Tretboot.
	Ich glaube die Mama sagt das genauer."
S3: „Kein Tretboot, morgen."	
S5: „Kein Tretboot haben."	
S4: „Kein Tretboot fahren."	Ja, kein Tretboot fahren, kein Tretboot fahren.
	Die Mama sagt es noch genauer.
Ss äußern sich nicht.	Die Mama sagt:
	Heute können wir kein Tretboot fahren.
	Heute können wir ... (kleine Pause) kein Tretboot fahren.
	Wir machen die Augen zu und hören genau hin:
	Heute können wir kein Tretboot fahren.
	Heute ... können wir ... kein Tretboot fahren.
	Schaut noch einmal:
	Heute können wir kein Tretboot fahren.
	Wir machen die Augen zu und sagen das zusammen.
Alle Ss (unisono):	(unisono):
„Heute können wir kein Tretboot fahren."	„Heute können wir kein Tretboot fahren."
Ss (einzeln nacheinander):	(Während er den Satz an die Wandtafel schreibt,
„Heute können wir kein Tretboot fahren"	läßt er die Ss nacheinander den Satz sprechen.)
S2: „Traurig."	„Ja, das Mädchen ist vielleicht traurig."

Weitere Intentionen

Im Gespräch kann es auch darum gehen, kommunikativ-sprachliche Aufgaben anzugehen, die sich in realen Kommunikationssituationen stellen, so beispielsweise um ein Kommunikationsproblem, das sich beim Morgenkreis ergibt, oder um eine Aufgabe, die im Kontext eines Projektes zu lösen ist. In diesen Fällen soll in der fiktiven Situation des Gespräches geklärt werden, wie in der realen Situation sprachlich gehandelt werden kann. Ziel ist es, den Ss sprachliche Mittel an die Hand zu geben, mit Hilfe derer sie in der jeweiligen konkreten Situation erfolgreich kommunizieren können.

Das Gespräch stellt die Ss nicht nur vor kommunikativ-sprachliche Aufgaben, sondern auch vor kognitive und soziale, manche Gesprächssituationen (in denen die besondere Situation Hörgeschädigter thematisiert wird) auch vor personale Probleme der Identitätsfindung. Es findet ganzheitliches Lernen statt. Es geht deshalb im Gespräch nicht nur darum, daß der P/T den Ss sprachliche Muster vermittelt, er muß zugleich kognitive und soziale, ggf. auch personale Lernprozesse initiieren, die sich mit den kommunikativ-sprachlichen verbinden.

Beim Einsatz von Abbildungen beachtet der P/T dreierlei: Zum einen trägt er Sorge, daß die Ss die Abbildung genau betrachten, und gibt Hilfen, damit die Ss verstehen, um was es da geht, und sich in die Situation und die darin agierenden Figuren versetzen können. Zum anderen achtet er darauf, daß die Ss die Abbildung nicht beschreiben (es findet ja keine Aufsatzerziehung statt), sondern sich dazu äußern, was in dieser Situation gesprochen wird. Dies verlangt, als Drittem, daß er die Ss dazu anhält, auf das einzugehen, was die Figuren denken, fühlen und wollen. Stärker als das Sichtbare, interessiert das Nichtsichtbare, die innere Welt der handelnden Akteure. D. h. im Gespräch geht es vermehrt um die Fragen:

- Was denken, fühlen, beabsichtigen die Figuren?
- Was ist da zuvor geschehen?
- Was wird gleich geschehen?
- Was wird da wohl gesprochen (wer, was, zu wem und wozu)?

Damit die Ss, insbesondere jüngere Ss, leichter zu unterscheiden vermögen, was im Gespräch *über* eine abgebildete Situation gesagt wird und was dazu gesagt wird, was *in* der Situation gesprochen wird, ist es hilfreich, mit Sprech- und Denkblasen zu arbeiten (s. Kap. 6.3).

Hinweise

Der P/T wird bei der Auswahl der kommunikativen Situationen auf deren Relevanz für die Lebenssituation der Ss als behinderte Menschen achten. Die Ss sollen sowohl zur Bewältigung aktueller kommunikativer Probleme befähigt, als auch künftig sich stellende Kommunikationssituationen vorbereitet werden.

Die im Zusammenhang des Gesprächs entwickelten Tafeltexte umfassen in der Regel viele Anteile indirekter Rede und eignen sich im besonderen Maße für die Übungen der Hör-Sprech-Erziehung.

Das Rollenspiel

Das Rollenspiel stellt eine Methode dar, die in hohem Maße für den Lernbereich Mündlicher Sprachgebrauch geeignet ist. Es stellt die Ss vor fiktive
kommunikative Aufgaben, die eine große Ähnlichkeit mit realen kommunikativen Aufgaben haben. Das Rollenspiel ist zugleich Ort für soziales
Lernen. Es bietet einen sanktionsfreien Raum, innerhalb dessen die Ss
soziale Rollen übernehmen und erproben können. Das Rollenspiel räumt
den Ss weitgehende Freiheiten ein, wie sie das gestellte Thema im einzelnen kommunikativ-sprachlich und interaktiv gestalten wollen. Es unterscheidet sich darin vom darstellenden Spiel, bei dem die Ss zuvor festgelegten Spielplänen und Kommunikationsabläufen folgen. Je nach kom-
munikativ-sprachlichem Entwicklungsstand der Ss verlangt aber auch das
Rollenspiel, daß vor einer Spiel- bzw. Aktionsphase die sprachlichen Mittel
bestimmt und eingeübt werden, die während des Spieles gebraucht werden.

Das Rollenspiel hat in der Regel 3 Phasen:
* Die *Motivationsphase,* in der das Thema, die Spieler und die äußeren
  Bedingungen des Spieles und die Aufgaben der Nichtspieler bestimmt
  werden,
* Die *Aktionsphase,* in der die Spieler ihre Rollen ausführen,
* Die *Reflexionsphase,* in der Spieler und Nichtspieler gemeinsam mit
  dem P/T die Aktionsphase analysieren und bewerten. Nicht selten folgt
  dieser Phase eine 2. Aktionsphase.

Die folgenden Protokolle zeigen eine 1. und 2. Aktionsphase eines Rollenspiels in einem 7. Schuljahr, das im Anschluß an eine Le-
sestückbehandlung entstand und in dem es um die Verwirklichung eines
Wunsches (nämlich einen eigenen Hund zu haben) geht. Die 1. Aktionsphase wird von den Ss spontan, d. h. ohne Unterrichtsvorbereitung gestaltet. In der auf diese folgende Reflexionsphase wird festgestellt, daß
dieses Gespräch keinen Erfolg hatte und daß man einen solchen Wunsch
am ehesten als Geburtstagswunsch erfüllt bekommt. Dies wird in der 2.
Aktionsphase erprobt.

Aktionsphase 1

Kind (A)	*Vater (A)*
„Ich möchte einen Hund.“	(liest Zeitung) „Wie bitte?!“
„Ich möchte einen Hund“	„Nein. Laß mich in Ruhe!“
(schon verunsichert)	(wendet sich der Zeitung zu)
„Bitte, schenk mir einen Hund.“	(keine Reaktion)
(weiß nicht weiter)	

Aktionsphase 2 (mit anderen Spielern):

Kind (B)	Vater (B)
„Hallo, Papa!"	(liest Zeitung) „Hhm?"
„Ich möchte dich etwas fragen."	„Hhm?"
„Ich habe doch bald Geburtstag."	(Vater schaut auf) „Ja, und?"
„Da bekomme ich bestimmt ein Geschenk."	„Ja, bestimmt!"
„Ich möchte einen Hund."	„Nein, das geht nicht."
„Warum nicht?"	„Ein Hund kostet viel Geld."
„Ich habe Taschengeld...."	
(Gespräch führt schließlich zum Erfolg)	

Das Rollenspiel stellt eine herausragende Möglichkeit der kommunikativ-sprachlichen Förderung dar, da es unmittelbar auf die Übernahme von Rollen (und ihre kommunikativ-sprachliche Gestaltung) im Alltag vorbereitet. Sprachliche Mittel oder besser Kommunikationsmuster, wie sie im Rollenspiel erprobt und eingeübt werden, finden in alltäglichen Kommunikationssituationen ihre unmittelbare Anwendung. Der besondere Wert des Rollenspiels besteht aber darin, daß es den Erwerb kommunikativ-sprachlicher Mittel in einen sozialen und personalen Kontext stellt. Die Anwendung sprachlicher Muster erfolgt im Zusammenhang der Gestaltung einer sozialen Rolle, zwar in einer fiktiven Situation, aber dennoch nach den Kriterien der Realität.

Hinsichtlich der Frage, in welcher Phase des Rollenspiels die erforderlichen sprachlichen Mittel erarbeitet bzw. bereitgestellt (und auch eingeübt) werden sollen, bietet sich insbesondere die Reflexionsphase an. So zu verfahren bedeutet allerdings, daß die Ss in der Aktionsphase sehr deutlich die Grenzen ihrer kommunikativen Möglichkeiten zu spüren bekommen können. Der P/T muß sorgsam beobachten, wann ein S diese Grenzen erreicht, und muß die Aktionsphase beenden, ehe Verlegenheit oder Scham aufkommen.

Die Reflexionsphase hat, werden hier kommunikativ-sprachliche Probleme gelöst, sehr große Ähnlichkeit mit dem Gespräch (s.o.). Gemeinsam wird nach Lösungen gesucht, wie die in der Aktionsphase aufgetretenen kommunikativen Schwierigkeiten überwunden werden können. In der Regel schließt sich daran eine 2. Aktionsphase an.

Hinweise

Es bietet sich an, den Nichtspielern (in der Motivationsphase) Beoachtungsaufgaben zu stellen, auf die dann in der Reflexionsphase eingegangen wird.

Geeignete Themen für das Rollenspiel sind auch Fragen der Hörtaktik, d. h. das Erproben von Kommunikations- und Interaktionsstrategien unter den erschwerten Bedingungen, daß hörende Kommunikationspartner nicht oder nicht ausreichend auf die kommunikativen und interaktiven Schwierigkeiten Hörgeschädigter eingehen (bei diesen Themen wird häufig der P/T die Rolle des hörenden Partners übernehmen).

6.2 Hör-Sprech-Erziehung

Aufgabe der Hör-Sprech-Erziehung ist der Erwerb bzw. die Sicherung der sensomotorischen Schemata der Sprache. Unter dieser Aufgabenstellung verfolgt die Hör-Sprech-Erziehung zum einen das Ziel, das hörgeschädigte Kind zu befähigen, Sprache unter den optimalen Bedingungen der Hör-Sprech-Erziehung und unter Bereitstellung aller erforderlichen Hilfen perzeptiv und sprechkinästhetisch auf phonematischer Ebene zu gliedern. Dem dienen die Versorgung des Kindes mit ausreichend verstärkter Sprache, die Erschließung signifikanter Schallenergie und die Verdeutlichung akustischer Sprachphänomene durch Merkmalsfokussierung. Das Absehen wird dann herangezogen, wenn die auditiv zugänglichen Sprachinformationen für die phonematische Durchgliederung nicht ausreichen.

Zum anderen setzt sich die Hör-Sprech-Erziehung zum Ziel, die Schemabildung der Sprache zu fördern. Das hörgeschädigte Kind ist in besonderem Maße darauf angewiesen, daß sich die erworbenen Sprachmuster zu Schemata, als „strukturellen Gedächtnisspuren" (Braun), entwickeln. Erst das Verfügen über Schemata ermöglicht es, daß akustische Nachrichten bei der Sprachwahrnehmung nicht bis in alle Details analysiert werden müssen. Schon wenige signifikante Informationen genügen, um das Schema zu aktualisieren und Verstehensprozesse in Gang zu bringen. Dies ermöglicht es dem hörgeschädigten Kind, Sprache auch unter den vergleichsweise ungünstigen Bedingungen alltäglicher Kommunikation aufzufassen. Entsprechend ermöglichen es ihm erst Schemata, sein Sprechen auf der Grundlage eines Minimums an sensorischen und kinästhetischen Informationen zu steuern.

Schemabildung wird durch Üben erreicht. Die sprachlichen Muster (Texte, Sätze, Wörter) werden wiederholt präsentiert, sowohl in unveränderter Form als auch in Variationen (des Sprechtempos, der Lautstärke, der Sinnesmodalität usw.). Dies geschieht unter Einbeziehung der Sprechmotorik, insbesondere dadurch, daß die Schüler die perzipierte Sprache immer auch nachsprechen (wenn möglich ohne weitere Hilfen) und daß sie Texte (laut sprechend) auswendig lernen.

Hör-Sprech-Erziehung basiert auf den individuellen Hörmöglichkeiten eines Kindes. Welche Ziele verfolgt und welche methodischen Hilfen angeboten werden, hängt davon ab, zu welcher Hörgruppe ein Kind zu rechnen ist. Die zentrale Frage der Hör-Sprech-Erziehung lautet darum: Über welche Aureme verfügt ein Kind – ungeachtet dessen, ob es ein Hörgerät oder ein Cochlear-Implant trägt.

Um Überforderung (aber auch Unterforderung) zu vermeiden, nimmt der P/T lediglich eine vorläufige Zuordnung eines Kindes zu einer Hörgruppe vor. Er geht gleichsam von einer Hypothese aus, die er in der Hör-Sprech-Erziehung verifiziert bzw. falsifiziert, um sie ggf. zu modifizieren. Er tut alles, damit sich die (zu erwartenden) Auremklassen auch konstituieren, d. h. das Kind seine auditive Kompetenz entwickeln kann. Das Absehen bezieht er nur ein, um Phänomene zu verdeutlichen, die (augenblicklich) auditiv nicht zugänglich zu machen sind. Immer kehrt

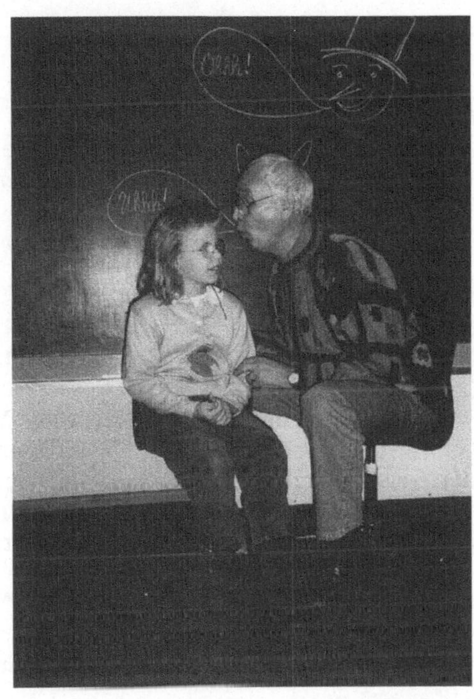

Abb. 47. Einzelförderung in der Hör-Sprech-Erziehung

er nach einer solchen (kurzzeitigen) audio-visuellen Präsentation wieder zur rein auditiven zurück, um die audio-visuell erzielten Leistungen auditiv zu sichern.

Im Blick auf die nachfolgend dargestellten praktischen Übungen zur Hör-Sprech-Erziehung sei noch auf folgendes verwiesen:

Obwohl Kinder der Hörgruppe 1 einen eigenen Weg gehen (s. Kap. 3.3), ist eine Reihe der beschriebenen Übungen auch für diese Kinder geeignet.

Die zu den einzelnen Übungen gegebenen methodischen Hinweise gelten nicht nur für diese Übungen, sondern entsprechend auch für die anderen.

Die Gewinnung bzw. Sicherung des Lautsystems wird in der Regel im Kontext des Erstleseunterrichts erfolgen und wird darum auch von dessen Systematik mitbestimmt.

Sätze

Intentionen

Die Ss sollen die Pausen, Akzente und die Intonation eines Satzes auditiv erkennen und beim eigenen Sprechen beachten können.
Die Ss sollen die Konstituenten eines Satzes und ihre Stellung im Satz auditiv erkennen und beim eigenen Sprechen beachten können.

Beispiel 1

Im Zusammenhang des Unterrichtsbeispiels ‚Am Neckar' könnte folgender Satz formuliert worden sein: *„Wir wollen doch noch zu Oma"* (s. Abb. 46).

Dieser Satz wird über wiederholtes Vor- und Nachsprechen auswendig gelernt und gesondert an die Wandtafel geschrieben. Dann bietet der P/T den Satz wiederholt auditiv an. Aufgabe der Ss ist es, die Pausengliederung, den Satzakzent und den Intonationsverlauf des Satzes zu erkennen, beim Nachsprechen zu beachten und an der Wandtafel zu notieren.

- Pausengliederung: *Wir wollen doch noch||zu Oma*

- Satzakzent: *Wir wollen doch noch||zu Ôma*

- Intonationsverlauf: *Wir wollen doch noch zu Oma*

Beispiel 2

Ein möglicher Satz aus dem Unterrichtsbeispiel ‚Beim Einkaufen' (s. Abb. 52) könnte lauten: *„Für Kinder haben wir im Augenblick keine Schläger."* Der P/T erarbeitet im Unterrichtsgespräch die hier möglichen Satzvariationen, läßt diese von den Ss (unter Beachtung ihrer prosodischen Struktur) auswendig lernen und notiert sie an der Wandtafel. Danach spricht der P/T die einzelnen Konstituenten in zufälliger Reihe. Aufgabe der Ss ist es, diese auditiv zu erkennen.

| Für Kinder | haben | wir | im Augenblick | keine Schläger. |

| Im Augenblick | haben | wir | für Kinder | keine Schläger. |

usw.

Aurale Strategien

Wiederholtes Vorsprechen und Nachsprechen;
Hervorhebung durch intentionales (formalisiertes) Sprechen;
Sprechmotorisches Einüben.

Weitere Übungen
Die Ss sollen auditiv erkennen, welche Konstituente der P/T ersetzt, und mit Hilfe des P/T herausfinden, wie die Konstituenten ersetzt wurden, z. B.:

Wir wollen doch noch zu Oma.

— — — — *zu Tante Ursula.*

— — — — *ins Kino.*

Wir müssen doch noch zu Oma.

— *gehen* — — — —.

usw.

Der P/T bietet den Ss Wörter aus einem bekannten, zuvor eingeübten Satz rein auditiv an. Die Ss sollen das jeweilige Wort identifizieren.

Der P/T ersetzt Wörter eines bekannten Satzes durch ‚Unsinn-Wörter', z. B.: *„Wir wollen doch noch zu Schokolade."*

Hinweise

Es ist darauf zu achten, daß die Ss die vom P/T vorgesprochenen Sprachmodelle immer auch nachsprechen. Einübendes Sprechen sowie Auswendiglernen dienen der mnestischen Sicherung sprachlicher Modelle, der Ausweitung des auditiven Gedächtnisses und der Schemabildung.

Übungen zur prosodischen Struktur der Sätze stützen sich gänzlich auf das Hören. Das Absehen liefert hierzu keine relevanten Informationen. Auch Kinder der Hörgruppe 1 können diese Übungen leisten.

Die obige optische Notierung des Intonationsverlaufes entspricht dem der prosodischen Struktur bedingenden Verlauf der Grundtonhöhe (d. h. der Hebung und Senkung der Grundfrequenz des Stimmklanges). Den Ss wird erklärt, daß dies ein Gebirge sei, das sie hinauf- und hinuntersteigen.

Texte

Intentionen

Die Ss sollen auditiv präsentierte Texte verstehen und Fragen zu den Texten beantworten können.

Die Ss sollen Sätze eines Textes auditiv identifizieren und nachsprechen können.

Beispiel 1

Im Zusammenhang eines Gesprächs könnte folgender Text entstanden und an die Wandtafel geschrieben worden sein:

"Hast du gestern abend ferngesehen?"

"Nein. Was ist gekommen?"

"Ein wahnsinnig aufregender Krimi!

Ich konnte nicht schlafen."

"Vor dem Fernseher?"

"Quatsch! Im Bett."

Der P/T übt die Sätze (und Satzäquivalente) dieses Textes über wiederholtes Vor- und Nachsprechen ein. Dann spricht er sie nacheinander in zufälliger Reihenfolge mit leicht gesenktem Kopf oder verdecktem Mund. Die Ss sprechen den gehörten Satz nach und zeigen ihn an der Wandtafel (oder nennen die Nummer des Satzes, wenn die Sätze zuvor mit einer laufenden Nummer gekennzeichnet wurden).

Beispiel 2

Die Ss hören einen kurzen, bekannten Text, der über eine Tonkassette präsentiert wird. Der P/T stellt inhaltliche Fragen zum Text, die die Ss beantworten, oder/und läßt die Ss die auditiv perzipierten Sätze möglichst korrekt nachsprechen.

(Es ist angezeigt, daß der P/T vor der Präsentation eines Textes über Tonkassette den Ss inhaltliche Hinweise zum Text gibt. So können die Ss Erwartungen aufbauen, die die rein auditive Wahrnehmung des Textes erleichtern.)

Diese Übung kann modifiziert werden, indem der P/T die Ss auffordert, auf das Auftreten ganz bestimmter Wörter in einem Text zu achten und durch Klopfzeichen oder in anderer Weise anzuzeigen, wann diese auftreten.

Aurale Strategien

Minimierung der visuellen Informationen des Absehens durch Sprechen mit leicht gesenktem Kopf (ggf. auch mit verdecktem Munde) oder in der Situation der Einzelförderung durch seitliches Ansprechen;

Einbeziehen des Absehens, wenn die augenblicklichen Grenzen der auditiven Kompetenz erreicht sind, um nach kurzzeitiger audio-visueller Präsentation wieder zur rein auditiven zurückzukehren.

Die beschriebenen Übungen sollten nur kurzzeitig, jedoch täglich (im 1. Schuljahr mehrmals täglich) durchgeführt werden. Sie erfordern eine strenge Orientierung an den Auremklassen, über die ein S verfügt.

Führen die auralen Strategien bei der Lautbildung nicht zum gewünschten Erfolg, sind die klassischen Methoden der Lautbildung heranzuziehen.

Weitere Übungen

Der P/T liest eine *bekannte* Geschichte vor oder erzählt von *vertrauten* Alltagsereignissen. Die Ss stützen sich allein auf das Hören. Verstehen sie etwas nicht, sollen sie das anzeigen, so daß der P/T Verstehenshilfen (wie Wiederholungen, Erläuterungen oder zusätzliches Absehen) anbieten kann. Durch kleine inhaltliche und sprachliche Modifikationen kann der P/T die Schwierigkeiten der Texte variieren.

Ein Text, der im Unterricht erarbeitet wurde, wird sprechmotorisch eingeübt und von den Ss auf Tonkassette gesprochen. In der Einzelförderung wird der Text Satz für Satz abgehört und nachgesprochen. (Texte, die in dieser Weise ‚konserviert‘ wurden, können immer wieder einmal für die Übungen der Hör-Sprech-Erziehung herangezogen werden.)

Die Ss lernen Reime und Kinderlieder auswendig, wie *„Storch, Storch, Schniebelschnabel"* oder *„Es ging ein Mann den Berg hinauf"*. Diese werden immer wieder einmal (unter Einbeziehung der Körpermotorik) gemeinsam gesprochen oder bei Feiern vorgetragen.

Hinweise

Texte, die für Hör-Sprech-Übungen herangezogen werden, müssen zuvor inhaltlich erarbeitet worden sein.

Bei Texten, die zur rein auditiven Diskriminierung genutzt werden, sollte darauf geachtet werden, daß sie Sätze unterschiedlicher Satzlänge enthalten. Dies gilt insbesondere für die Arbeit mit Kindern der Hörgruppe 1.

Bei rein auditiven Übungen ist es besonders wichtig, den Ss eindeutige Rückmeldungen über ihre Wahrnehmungsleistungen zu geben – auch sollte gerade beim Hörenlernen mit Lob nicht gespart werden.

Wörter

Intentionen

Die Ss sollen die phonematische und prosodische Struktur bekannter Wörter auditiv erkennen und beim eigenen Sprechen beachten können.
Die Ss sollen neue, auditiv präsentierte Wörter bestmöglich gegliedert nachsprechen können.

Beispiel 1
Der P/T präsentiert den Ss den folgenden Text auf auditivem Wege und bietet die entsprechenden Verstehenshilfen an:

„*Sandra geht für ihre Mutter einkaufen.*
Damit sie nichts vergißt, hat ihre Mutter ihr alles aufgeschrieben."

Ist der Text verstanden, wird den Kindern der Einkaufzettel vorgelesen:

Über Vor- und Nachsprechen werden diese Phrasen sprechmotorisch gesichert, auch in ihrer prosodischen Struktur. Danach spricht sie der P/T unter Ausschalten des Absehens in zufälliger Reihenfolge. Die Ss sprechen das Gehörte nach.

Der P/T modifiziert die Phrasen, indem er andere Zahlwörter verwendet (z. B. 2 Kilo oder 2 Bund) oder indem er andere Substantive gebraucht (1 Kilo Äpfel usw.) oder ‚spaßige' Umstellungen vornimmt (1 Bund Kopfsalat).

Beispiel 2
Der P/T spricht bekannte Wörter unter besonderer Hervorhebung ihrer
dynamischen Struktur. Die Ss sprechen die Wörter nach und notieren
deren Struktur mit Hilfe von Symbolen.

Telefon   Kino   Krankenwagen
  • • ○   ○ •   ○   •   • • •

Danach suchen die Ss Wörter der gleichen Struktur: Ein S klatscht den
Wortrhythmus, die anderen nennen dazu Wortbeispiele.

Aurale Strategien

Nutzung der auditiven Feedback-Schleife bei der Sprechkorrektur und
beim Erwerb neuer sprachlicher Mittel;
     Verwendung von Symbolen zur Kennzeichnung prosodischer Merkma-
le, auch Einsetzen der Körpermotorik.

Weitere Übungen
Wörter werden auf der morphematischen Ebene verändert: *„einkaufen –
einschlafen – einwerfen“* oder: *„einschlafen – ausschlafen – verschlafen“*.
     Eine mögliche Modifikation stellt die folgende Übung dar: *„Im Bett –
im Boot – im Bad“* oder: *„gestern abend – heute abend – morgen abend“*
usw.
     Neben der sensomotorischen (und semantischen) Sicherung neuer
Sprachmittel geht es bei diesen Übungen vor allem darum, die Ss zu befähigen, neue Sprachmittel, die sie außerhalb des Unterrichts in alltäglichen Situationen hören, ‚einzufangen‘, d. h. aufzugreifen und in der Kommunikation zu verwenden.

Der P/T stellt mit Hilfe von Symbolen die dynamische Struktur eines
Wortes oder einer Phrase dar. Die Ss suchen dazu weitere Wörter bzw.
Phrasen, die an die Wandtafel geschrieben werden.

                gestern   alles   Auto   Flasche
| ○ • | →   ○ •   ○ •   ○ •   ○ •

                über die Brücke
| • • • ○ • | →   • • •   ○ •

Hinweise

Im Unterricht ist es Prinzip, neue Wörter erst dann schriftlich zu fixieren,
nachdem sie über wiederholtes Vor- und Nachsprechen in einer ersten
Annäherung als Hör-Sprech-Muster eingeprägt wurden. Diese Prozedur
ist zeitlich zu begrenzen, damit der Unterrichtsgegenstand nicht verlo-
rengeht. Der P/T akzeptiert darum auch Leistungen, die lediglich die ‚Kon-
tur‘ des neuen Wortes (seine Silbigkeit und Auremstruktur) beachten. Die
Arbeit an der weitergehenden sensorischen und motorischen Durchgliederung erfolgt in der Einzelförderung.

Laute

Intentionen

Die Ss sollen die Laute eines Wortes oder als Einzellaute präsentierte Laute auditiv bzw. audio-visuell erkennen und nachsprechen können. Die Ss sollen Modifikationen der prosodischen Struktur – auch auf lautlicher Ebene – auditiv erkennen und beim eigenen Sprechen beachten können.

Beispiel

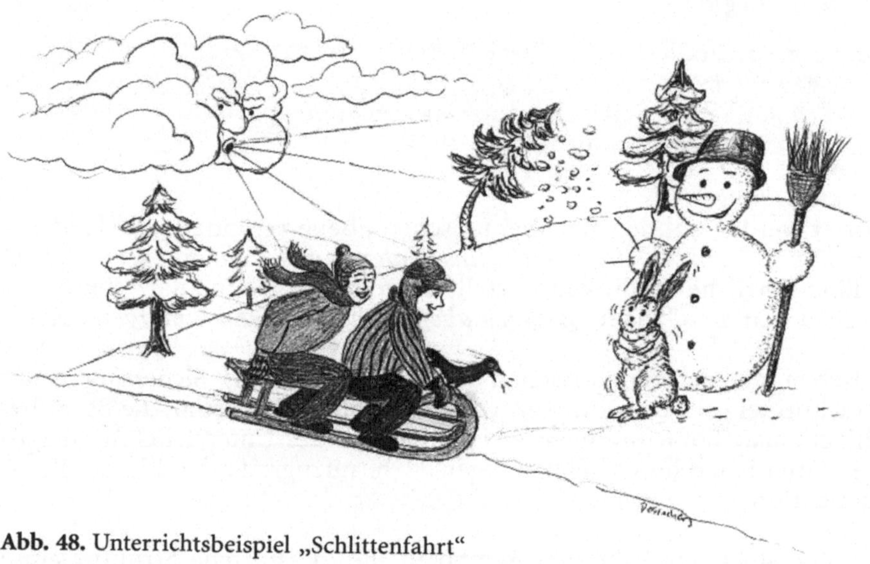

Abb. 48. Unterrichtsbeispiel „Schlittenfahrt"

Im Unterrichtsgespräch werden zu dieser Zeichnung von den Ss folgende Äußerungen gefunden und an der Wandtafel notiert:

Die Kräke:

"Ähhh ! Schneller, schneller ! Ähhh !"

Der Hase:

"Uhhh ! Ist das kalt ! Uhhh !"

Der Wind:

"ffffh ! ffffh !"

Der Schneemann:

"Ohhh ! Ist das schön ! Ohhh !"

Der P/T spricht diese Äußerungen – bei verdeckter Tafel – wiederholt vor, die Ss sprechen nach, bis sie sie auswendig können. Nun variiert der P/T die prosodischen Strukturen:

- Die Krähe schreit laut, leise, wütend, bettelnd, mal als Frau, mal als Mann.
- Der Hase spricht wie ein Kind oder wie ein Erwachsener, mal laut, mal leise, verzweifelt, mit heiserer Stimme.
- Der Wind ist mal stark, mal schwach, mal stoßweise, mal langanhaltend.
- Der Schneemann flüstert oder schreit, ist müde oder ist eben gerade aufgewacht, ein junger oder ein alter Schneemann.

Es können von den Ss auch neue Interjektionen gesucht werden, so kann der Wind auch *„huuuh!"* machen oder *„schschsch!"* Es können auch lautliche Variationen vorgenommen werden: so kann der Hase *„Uhha!"* oder *„Iiiih!"* machen.

Aurale Strategien

Merkmalsfokussierung durch Kontrastieren oder Überzeichnen der Kriterien der Bildungsart (Dauer, Stimmgabe, Nasalität, Vokalität) mit dem Ziel der Aurem-Unterscheidung;

Hinzuziehen der Informationen zum Bildungsort durch das Absehen, um das Diskriminieren innerhalb der Aureme zu ermöglichen;

ganzheitlich analytisches Vorgehen durch kurzzeitiges sensomotorisches Üben der Einzellaute.

Weitere Übungen

Der P/T spricht bekannte Wörter vor, die Ss identifizieren den *Anfangslaut*. Dieser wird sensorisch und sprechmotorisch eingeübt und wieder in das Wort eingefügt.

Als eine Modifikation dieser Übung wird der Laut isoliert und geübt, mit dem ein Wort *endet*.

Die Ss suchen Wörter, die mit Lauten anfangen, die (für die Ss!) ähnlich klingen, z. B. für Hörgruppe 2:

Paula, Tür, Tiger, Daumen, Kohlen ... oder
Mai, Vogel, Lampe

Danach werden durch isoliertes Üben der Anfangslaute deren auditive Merkmale bewußt gemacht:

Paula – ppp .. – Paula

Hinweise

Bei diesen Übungen ist streng darauf zu achten, welcher Hörgruppe ein S angehört. Die Zugehörigkeit zur Hörgruppe bestimmt, welche Ziele bei rein auditiven Übungen verfolgt werden können und wann das Absehen hinzuziehen ist. Sie bestimmt auch, welche spontanen Laut-Substitutionen der Ss akzeptiert werden (weil sie Substitutionen von Lauten des gleichen Aurems darstellen) und welche nicht (weil eine schärfere Diskriminierung erwartet werden kann).

Lautsystem

Intentionen

Die Ss sollen die Laute des Deutschen als Einzellaute und in den Lautverbindungen des Deutschen sprechen können.

Beispiel 1
Bekannte Wörter werden vorgesprochen und in ihrem Lautbestand sukzessive abgebaut. Die Ss sprechen nach, was der P/T vorspricht, z. B.:
  „Wald – Wal – Wa – W "
  „lesen – lese – les – le – l"
  „kaufen – kaufe – kauf – kau – k"

Diese Übung wird auch unter Hinzuziehung der Schrift durchgeführt. In
diesem Falle wischt ein S an dem an der Wandtafel angeschriebenen Wort
den Laut ab, den der P/T beim Sprechen weggelassen hat. Die übrigen Ss
sprechen bzw. lesen, wie das ‚Wort' jetzt lautet.

Beispiel 2
Bekannte Wörter werden – wie in Beispiel 1 – in ihrem Lautbestand abund anschließend wieder aufgebaut. Hierbei kann das ursprüngliche oder
ein neues Wort (ein bekanntes oder unbekanntes) aufgebaut werden, z.
B.:
  „Tasche – Tasch – Ta – T – Ta – Tasch – Tasche"
  „Nuß – Nu – N – Nu – Nuß"
  „leise – leis – lei – l – la – lach – lache – lachen"
  „Finger – Finge – Fing – Fi – F – Fü – Füll – Fülle – Füller"
  „Bohne – Bohn – Boh – B – Bl – Bli – Blitz"

Beispiel 3
Der P/T baut mit dem Einzellaut beginnend bekannte oder unbekannte
Wörter auf. Die Ss sprechen zuerst nach, was der P/T vorspricht, schreiben
es dann auf ein Blatt und lesen schließlich das Geschriebene.

Beispiel 4
Der P/T schreibt bekannte Wörter an die Wandtafel, bei denen ein Laut
fehlt. Die Ss lesen das Wort, indem sie den fehlenden Laut ergänzen.

Aurale Strategien

Verdeutlichung signifikanter Schallenergie durch mikrophonnahes und
zugleich leises Sprechen;
  Hinzuziehen des taktilen Perzeptionssystems, wenn die auditiven
Sprachinformationen zur Bildungsart nicht ausreichen;
  Hinzuziehen des visuellen Systems (Absehen), wenn Informationen
zum Bildungsort zu geben sind (s. hierzu Kap. 3.3).

Weitere Übungen
Um die auditive Diskrimination der Aureme zu schärfen, bietet der P/T
auditive Wortpaare an, deren Initiallaute *verschiedenen* Auremen ange-
hören, z. B. für Hörgruppe 3:
  „finden – Vase"
  „Pudding – Biene usw."

Die Ss nennen die Anfangslaute und suchen andere Wörter, die mit diesen
Lauten beginnen.
  Als eine Modifikation kann diese Übung auch mit sinnlosen Silben-
paaren durchgeführt werden. Die Ss sprechen sowohl die Silbenpaare als
auch die Initiallaute der Silben, z. B. für Hörgruppe 2:
  „pa – fa"
  „pa – la"

Der P/T bietet Hilfen für eine schärfere Diskrimination durch mikrophonnahes Sprechen und Merkmalsfokussierung an:
* Direktes leises Sprechen in das Mikrophon, um die Turbulenzen der
  Frikative in Gegenüberstellung zum plötzlichen Freiwerden von Energie
  bei den *Plosiven* zu verdeutlichen;
* mikrophonnahes leises Sprechen, um die schwächeren Rauschimpulse
  der *stimmhaften Frikative* (im Kontrast zu den *stimmlosen Frikativen*)
  sowie bei den *Liquiden* die ‚Glätte' des [l] im Kontrast zum ‚Zittern'
  des [R] zu verdeutlichen;
* Verdeutlichung der *Nasale* durch deren Kontrastieren mit Vokalen, z. B.
  aaammmaaammm.
  Überzeichnen der VOT, beispielsweise p____o und bo.

Hinweise

Die beschriebenen Übungen sollten nur kurzzeitig, jedoch täglich (im 1.
Schuljahr mehrmals täglich) durchgeführt werden. Sie erfordern eine
strenge Orientierung an den Auremklassen, über die ein S verfügt.
  Führen die auralen Strategien bei der Lautbildung nicht zum gewünschten Erfolg, sind die klassischen Methoden der Lautbildung heranzuziehen.

Kontexte

Intentionen

Die Ss sollen alltägliche Kommunikationssituationen und die darin eingebetteten Texte – auch unter erschwerten akustischen Bedingungen – verstehen können.

Beispiel

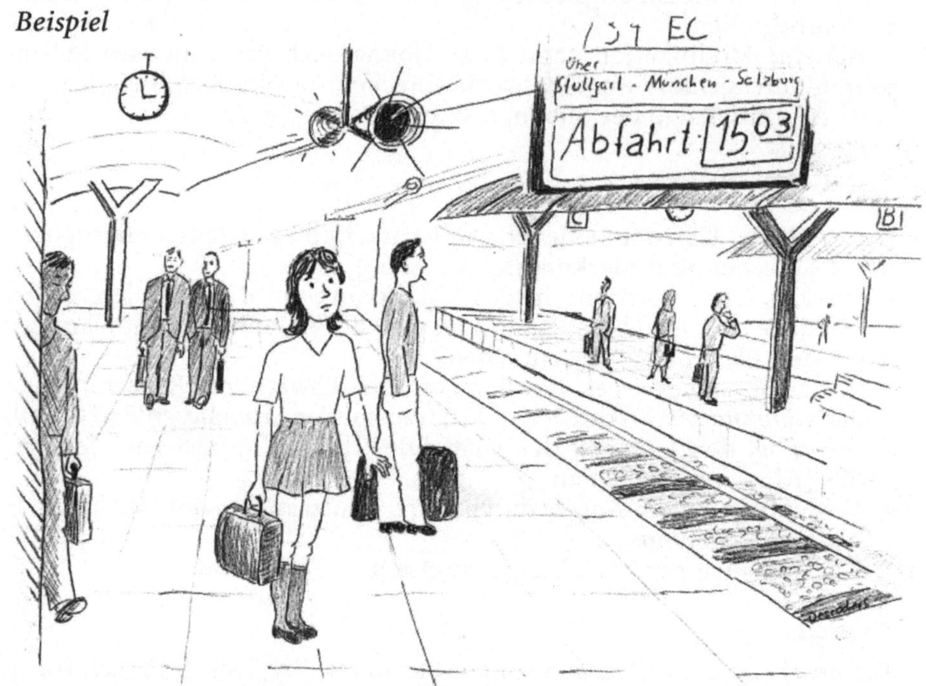

Abb. 49. Unterrichtsbeipiel „ Auf dem Bahnsteig"

Zu dieser Szene hat der P/T folgenden Text auf Tonkassette gesprochen:
  „Achtung! Achtung!
  An alle Reisenden nach Wien.
  Der erwartete EC 510 hat 20 Minuten Verspätung!"

Im Unterricht zeigt der P/T den Ss die Bahnsteigsszene und klärt kurz ab, daß es im folgenden um eine Durchsage geht (er weist auch darauf hin, daß das Mädchen auf der Abbildung hörgeschädigt ist). Er hat damit gesichert, daß die Erwartungen der Ss auf einen bestimmten Bereich sprachlicher Informationen gerichtet sind. Durch wiederholtes auditives Präsentieren wird nun der Text Satz für Satz bzw. Phrase für Phrase erarbeitet. Hierbei geht der P/T auf die individuellen auditiven Kompetenzen der Ss ein. Manche seiner Ss werden den Text nur mit vielen Hilfen, ggf. auch sukzessiver schriftlicher Fixierung des Textes verstehen. Andere werden in der Lage sein, auch kleinere Variationen des Textes auditiv zu erkennen (wie „10 Minuten Verspätung" oder „EC 107").

Will der P/T die äußeren Wahrnehmungsbedingungen erschweren, kann er die Halligkeit eines Bahnsteiges simulieren, indem er bei der Aufnahme des Textes das Mikrophon in einen leeren Eimer hält. Eine weitere Erschwerung kann dadurch geschaffen werden, daß die Unterhaltung zweier Mitreisender oder daß Maschinengeräusche mit aufgezeichnet werden.

Aurale Strategien

Aufbau von Erwartungen durch sukzessive Bereitstellung von Informationen zur Kommunikationssituation;

Satz- bzw. phrasenweise Sicherung des Textes, ggf. unter Hinzuziehung der Schrift;

Graphische Notierungen von Hörszenen.

Weitere Übungen

Eine Hörszene könnte die Situation darstellen, wie in einer Familie jemand telefonisch angerufen wird. Die besondere Aufgabe dieser Hörszene besteht darin, nicht nur zu identifizieren, was der Angerufene sagt (und auf Tonkassette aufgezeichnet ist), sondern auch, was der Anrufer wohl sagt. Als Background könnte Radiomusik dienen. Diese Szene läßt sich auch – wie eine Partitur – graphisch darstellen. Inhalt der Szene ist, daß jemand zum Telefon geht, selbst nicht verlangt ist und einen anderen ruft, der zum Telefon kommt und ein Gespräch führt, während der erste sich entfernt. Dies könnte wie folgt notiert werden:

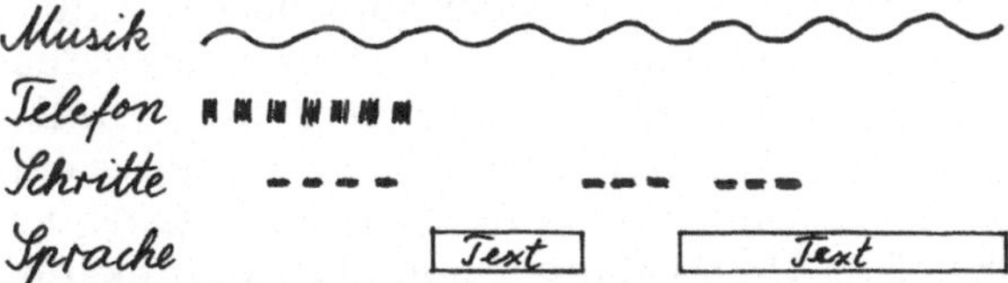

Die Anforderungen an die auditive Wahrnehmung können gesteigert werden, indem Hörszenen ‚verfremdet', d. h. akustische Geschehnisse in fremde, nicht übliche Kontexte eingespielt werden. So kann bei einer Hörszene, die auf einem Bauernhof spielt, plötzlich eine Durchsage zu Abflugzeiten der Lufthansa gemacht werden. In ähnlicher Weise kann mit Texten verfahren werden, die aus gänzlich anderen Kommunikationssituationen stammen.

Hinweise

Bei Übungen, die sich allein auf das Hören stützen, sind die Ss in ganz besonderer Weise darauf angewiesen, daß ihnen gesagt wird, ob bzw. was sie richtig gehört haben, ob sie auf der richtigen Spur sind, worauf sie genauer achten müssen usw. Der P/T muß darum während der Übungen häufige und inhaltlich spezifizierte Rückmeldungen zu den Wahrnehmungsleistungen seiner Ss geben.

6.3 Sprachreflexion

Sprachreflexion hat zur Aufgabe, Einsichten in die Sprache und die durch sie bereitgestellten Möglichkeiten des Sprachgebrauchs zu vermitteln und in Sprachübungen die gewonnenen Einsichten zu festigen. Es sollen einerseits die syntaktischen und morphologischen Normen des Sprachgebrauchs bewußt gemacht und gesichert werden, andererseits die pragmatischen Normen der Sprachverwendung, die zu einem situativ und sozial angemessen sprachlichen Handeln befähigen.

Zielsetzung der Sprachreflexion ist nicht der Aufbau eines Regelwissens. Nur in seltenen Fällen kann es darum gehen, daß eine Regel formuliert und von den Ss gelernt wird. Im allgemeinen verfolgt die Sprachreflexion das Ziel, die Ss aufgrund der vorgenommenen Analysen zu einem bewußteren Sprachgebrauch zu befähigen und durch Üben die morphologischen und syntaktischen Schemabildungen zu fördern.

Für den Erfolg der Sprachreflexion ist es von entscheidender Bedeutung, daß genügend geübt wird. Dies gilt sowohl für das sprechmotorische und schriftsprachliche Einüben repräsentativer sprachlicher Muster, als auch für den wiederholten reflektierend-erprobenden Umgang mit Kommunikationssituationen. Bei Ss, die auf eine stärkere Formalisierung der Spracherwerbsprozesse angewiesen sind, werden diese Übungen einen besonders breiten Raum einnehmen.

Als Methoden bedient sich die Sprachreflexion zum einen der Verfahren, die auch in der Linguistik angewendet werden, wie der Verschiebe- (oder Umstell-)probe, der Weglaß- (oder Abstrich-)probe und der Ersatzprobe. Mit ihrer Hilfe lassen sich insbesondere der Bau der Sprache, der Aufbau des Satzes, die Satzglieder und ihre Funktion sowie die Valenzen des Verbes und damit die satznotwendigen Glieder eines Satzes verdeutlichen. Die sinngebundene Umformungsprobe (Paraphrasierung) ermöglicht es aufzuzeigen, daß ein Satz zwar durch Umformung in gewissen Grenzen variiert werden kann, daß aber jede Umformung schon eine Modifikation des Satzinhaltes darstellt.

Zum anderen hat die Sprachreflexion (als ein Lernbereich des Sprachunterrichts) auch eigene Methoden entwickelt, mit deren Hilfe sie grammatische und pragmatische Sachverhalte zu erhellen vermag. Dies ist insbesondere die von van Uden entwickelte ‚syntagmatische‘ Methode, die von einem linearen Satzmodell ausgeht und danach fragt, welche Elemente des Satzes stärker und welche schwächer miteinander verflochten sind. Hierzu gehören aber auch alle sprachdidaktischen Hilfen (wie das Arbeiten mit Analogien und Lückentexten sowie der Einsatz von Denk- und Sprechblasen). Merkmal dieser Methoden ist, daß sie – anders als die Methoden der Linguistik – nicht von einer voll entwickelten kommunikativ-sprachlichen Kompetenz ausgehen, sondern von den eingeschränkten kommunikativ-sprachlichen Fähigkeiten hörgeschädigter Ss. Mit ihrer Hilfe können Regularitäten bewußt gemacht werden, die gerade für hörgeschädigte Ss von Bedeutung sind.

Der Satz

Intention (1)
> Die Ss sollen erkennen können, daß der Satz eine semantische und eine grammatische Einheit darstellt.

Der P/T spricht (bei auditiver oder audio-visueller Präsentation) 2 bzw. 3 Sätze nacheinander, ohne sie deutlich zu gliedern. Die Ss zeigen (durch Klatschen oder Klopfen) an, wo ein Satz endet und der neue Satz beginnt, z. B.:

> *„Morgen kommt Tante Emma da muß ich Kuchen backen"*
> oder
> *„Lisa und ihre Mutter wollen einkaufen die Mutter holt das Auto Waldi möchte auch mit"*

Anschließend werden die Sätze mit Interpunktion und korrekter Orthographie an die Tafel geschrieben und unter Beachtung der richtigen Pausengliederung sprechmotorisch eingeübt.

Um die Schwierigkeiten zu steigern, kann der P/T in der gleichen Weise auch kurze, thematisch geschlossene Texte anbieten.

Intention (2)
> Die Ss sollen Sätze (i.S. der Grammatik) von ‚Auch-Sätzen' (i.S. der Sprechakttheorie) unterscheiden können.

Der P/T präsentiert einen bekannten (beispielsweise in einem Gespräch entstandenen) schriftlichen Text. Der Text enthält Sätze und sog. ‚Auch-Sätze'. Die Ss markieren zunächst Sätze und ‚Auch-Sätze' durch verschiedene Farben oder andere Kennzeichnungen. Dann erweitern sie die ‚Auch-Sätze' (sofern sie keine Partikel darstellen) zu grammatisch korrekten Sätzen.

Unterrichtsbeispiel (s. Kap. 6.2):

"Ein wahnsinnig aufregender Krimi."
Ein wahnsinnig aufregender Krimi ist gekommen.

"Vor dem Fernseher?"
Konntest du vor dem Fernseher nicht schlafen?

"Im Bett!"
Ich konnte im Bett nicht schlafen.

Im Anschluß können die Ss aus ihren Heften weitere ‚Auch-Sätze' sammeln und sie in vollständige Sätze umwandeln.

Der P/T erläutert, wann ‚Auch-Sätze' und wann nur (grammatisch korrekte) Sätze gebraucht werden dürfen.

Intention (3)

Die Ss sollen beurteilen können, ob die Wörter eines Satzes korrekt angeordnet sind und sie ggf. in die richtige Reihenfolge bringen können.

Der P/T spricht (bei auditiver oder audio-visueller Präsentation) Sätze vor, in denen ein Wort umgestellt ist. Die Ss ‚korrigieren' den P/T, z. B.:

P/T: *„Hast Lisa du gesehen?"*
Ss: *„Hast du Lisa gesehen?"*

Der P/T kann auch zwei oder mehr Wörter falsch anordnen, z. B.:

P/T: *„Pause die zu Ende ist"*
Ss: *„Die Pause ist zu Ende"*

Schließlich kann der P/T auch ganze Texte schriftlich anbieten, in denen solche Fehler in der Wortfolge zu korrigieren sind.

Intention (4)

Die Ss sollen die (semantischen und grammatischen) Beziehungen bestimmen können, in denen die Wörter eines Satzes zueinander stehen.

Der P/T präsentiert bekannte schriftliche Sätze. Die Ss markieren mit Pfeilen die Beziehungen im Satz (s. Abb. 50).

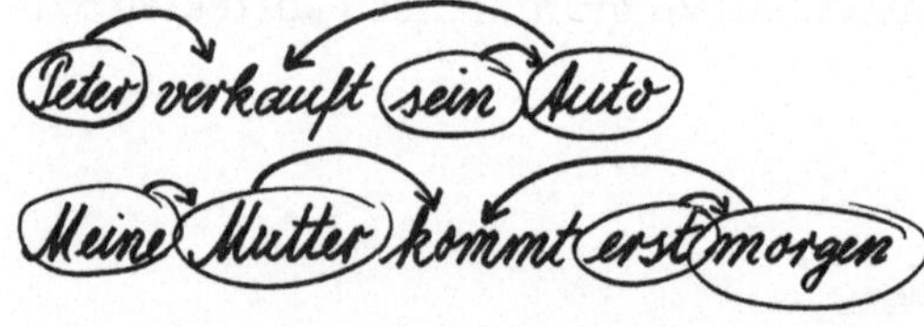

Intention (5)

Die Ss sollen die Satzklammer bei Perfektformen, bei Modalkomplexen, bei Passiv und bei Verben mit trennbarem Präfix erkennen können.

Der P/T nennt einen Mustersatz, zu dem die Ss (aus auswendig gelernten Texten) Beispiel-Sätze erinnern sollen. Die Sätze werden angeschrieben, die Satzklammer markiert.

Ich habe Mampi gefunden.

Er muß sein Zimmer aufräumen.

Wisch, bitte die Tafel ab.

Intention (6)

Die Ss sollen die unterschiedliche Stellung des Verbs bei Konstativ-, Interrogativ- und Imperativsätzen erkennen können.

Die Ss sammeln (aus ihren Heften) Satzbeispiele, klassifizieren sie nach den Satzarten, markieren das Verb und leiten die Stellungsregel ab.

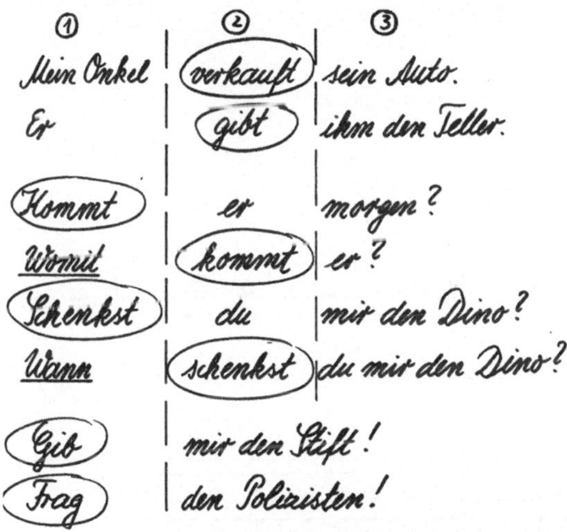

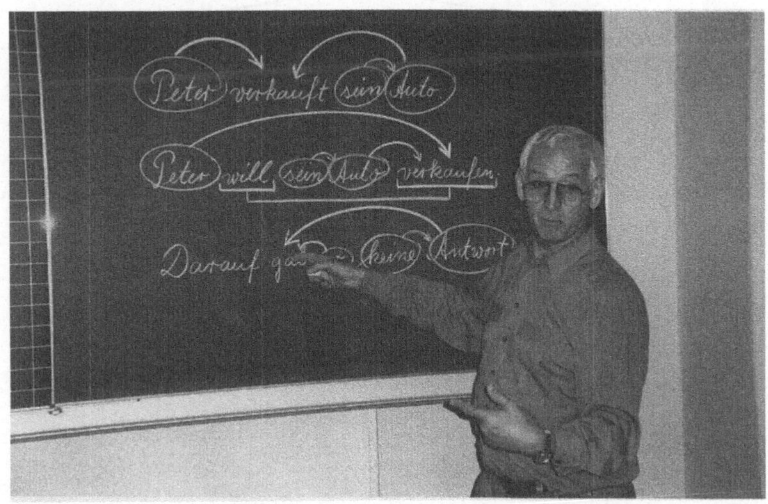

Abb. 50. Übungen zur Sprachreflexion

Hinweise

Bei diesen Übungen – wie auch bei den im folgenden beschriebenen – sind die Ss in hohem Maße auf die Hilfe des P/T angewiesen. Ihre ‚intuitiven Kenntnisse' reichen in der Regel nicht aus, um die gestellten Aufgaben ohne explizite Unterstützung des P/T lösen zu können. Anders als für hörende Ss, stellt die Sprachreflexion für hörgeschädigte Ss einen Lernbereich dar, in dem es neben dem Bewußtmachen bereits erworbener Fähigkeiten in hohem Maße auch um das Erkennen neuer kommunikativ-sprachlicher Möglichkeiten geht.

Die oben angeführten Übungen – wie auch die folgenden Übungen zu anderen Inhalten der Sprachreflexion – decken nicht das ganze Feld der möglichen und der nötigen Zielsetzungen ab.

Weitere Inhalte:
• Aktiv und Passiv;
• der Nebensatz (Weil-, Daß-, Wenn-dann-Satz).

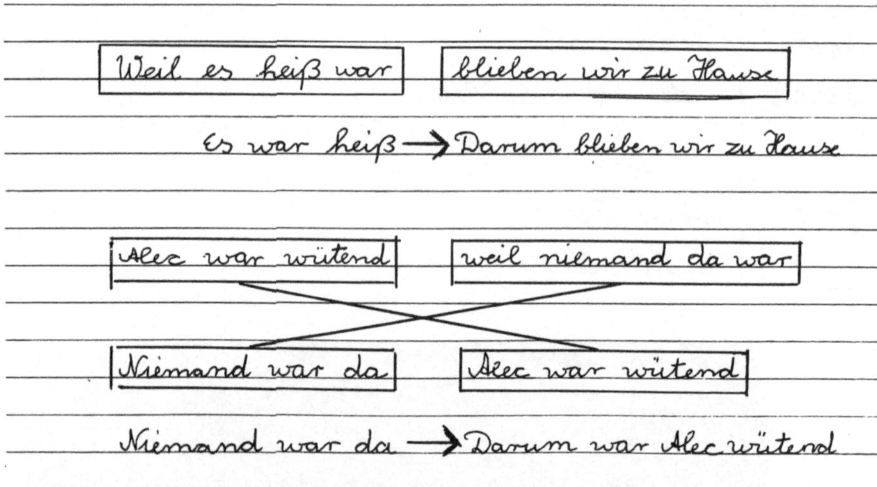

Abb. 51. Aus der Arbeitsmappe des 14jährigen B. (Beispiele aus der Sprachreflexion)

Das Satzglied

Intention (1)
Die Ss sollen die Pausengliederung eines Satzes auditiv erkennen und schriftlich markieren können.

Der P/T spricht bekannte Sätze deutlich gegliedert vor. Die Ss sprechen die Sätze nach, schreiben sie nieder und kennzeichnen die Pausen, z. B.:

Anna‖ kaufte die Puppe.

Sein Freund‖ kam mit dem Bus.

Wollen wir‖ zusammen gehen?

Bei längeren Sätzen gliedert der P/T auch innerhalb der Subjekt- bzw. Prädikatgruppe, z. B.:

Alle | alt und jung‖ tanzten vor Freude.

Oma‖ freute sich wie ein Kind | über die Geschenke.

Intention (2)
Die Ss sollen die Satzglieder eines Satzes bestimmen können.

Der P/T präsentiert schriftliche Sätze (aus bekannten Texten). Die Ss bestimmen mit Hilfe der Verschiebeprobe die Wortgruppen, die sich als Ganzes umstellen lassen, z. B.:

Er verkaufte ihm sein Fahrrad.

Ihm | verkaufte | er | sein Fahrrad.

Er bekam von ihr zum Geburtstag ein Buch.

Zum Geburtstag | bekam | er | von ihr | ein Buch.

Intention (3)
Die Ss sollen die Beziehung der Satzglieder zueinander bestimmen können.

Bei bekannten schriftlichen Sätzen bestimmen die Ss zunächst mittels Verschiebeprobe die Satzglieder, um dann aufzuzeigen, in welchen Beziehungen die Satzglieder zueinander stehen.

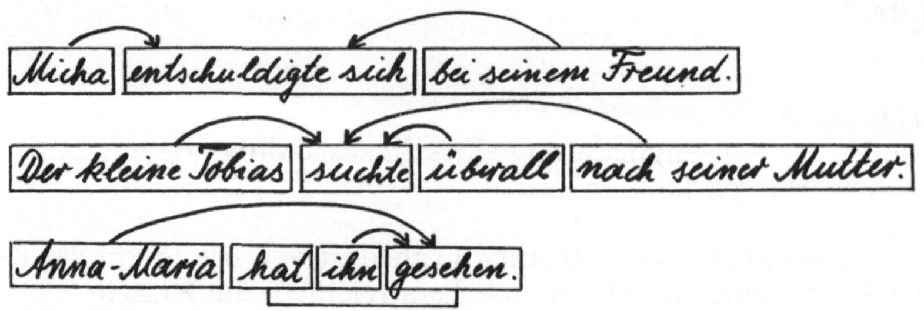

Intention (4)

Die Ss sollen die Satzglieder eines Satzes ersetzen können.

Die Ss bestimmen mittels Umstellprobe die Satzglieder und ersetzen diese
so, daß das Satzmodell erhalten bleibt, z. B.:

Sascha	verkaufte	gestern	sein Auto
Er	verschenkte	an Weihnachten	seinen Wagen
		voller Wut	

Intention (5)

Die Ss sollen die satznotwendigen Satzglieder eines Satzes bestimmen
können.

Der P/T präsentiert bekannte schriftliche Sätze, bei denen die Ss mit Hilfe
der Weglaßprobe die Satzglieder bestimmen, die für die Konstitution eines
Satzes unbedingt erforderlich sind.

Wir besuchten dann wieder Tante Susi.

Das kleine Mädchen schenkte ihm eine Blume.

Erst am Abend kam er nach Hause.

Intention (6)

Die Ss sollen die fakultativen Satzglieder eines Satzes ersetzen können.

Die Ss bestimmen bei schriftlichen Sätzen mittels Weglaßprobe zunächst
die obligatorischen Satzglieder, um dann deren fakultative zu ersetzen,
z. B.:

Jan und Nadine suchten den Igel | ~~im Garten~~ .

| in ihrem Zimmer.

| überall.

Morgen | machen wir einen Lerngang | ~~in den Zoo~~ .

Am Montag | | zum Neckar.

Vielleicht | | auf das Schloß.

| in die Altstadt.

Hinweise

Die Klangprobe kann – wie dies hier unter Intention (1) geschieht – auch bei hörgeschädigten Ss eingesctzt werden, wenn in der Hör-Sprech-Erziehung genügend Sorgfalt auf die Schemabildung gelegt wurde. Die Ss vermögen dann mit Hilfe der ihnen verfügbaren Hör-Sprech-Schemata Gesetzmäßigkeiten der Pausengliederung und Intonation (insbesondere der Akzentuierung) zu erkennen.

Bei der Anwendung der Ersatz- und Weglaßprobe sowie der Verschiebeprobe ist es erforderlich, daß der P/T die durch diese Proben vorgenommenen semantischen Modifikationen erläutert.

Weitere Inhalte:
- Kategorisieren von Verben nach ihren Valenzen;
- die Prädikatgruppe mit ihren nominalen Satzgliedern;
- die Subjektgruppe mit ihren attributiven Ergänzungen.

Das Wort

Intention (1)
Die Ss sollen Oppositionen zu vorgegebenen Wörtern finden und mit
ihnen Sätze bilden können.

Der P/T läßt die Ss Wortbeispiele aus ihren Heften sammeln, in Wortlisten
anordnen und die Oppositionen bestimmen, z. B.:
   langsam – schnell
   rund – eckig
   hoch –
   schön –

Intention (2)
Die Ss sollen Wörter in einem Satz durch sinnverwandte Wörter ersetzen können.

Der P/T gibt den Ss schriftliche Sätze und bestimmt das jeweilig zu er-
setzende Wort, z. B.:
   P/T: *Er ging zum Bus.*   oder   P/T: *Es wurde bald dunkel.*
   Ss: *Er lief zum Bus.*   Ss: *Es wurde schnell dunkel.*

Intention (3)
Die Ss sollen Wörter eines Wortfeldes finden und in Sätzen anwenden
können.

Bei der Wahl der Wortfelder orientiert sich der P/T an den augenblicklichen sprachlichen Leistungen der Ss, die er über die Wortfeldarbeit verbessern möchte.

Beispiel: Wortfeld *sehen*
Die Ss bestimmen in den Texten ihrer Hefte Wörter dieses Feldes, z. B.
ansehen, anschauen, betrachten, beobachten, hinschauen. Mit diesen Wörtern bilden die Ss neue Sätze oder setzen sie in einen vom P/T vorberei-
teten Lückentext, wie beispielsweise den folgenden ein:
   „*Die kleine Susanne _________ mit ihrer Mutter ein Bilderbuch.*"
   „*Da gibt es viel zu _________. Susanne _________ genau hin*
   und fragt, was das alles ist. Ihre Mutter erklärt ihr alles."

Intention (4)
Die Ss sollen die Stellung von Bestimmungs- und Grundwort in Komposita erkennen und zu einem Bestimmungswort (bzw. Grundwort)
neue Komposita bilden können.

Die Ss nennen Komposita, die der P/T nach ihrem Grundwort klassifiziert.
Der P/T erläutert, daß das jeweilige Bestimmungswort die Bedeutung des
Grundwortes spezifiziert. Die Ss suchen bzw. konstruieren weitere Bei-
spiele.

Diese Arbeit kann – wie dies im folgenden aufgezeigt wird – auch so geschehen, daß sie in den Kontext alltäglicher kommunikativer Aufgaben gestellt wird.

So kann der P/T zur Situation in Abbildung 52 folgenden Text anbieten:
„Was kostet der Schlägertennis?"
„Dieser Tennisschläger kostet 250,– Mark."
„Und der Ballfuß?"
„60,– Mark!"
„Willst du nicht auch noch ein Hemdtennis?"
„Nein, ein Tennishemd habe ich."

Die Ss markieren die falschen Komposita-Bildungen. Es werden Wörter mit dem Bestimmungswort „Tennis" gesucht und untereinander geschrieben, und die Begriffe Grund- und Bestimmungswort eingeführt:
Bestimmungswort – Grundwort
    Tennis – Schläger
    Tennis – Hemd
    Tennis – Schuhe
    Tennis – Bälle
    Tennis – Platz
    Tennis – Lehrer

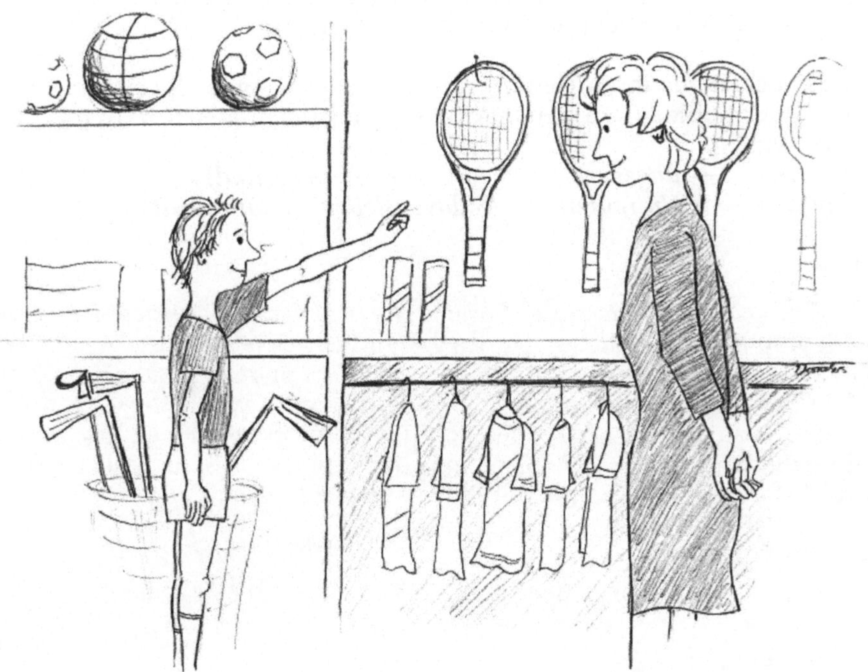

Abb. 52. Unterrichtsbeispiel „Im Sportgeschäft"

Im Anschluß konstruieren die Ss Komposita zu anderen vorgegebenen Bestimmungswörtern und bilden Sätze.

Intention (5)
Die Ss sollen Wörter einer Wortfamilie sammeln können.

Die Ss suchen die Wörter einer Wortfamilie in ihren schriftlichen Texten und ordnen sie nach Wortklassen, z. B. Wortfamilie *gehen:*

gehen	*Gang*	*gehbar*
aufgehen	*Untergang*	*vergänglich*
weggehen		

Intention (6)
Die Ss sollen aus Wörtern einer Wortklasse Wörter einer anderen Klasse bilden können.

Die Ss suchen aus ihren Texten Verben (oder Adjektive), zu denen sie Nomen bilden können, z. B.:

verreisen → *Reise*
rufen → *Ruf*
schön → *Schönheit*

Intention (7)
Die Ss sollen mit vorgegebenen Präfixen oder Suffixen neue Wörter bilden und in einem Satz verwenden können.

Die Ss suchen aus ihren Heften Adjektive oder Nomen, die sich mit Präfixen (oder Suffixen) zu neuen Wörtern verbinden lassen, z. B. mit dem Präfix *-un*

gesund → *ungesund*   *(Rauchen ist ungesund)*
Freiheit → *Unfreiheit*   *(Sklaven leben in Unfreiheit)*

Hinweise

Die Zielsetzungen, die in der Sprachreflexion verfolgt werden, sind sehr stark vom augenblicklichen Leistungsstand der Ss bestimmt, der über die Übungen der Sprachreflexion verbessert werden soll. Zugleich aber ist der P/T an den ‚objektiven' Maßstäben der Grammatik orientiert. Er möchte seine Ss zu einer umfassenden kommunikativ-sprachlichen Kompetenz führen. Eine wertvolle Orientierung geben ihm hierzu Sprachbücher (und ihre Zielsetzungen), die für hörende Ss entwickelt wurden.

Weitere Inhalte:
• Finden von Oberbegriffen (auch Bestimmen ihrer Kriterien);
• 'Teekessel'-Wörter (Homonyme);
• Pluralbildung.

Der Sprechakt

Intention (1)
Die Ss sollen Äußerungen den Situationen zuordnen können, in denen
sie gemacht werden könnten.

Der P/T wählt zunächst bekannte Äußerungen aus den Heften der Ss
(später konstruiert er Beispielsätze). Die Ss bestimmen zu diesen die situativen Kontexte, z. B.:

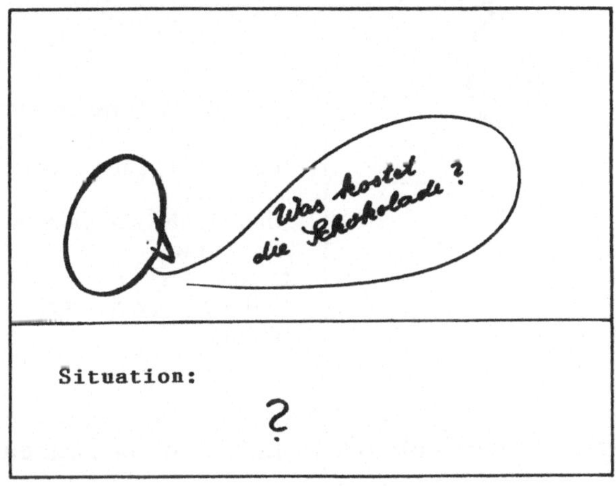

Mögliche Situationen:
an einen Angestellten ei-
nes Supermarktes ge-
richtet (um sich zu erkun-
digen, ob das Geld reicht)

an Vater/Mutter gerichtet
(um diese zum Kaufen zu
bewegen) usw.

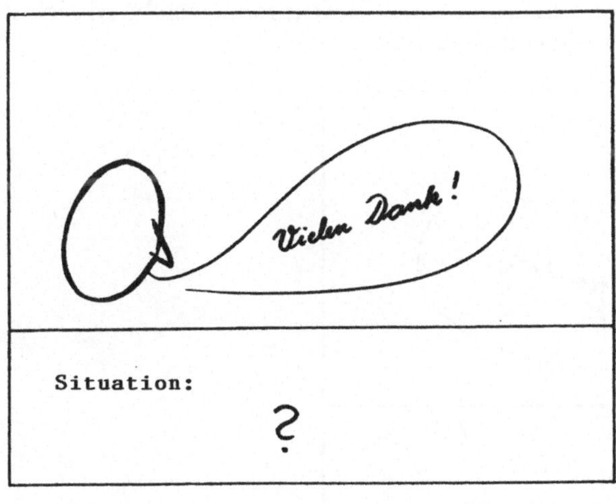

Mögliche Situationen:
sich bedanken für ein Ge-
schenk

sich bedanken für eine
Hilfe usw.

Intention (2)

▊ Die Ss sollen für eine vorgegebene Situation die darin möglichen illokutiven Akte bestimmen können.

Der P/T beschreibt (ausgehend von bekannten Situationen) solche Kontexte oder er zeichnet sie, z. B.:

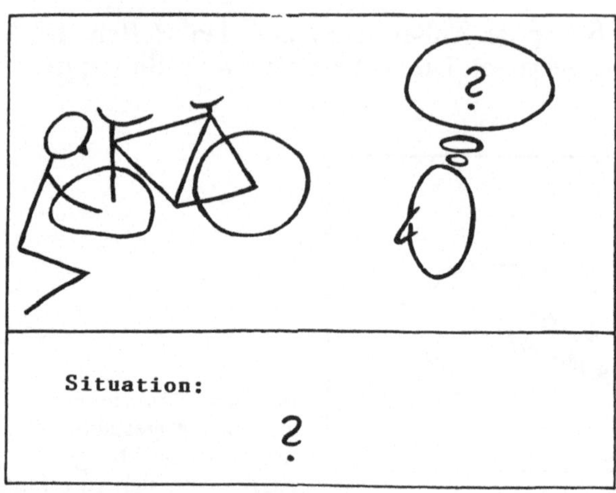

Mögliche illokutive Akte:
versprechen
(daß er/sie helfen wird)
schimpfen
(daß der/die andere nicht
achtsam war)
trösten
(weil das so viel Arbeit
macht)

Intention (3)

▊ Die Ss sollen zu Äußerungen den illokutiven Akt bestimmen können.

Der P/T beschreibt (oder zeichnet) situative Kontexte und gibt dazu Beispiele, was darin gesagt werden kann. Die Ss bestimmen, welche Absichten
der Sprecher mit seiner Äußerung verfolgt, z. B.:

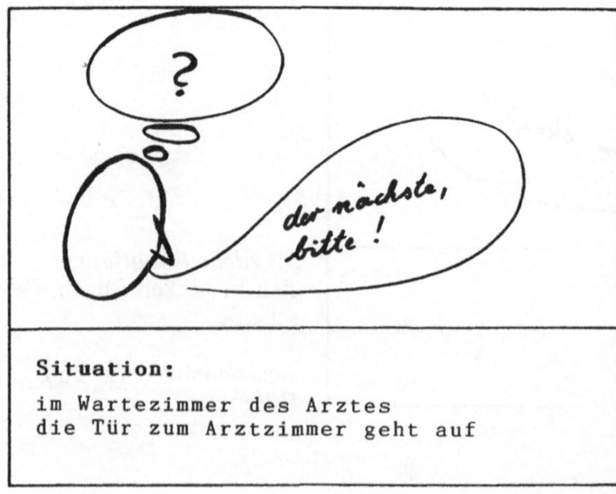

Illokutiver Akt:
auffordern

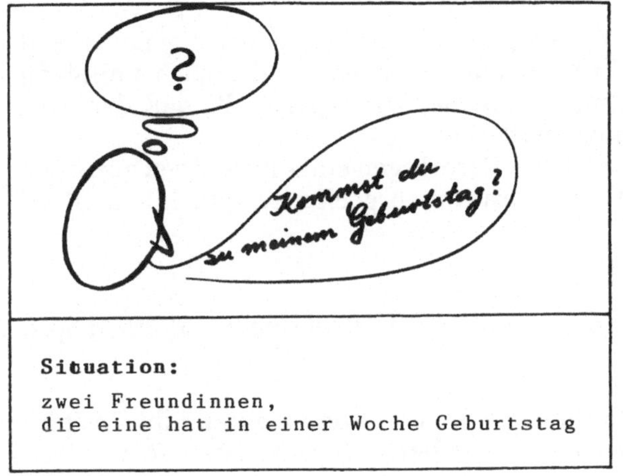

Situation:

zwei Freundinnen,
die eine hat in einer Woche Geburtstag

Illokutiver Akt:
einladen
(fragen)

Intention (4)
Die Ss sollen in Lesetexten illokutive Akte bestimmen können.

Die Ss sollen zunächst Äußerungen heraussuchen, in denen ein Sprecher ausdrücklich (d. h. mit Hilfe performativer Verben) seine Absicht mitteilt, z. B.:
„ich danke ihnen, daß sie gekommen sind"
„ich bedanke mich bei dir"
„vielen Dank für eure Hilfe"
oder
„ich verbiete dir, daß du dorthin gehst"

Dann suchen die Ss nach illokutiven Akten, die ohne die Hilfe performativer Verben ausgedrückt werden, z. B. ‚verbieten':
„Nein!"
„Das möchte ich nicht!"
„Laß das!"
„Tu das nie wieder!"

Intention (5)
Die Ss sollen die Bedingungen für das Gelingen eines Sprechaktes benennen können.

Der P/T beschreibt Situationen, die den Ss vertraut sind, und wählt daraus gelungene (oder mißlungene) Sprechakte (z. B. aus einem Rollenspiel oder einem Lesestück). Es werden die situativen Bedingungen und die kommunikativ-sprachlichen Mittel bestimmt, die einen Sprechakt gelingen oder mißlingen lassen.

Beispiel:
Der P/T erinnert an das Rollenspiel ‚Ich möchte einen eigenen Hund'
(s. 6.1) und daran, daß die Bitte um einen eigenen Hund zunächst mißlang.
Die Ss nennen die Bedingungen für das Mißlingen, z. B., daß der Vater
müde ist oder das Kind nicht *bitte* sagt.

Die Ss stellen fest, daß man beim Vorbringen einer Bitte einen günstigen
Augenblick abwarten muß und bestimmen geeignete sprachliche Mittel
für den Sprechakt ‚bitten'.

Intention (6)

Die Ss sollen die situationsangemessenen Reaktionen auf einen Sprechakt bestimmen können.

Der P/T beschreibt (oder zeichnet) situative Kontexte und gibt Beispiele
für darin vollzogene Sprechakte. Die Ss bestimmen, wie der Hörer darauf
reagiert.

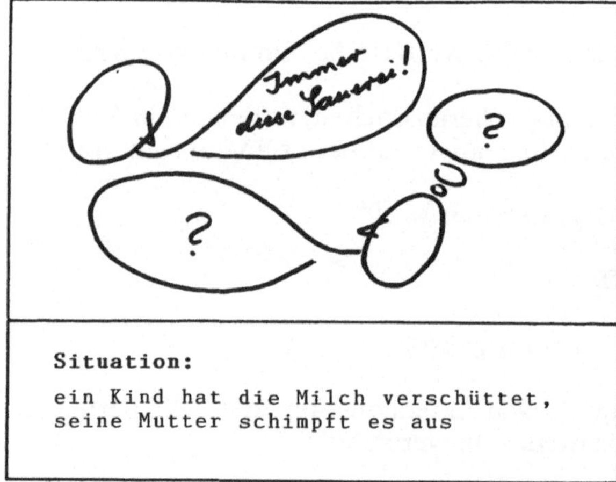

Mögliche Sprechakte:
„Entschuldigung!"
(das Kind entschuldigt
sich)
„Ich bin nicht schuld!"
(das Kind verteidigt sich)
*„Ich will besser aufpas-
sen!"*
(das Kind verspricht et-
was)

Hinweise

Zu den Aufgaben der Sprachreflexion gehört auch, den Ss die Möglichkeiten der Hörtaktik bewußt zu machen. Dies bedeutet insbesondere, daß
die Ss die Informationen des situativen Kontextes und die von einem
Sprecher eingesetzten parasprachlichen und außersprachlichen Mittel für
das Sprachverständnis zu nutzen lernen. Hierzu gehört auch, daß die Ss
Strategien lernen, wie sie die Kommunikationsprozesse im Sinne ihrer
Wahrnehmungsmöglichkeiten und kommunikativ-sprachlichen Fertigkeiten beeinflussen können, wie sie durch Rückfragen Mißverständnisse
verhindern bzw. beheben können, wie sie durch eigene Themenvorschläge
wieder in die Kommunikation zurückfinden können, usw. Die Sprachreflexion soll nicht nur diese Möglichkeiten bewußt machen, sondern auch
genügend Raum anbieten, um die Strategien der Hörtaktik einzuüben.

Nachwort

Die Rehabilitation Behinderter folgt der Leitidee, durch Prävention und Intervention der Entstehung von Behinderung entgegenzuwirken bzw. die Schwere einer Behinderung zu begrenzen. Dem liegt die Wertvorstellung zugrunde, daß ein Leben ohne Behinderung ein erfüllteres und vollkommeneres Leben ist als ein Leben, das unter den Bedingungen einer Behinderung gelebt wird. Behinderung wird als negatives Merkmal des Lebens betrachtet. Entsprechend sind Prävention und Intervention stärker an der Vorbeugung von Behinderung ausgerichtet als daran, zu einem Leben mit der Behinderung zu befähigen.

‚Hör-Behinderung‘ wird aus dieser Sicht von der sie bedingenden ‚Hör-Schädigung‘ unterschieden. Auslösendes Moment einer Hörbehinderung ist die Schädigung des Gehörs. Eine Hörschädigung kann, muß aber nicht in allen Fällen zu einer Behinderung führen. Ob es zur Behinderung kommt, hängt einerseits von der Schwere der Hörschädigung, andererseits aber auch von der bereitgestellten Prävention und Intervention ab. Hörbehinderung stellt eine mögliche, aber nicht unabdingbare Folge einer Schädigung des Gehörs dar.

In der Rehabilitation Hörgeschädigter ist es üblich, zwischen zwei Schädigungsgraden, der Schwerhörigkeit und der Gehörlosigkeit zu unterscheiden. Dies geschieht anhand des durchschnittlichen Hörverlustes und in der Annahme, daß mit den beiden Schädigungsgraden auch zwei unterschiedliche Behinderungsformen kovariieren. Es wird angenommen, daß ein Zusammenhang zwischen dem Grad der Schädigung und der Schwere der Behinderung besteht. Die audiologische Begrifflichkeit wird darum auch zur Kennzeichnung der Behinderung verwendet. (D. h. die Begriffe Schwerhörigkeit bzw. Gehörlosigkeit beziehen sich sowohl auf die Schädigung als auch auf die Behinderung.) Schwerhörigkeit gilt nach diesem Verständnis als die leichtere Behinderung, Gehörlosigkeit als die schwerere.

Ohne auf audiologische Kategorien zurückzugreifen, sind Schwerhörigkeit und Gehörlosigkeit als Behinderungsformen relativ gültig anhand von Merkmalen zu beschreiben, die die Sozialisation, Enkulturation und Personalisation Hörbehinderter aufweisen. Es läßt sich aufzeigen, daß bei einer bestimmten Behinderungsform bestimmte Merkmale häufiger oder in einer bestimmten Ausprägung auftreten. So lassen sich Unterschiede in der sozialen und der beruflichen Integration, der kommunikativ-sprachlichen Kompetenz und Bildung sowie im Identitätskonzept und der Authentizität Hörbehinderter feststellen. Es ist jedoch, wie oben angedeutet, nicht möglich, diese auf die unterschiedlichen Schädigungsgrade zurückzuführen. Der Zusammenhang zwischen Schädigung und Behinderung besteht in der angenommenen Weise nicht. Zwar finden sich in der jeweiligen Behinderungsform vorwiegend Hörgeschädigte des entsprechenden Schädigungsgrades, daneben aber auch eine beträchtliche Anzahl Hörgeschädigter des anderen Schädigungsgrades. Unterschiedliche Schädigungsgrade können zur gleichen Behinderungsform führen, wie auch gleiche Schädigungsgrade unterschiedliche Behinderungsformen zur Folge haben können. Es kann auch nicht gesagt werden, daß die eine Behinderungsform die leichtere, die andere die schwerere Behinderung darstellt. Beide Formen der Hörbehinderung sind ganz eigene Ausprägungen von Behinderung.

Die Behinderungsformen Schwerhörigkeit und Gehörlosigkeit stellen komplexe, durch ein Bündel von Variablen bedingte Phänomene dar. Ein univariater Ansatz – wie das oben beschriebene Modell – kann darum eine differenzierende Kennzeichnung der beiden Behinderungsformen nicht leisten. Hierzu bedarf es eines Kriteriums, das selbst einen genügend hohen Grad an Komplexität aufweist, zugleich aber eine Dichotomisierung der Hörbehinderung erlaubt. Als ein solches Kriterium kann die *Form der Identifizierung* Hörbehinderter angesehen werden. Dieses Kriterium fragt danach, mit wem sich ein Hörbehinderter identifiziert, ob mit anderen Hörbehinderten oder mit den Nichtbehinderten, den Hörenden. Es ist zu beobachten, daß sich die einen Hörbedinderten zu der in ihrem Leben präsenten Majorität der Hörenden rechnen. Sie vollziehen eine *inklusorische Identifizierung.* Andere rechnen sich nicht zu den Hörenden, sie vollziehen eine *exklusorische Identifizierung.* Audiologisch gesehen finden sich bei Hörbehinderten mit inklusorischer Identifizierung primär prälingual Schwerhörige und Spätertaubte, aber auch prälingual Gehörlose (deren Anzahl vermutlich mit der Zahl cochlear-implantierter Gehörloser zunimmt). Entsprechend ist bei Hörbehinderten mit exklusorischer Identifizierung zu beobachten, daß es sich hier vor allem, aber nicht ausschließlich, um Fälle audiologischer Gehörlosigkeit handelt.

Inklusorische und exklusorische Identifizierung stellen die Antworten Hörbehinderter auf die Frage dar, in welchen Kontexten sie am ehesten die Befriedigung ihrer Bedürfnisse erwarten können. Diese Bedürfnisse sind zum einen die sozialen Bedürfnisse nach Akzeptanz und Liebe sowie Kommunikation, Teilhabe und Geborgenheit, zum anderen aber auch die geistigen Bedürfnisse nach Wertorientierung und Sinndeutung sowie das Bedürfnis, das eigene Selbst zu verwirklichen. Bei inklusorischer Identifizierung wird erwartet, daß eine genügende Befriedigung dieser Bedürfnisse in der Lebensgemeinschaft der Hörenden möglich ist. Bei exklusorischer Identifizierung wird davon ausgegangen, daß dies unter Hörenden nicht möglich ist, aber von der Gemeinschaft der Hörbehinderten – der „Gehörlosen-Kultur” – erwartet werden kann. Sozialiation, Enkulturation und Personalisation stehen in engem Zusammenhang mit der Form der Identifizierung. Ihre jeweiligen Ausprägungen stellen zugleich Bedingung und Folge einer bestimmten Identifizierung dar.

Das hier vorgeschlagene Modell der Hörbehinderung basiert nicht auf audiologischen, sondern auf anthropologischen Kategorien. Es betont die Bedeutung von Prävention und Intervention und damit die Rolle von Erziehung und sozialer Umwelt. Es hat aber auch vor Augen, daß in jedes Leben Möglichkeiten der eigenen Entscheidung für bestimmte Werte und Formen der Lebensgestaltung gelegt sind.

Anhang: Phonetische Begriffe

Als *Konsonanten* werden die Sprachlaute bezeichnet, die durch teilweisen oder völligen Verschluß im Mundraum gebildet werden. Akustisch stellen sie Geräusche mit oder ohne Stimmklang dar.

Innerhalb der Konsonanten kann nach *Bildungsart* der einzelnen Laute differenziert werden. Dementsprechend werden folgende Lautgruppen unterschieden:

- die *Plosive* oder Verschlußlaute, z. B. [p] oder [g]
- die *Frikative* oder Reibelaute, z. B. [s] oder [j]
- die *Liquide* oder Laterallaute, z. B. [l] oder [R]
- die *Nasale* oder Nasenlaute, z. B. [m] oder [n]

Konsonanten können auch danach unterschieden werden, wo sie gebildet werden, d. h. nach dem *Bildungsort.* Man spricht von

- *labialen* Lauten, wenn bei ihrer Bildung die Lippen beteiligt sind, z. B. [m] oder [f];
- *dentalen* Lauten, wenn sie in Kontakt mit den Zähnen gebildet werden, z. B. [t] oder [s]
- *palatalen* Lauten, wenn sie am harten Gaumen gebildet werden, z. B. [ç] und [j]
- *velaren* Lauten, wenn bei ihrer Bildung der weiche Gaumen beteiligt ist, z. B. [k] oder [ŋ]

Als *Vokale* werden die Sprachlaute bezeichnet, die durch Ausformung des sog. primären Stimmklanges gebildet werden. Akustisch stellen sie Klänge dar.

Auch Vokale können danach differenziert werden, wo sie gebildet werden. Demzufolge kann zwischen

- *palatalen* Vokalen, z. B. [i] oder [e], und
- *velaren* Vokalen, z. B. [o] oder [u]

unterschieden werden.

Des weiteren wird bei den Vokalen danach getrennt, ob sie *lang,* wie das [a] in Wahl, oder ob sie *kurz* sind, wie das [a] in Apfel.

Eine Sonderstellung nehmen die *Diphtonge,* die Gleitlaute ein. Sie stellen eine enge Verflechtung eines langen mit einem darauffolgenden kurzen Vokal dar, z. B. [au] wie in Hauch.

Die Sprachlaute des Deutschen

Plosive
stimmlose Plosive
[*p*]   wie in **P**ost
[*t*]   wie in **T**inte
[*k*]   wie in **K**ohl

stimmhafte Plosive
[*b*]   wie in **B**ein
[*d*]   wie in **D**urst
[*g*]   wie in **G**eige

Frikative
stimmlose Frikative
[*f*]   wie in **F**isch
[*s*]   wie in Li**s**t
[*ʃ*]   wie in **Sch**ein
[*ç*]   wie in Li**ch**t
[*x*]   wie in Ba**ch**
[*h*]   wie in **H**und

stimmhafte Frikative
[*v*]   wie in **W**ald
[*z*]   wie in **S**auna
[*j*]   wie in **J**agd

Liquide
[*l*]   wie in **L**uft
[*R*]   wie in **R**ute

Nasale
[*m*]   wie in **M**ai
[*n*]   wie in **N**eid
[η]   wie in Ri**ng**

Palatale Vokale
[*i*]   wie in **I**gel
[ɪ]   wie in B**i**tte
[*e*]   wie in **Bee**t
[ɛ:]   wie in B**ä**r
[ɛ]   wie in B**e**tt
[ə]   wie in M**a**de
[*y*]   wie in **Ü**bel
[y]   wie in T**ü**mpel
[ø]   wie in L**ö**we
[œ]   wie in **H**ö**lle

Velare Vokale
[*a*]   wie in Sch**a**le
[a]   wie in Sch**a**tten
[o]   wie in B**oo**t
[ɔ]   wie in M**o**rd
[*u*]   wie in L**u**pe
[u]   wie in L**u**ft

Diphtonge
[aɪ]   wie in **Ei**s
[au]   wie in M**au**s
[oy]   wie in H**eu**

Literatur

Alich G (1977) Sprachperzeption über das Absehen vom Munde. Sprache – Stimme – Gehör 1:90–96

Ayres AJ (1979) Lernstörungen. Springer, Berlin Heidelberg New York

Ayres AJ (1984) Bausteine der kindlichen Entwicklung. Springer, Berlin Heidelberg New York Tokyo

Baguş J (1983) Effizienzanalyse von Präventionsprogrammen. René F. Wilfer, Spardorf

Benguerel AP, Pichora-Fuller MK (1982) Coarticulation effects in lipreading. J of Speech and Hearing Research 25:600–607

Bertram B (1992a) Cochlear Implant Versorgung ertaubter und taubgeborener Kinder an der HNO-Klinik der MHH und am Cochlear Implant Centrum Hannover (CIC). In: GEERS-Stiftung (Hrsg) 6.Multidisziplinären Kolloquiums, Bonn

Bertram B (1992b) Pädagogische Aspekte der Erstanpassung des Sprachprozessors bei Kindern nach Cochlear Implant Versorgung mit dem Cochlear Implant Mini System 22. Hörgeschädigtenpädagogik 1:26–40

Biesalski P (1973) Hörstörungen im Kindesalter: Therapie und Förderung. In: Biesalski P, Böhme G, Frank F, Luchsinger R (Hrsg) Phoniatrie und Pädoaudiologie. Thieme, Stuttgart

Biesalski P (1989) Aktuelle Gesichtspunkte zur Früherfassung hörgeschädigter Kinder. In: Bundesgemeinschaft der Eltern und Freunde schwerhöriger Kinder (Hrsg)Früherkennung und Frühförderung schwerhöriger und resthöriger Kinder. Tagungsbericht Oberreifenberg. Hamburg

Bölling-Bechinger H (1990) Frühförderung gehörloser und schwerhöriger Kinder aus psychologischer Sicht. In: Kröhnert O, Stiftung zur Förderung körperbehinderter Hochbegabter (Hrsg) Aufgaben und Probelme der Frühförderung gehörloser und schwerhöriger Kinder unter dem Aspekt der Begabungsentfaltung – Bericht über das Internationale Symposion vom 10. bis 13. November 1989 in Hohenems, Österreich. Vaduz, Fürstentum Liechtenstein

Boothroyd A (1981) Group hearing aids. In: Bess FH et al. (ed) Amplification in Education. Alexander Graham Bell Assoc. of the Deaf, Washington

Boothroyd A (1982) Hearing impairments in young children. Prentice-Hall, Englewood Cliffs

Boothroyd A (1984) Auditory perception of speech contrasts by subjects with sensorineural hearing loss. J of Speech and Hearing Research 27:134–144

Brauckmann K (1934) Das Jenaer Verfahren. Deutsche Sonderschule 2: 34–42

Braun A (1968) Über das Verhältnis der Hörerziehung zum systematischen Sprachaufbau und der Sprachanbahnung. In: BDT-Tagungsbericht, Burg Feuerstein

Braun A (1969) Hören als Lernproblem für resthörige Kinder im Vorschulalter und Schulalter. Verlag Hörgeschädigte Kinder, Kettwig/Ruhr

Braun A, Klingl A, Mooser B, Tigges J (1979) Sprachunterricht an Schulen für Gehörlose. Neckar, Villingen-Schwenningen

Breiner HL (1968) Probleme der Hörerziehung. Neue Blätter für Taubstummenbildung 6/7:180–186

Breiner HL (1974) Sprachschall in der Kommunikationskette (I). Hörgeschädigten-
pädagogik 4:202–220
Breiner HL (1975a) Sprachschall in der Kommunikationskette (II). Hörgeschädigten-
pädagogik 1:25–30
Breiner HL (1975b) Sprachschall in der Kommunikationskette (III). Hörgeschädigtenpädagogik 2:92–100
Breiner HL (1982) Erarbeitung der äußeren Seite der Sprache und kommunikative
Hilfsmittel. In: Jussen H, Kröhnert O (Hrsg) Pädagogik der Gehörlosen und Schwer-
hörigen. Carl Marhold, Berlin (Handbuch der Sonderpädagogik Band 3)
Breiner HL (1984) Grundlagen der Hörerziehung. Pfalzinstitut, Frankenthal
Breiner HL (1985) Zur Weiterentwicklung der Basis einer lautsprachlichen Kommu-
nikation mit Gehörlosen. In: Krüger M, Grunst G (Hrsg) Perspektiven der Hörge-
schädigtenpädagogik. Carl Marhold, Berlin
Breiner HL (1987) Die Möglichkeiten zur Beeinflussung des Wahrnehmungsgesche-
hens bei Hörsprachbehinderten. Hörgeschädigtenpädagogik, Beiheft 21
Breiner HL (1991) Hilfen für Hörgeschädigte in Orientierung an den sensorischen
Bedingungen. In: Jussen H, Claußen WH (Hrsg) Chancen für Hörgeschädigte. Ernst
Reinhardt, München Basel
Bruner J (1987) Wie das Kind sprechen lernt. Hans Huber, Bern Göttingen Toronto
Seattle
Bühler H, Fritz G, Herrlitz W, Hundsnurscher F, Insam B, Simon G, Weber H (1972)
Linguistik I. Max Niemeyer, Tübingen
Bundesgemeinschaft der Eltern und Freunde hörgeschädigter Kinder (Hrsg) (1993)
„Früh"erkennung? Memorandum zur Früherkennung und Frühförderung hörge-
schädigter Kinder, 4. Aufl. Hamburg
Chomsky N (1969) Aspekte der Syntax-Theorie. Suhrkamp, Frankfurt
Clark M (1989) Language through living for hearing-impaired children. Hodder and
Stoughton, London
Claußen WH (1988) Ergebnisse einer Umfrage zur Sprachentwicklung und zur Schul-
organisation aus Schulen und vorschulischen Einrichtungen für Hörgeschädigte
im mitteleuropäischen deutschsprachigen Raum (ohne DDR). Hörgeschädigten-
pädagogik 4:209–225
Cornett RO (1970) Effects of cued speech upon speech reading. In: Fant G (ed) Report
on the International Symposion on Speech Communiation Ability and Profound
Deafness. Alexander Graham Bell Assoc. for the Deaf, Washington
Correll W (Hrsg) (1965) Programmiertes Lernen und Lehrmaschinen. Westermann
Braunschweig
Deutscher Bildungsrat (Hrsg) (1973) Empfehlungen der Bildungskommission zur päd-
agogischen Förderung behinderter und von Behinderung bedrohter Kinder und
Jugendlicher. Klett, Stuttgart
Diller G (1988a) Gehörlosigkeit – Kommunikation – Kognition. In: Radigk W (Hrsg)
Sprache und Sprach-störungen. modernes lernen, Dortmund
Diller G (1988b) Zur Notwendigkeit einer auditiv-oralen Erziehung gehörloser Kinder.
Sprache – Stimme – Gehör 12:124–127
Diller G (1989) Frühförderung – ein Beitrag zur Integration hörgeschädigter Kinder.
Hörgeschädigtenpädagogik 1:35–41
Diller G (1990a) Gehörlosigkeit in der Früherziehung – Annahme oder Realität? Hör-
geschädigtenpädagogik 2:80–91
Diller G (1990b) Das Frühförderkonzept an der Johannes-Vatter-Schule, Schule für
Gehörlose, in Friedberg/ Hessen. In: Kröhnert O, Stiftung zur Förderung körper-
behinderter Hochbegabter (Hrsg) Aufgaben und Probleme der Frühförderung ge-
hörloser und schwerhöriger Kinder unter dem Aspekt der Begabungsentfaltung –
Bericht über das Internationale Symposion vom 10. bis 13. November 1989 in
Hohenems, Österreich. Vaduz, Fürstentum Liechtenstein

Diller G (1991) Hören und Verstehen – pädagogische Perspektiven durch technologische Möglichkeiten der Hörgeräteversorgung beim gehörlosen und schwerhörigen Kleinkind. Hörgeschädigtenpädagogik 4:195–207

Ding H (1970) Ein möglicher Weg im Artikulationsunterricht. Neue Blätter für Taubstummenbildung 4:209–212

Ding H (1972) Der Fonator im Artikulationsunterricht Hörgeschädigter. G. Schindele, Neuburgweier Karlsruhe

Ding H (1981) Bemerkungen zum Erziehungsziel Ich-Identität. Hörgeschädigtenpädagogik 6:319–327

Ding H (1984) Vorlesungen zur Schwerhörigenpädagogik. Hörgeschädigtenpädagogik, Beiheft 13

Ding H (1985a) Modelle der interaktionalen Hausfrüherziehung hörgeschädigter Kinder. In: Krüger M, Grunst G (Hrsg) Perspektiven der Hörgeschädigtenpädagogik. Carl Marhold, Berlin

Ding H (1985b) Zur Früherziehung hörgeschädigter Kinder. In: Bundesarbeitsgemeinschaft der Eltern und Freunde schwerhöriger Kinder (Hrsg) Brennpunkte der Elternhilfe. Tagungsbericht Hamburg

Ding H (1985c) Behinderung und Behinderte – Versuch der Beschreibung einer viel gestaltigen Wirklichkeit. In: Claußen WH (Hrsg) Internationales Symposion zur Schwerhörigenpädagogik Hamburg – Bericht. Hamburg

Ding H (1986) Bedingungen der Gemütsbildung beim Erzieher. Hörgeschädigtenpädagogik, Beiheft 19

Ding H (1988a) Anfänge der Elternhilfe. Hörgeschädigtenpädagogik 2:107–114

Ding H (1988b) Mit der Hörschädigung leben. HVA / Edition Schindele, Heidelberg

Ding H (1988c) Die Effektivität der Hörerziehung. In: Fischer B, Billich P (Hrsg) Hör-Spracherziehung. Edition Schindele, Heidelberg (Heidelberger Sonderpädagogische Schriften Bd. 17)

Ding H (1989a) Soziologische Aspekte der Gehörlosigkeit. In: Bausch KH, Grosse S (Hrsg) Spracherwerb und Sprachunterricht für Gehörlose. Max Niemeyer, Tübingen

Ding H (1989b) Ganzheitliche Förderung hörgeschädigter Kinder. In: Bundesgemeinschaft der Eltern und Freunde schwerhöriger Kinder (Hrsg)Früherkennung und Frühförderung schwerhöriger und resthöriger Kinder – Tagungsbericht Oberreifenberg. Hamburg

Ding H (1991a) Der Erzieher in der Identitätserziehung Hörgeschädigter. Hörgeschädigtenpädagogik 1:30–35

Ding H (1991b) Der aurale Weg in der Spracherziehung Gehörloser. In: Bund deutscher Taubstummenlehrer (Hrsg) Arbeitstagung für Hörerziehung – Tagungsbericht Burg Feuerstein

Ding H (1991c) Spracherwerb bei Schwerhörigen. Hörgeschädigtenpädagogik 5: 284–291

Ding H (1993a) Untersuchungen zur auditiven Sprachwahrnehmung Gehörloser. Hörgeschädigtenpädagogik 1:23–35

Ding H (1993b) Bemerkungen zum auralen Weg in der Sprachförderung gehörloser Kinder. hörgeschädigte kinder 2:66–73

Ding H (1993c) Grundlagen der auralen Rehabilitation Gehörloser. Sprache – Stimme – Gehör 4:147–151

Ding H, Horsch U (1984) Materialien zur Früherziehung hörgeschädigter Kinder (Grund- und Folgekurs), 1. Aufl. Julius Groos, Heidelberg

Erber NP (1979) Auditory-visual perception of speech with reduced optical clarity. J Speech and Hearing Research 22:212–223

Erber NP (1981) Speech perception by hearing-impaired children. In: Bess FH et al. (eds) Amplification in education. Alexander Graham Bell Assoc. of the Deaf, Washington

Erber NP (1982) Auditory training. Alexander Graham Bell Assoc. for the Deaf (ed), Washington

Essen von O (1979) Allgemeine und angewandte Phonetik. Akademie-Verlag, Berlin

Esser G (1981) Neuropsychologie klinischer Syndrome – Störungen der Wahrnehmung. In: Remschmidt H, Schmidt M (Hrsg) Neuropsychologie des Kindesalters. Enke, Stuttgart (Klinische Psychologie und Psychopathologie, Band 15)

Estabrooks W (1989) „Ready! Set! Listen!" In: Internationales Beratungszentrum Meggen (Hrsg) Congress Report Berchtesgaden 1989. Meggen

Ewing A, Ewing E (1964) Teaching deaf children to talk. Manchester University Press, Manchester

Forchhammer G (1923) Absehen- und Mund-Hand-System. Blätter für Taubstummenbildung 18/19:15–23

Frerichs HJ (1990) Die Bedeutung neurophysiologischer und neurolinguistischer Erkenntnisse für die pädagogische Förderung gehörloser und schwerhöriger Kinder in den ersten Lebensjahren. In: Kröhnert O, Stiftung zur Förderung körperbehinderter Hochbegabter (Hrsg) Aufgaben und Probleme der Frühförderung gehörloser und schwerhöriger Kinder unter dem Aspekt der Begabungsentfaltung – Bericht über das Internationale Symposion vom 10. bis 13. November 1989 in Hohenems, Österreich. Vaduz, Fürstentum Liechtenstein

Gegner U (1987) Bedeutungserfassung als sprachliche Tätigkeit. Peter Lang, Frankfurt am Main Bern New York Paris

Gegner U (1993) Handlungsorientierter Bedeutungserwerb als didaktisches Prinzip im Unterricht bei Gehörlosen. Hörgeschädigtenpädagogik 2:71–83

Graichen J (1981) Neuropsychologie klinischer Syndrome – Störungen der Integration. In: Remschmidt H, Schmidt M (Hrsg) @Lit = Neuropsychologie des Kindesalters. Enke, Stuttgart (Klinische Psychologie und Psychopathologie, Band 15)

Gubernia P (1964) Verbotonal method and its application to the rehabilitation of the deaf. In: Proceedings of the International Congress on Education of the Deaf. Washington

Habermas H (1971) Vorbereitende Bemerkungen zu einer Theorie der kommunikativen Kompetenz. In: Habermas H, Luhmann N (Hrsg) Theorie der Gesellschaft oder Sozialtechnologie. Suhrkamp, Frankfurt

Hack ZC, Erber NP (1982) Auditory, visual, and auditory-visual perception of vowels by hearing-impaired children. J Speech and Hearing Research 25:100–107

Herrlitz W (1972) Einführung in die Grundlagen der sprachlichen Kommunikation. In: Bühler H et al. (Hrsg) Linguistik I, 3.Aufl. Max Niemeyer, Tübingen

Hintermair M, Voit H (1990) Bedeutung, Identität und Gehörlosigkeit. Hörgeschädigtenpädagogik, Beiheft 26

Hörmann H (1970) Psychologie der Sprache. Springer, Berlin Heidelberg New York

Horsch U (1982) Kommunikative Erziehung. Julius Groos, Heidelberg

Horsch U (1988) Möglichkeiten sensomotorischer Förderung im Elementar- und Primarbereich bei hörgeschädigten Kindern – Bedingungen, Inhalte, Ziele. In: Fischer B, Billich P (Hrsg) Hör-Sprach-Erziehung. Edition Schindele, Heidelberg (Heidelberger Sonderpädagogische Schriften Bd. 17)

Horsch U, Ding H (1981) Sensomotorisches Vorschulprogramm für behinderte Kinder. Julius Groos, Heidelberg

Hymes D (1973a) Modelle der Wechselwirkung von Sprache und sozialer Situierung. In: Kochan DC (Hrsg) Sprache und kommunikative Kompetenz. Ernst Klett, Stuttgart

Hymes D (1973b) Über linguistische Theorie, kommunikative Kompetenz und die Erziehung unterprivilegierter Kinder. In: Kochan DC (Hrsg) Sprache und kommunikative Kompetenz. Stuttgart

Jacobi P (1981) Neuropsychologie der Entwicklung – Entwicklung der Wahrnehmung. In: Remschmidt H, Schmidt M (Hrsg) Neuropsychologie des Kindesalters. Enke, Stuttgart (Klinische Psychologie und Psychopathologie, Band 15)
Jakobson R, Halle M (1956) Fundamentals of language. Mouton & Co, s-Gravenhage
Johansson B (1961) A new coding amplifier system for the severely hard of hearing. In: Proceedings of the 3rd International Congress on Acoustics. Stuttgart
Jussen H (1969) Grundlagen des Sprach„ausbaus" bei Schwerhörigen. In: Höffe WC (Hrsg) Sprachpädagogik, Literaturpädagogik. Diesterweg, Frankfurt
Jussen H (1977) Grundzüge eines interaktionalen Sprachausbaus bei Schwerhörigen. In: Sprache-Stimme-Gehör 4: 142–150
Jussen H (1982) Didaktik der Schule für Gehörlose: Primar- und Sekundarstufe I – Sprache. In: Jussen H, Kröhnert O (Hrsg) Pädagogik der Gehörlosen und Schwerhörigen. Carl Marhold, Berlin (Handbuch der Sonderpädagogik Band 3)
Jussen H (1982) Didaktik der Schule für Schwerhörige: Primar- und Sekundarstufe I – Sprache. In: Jussen H, Kröhnert O (Hrsg) Pädagogik der Gehörlosen und Schwerhörigen. Carl Marhold, Berlin (Handbuch der Sonderpädagogik Band 3)
Jussen H (1983) Die Weiterentwicklung des Aufbauenden Verfahrens zu einem Konzept kommunikativer Spracherschließung bei Gehörlosen. Hörgeschädigtenpädagogik 37:302–322
Jussen H (1991) Spracherwerb bei Gehörlosen. In: Jussen H, Claußen WH (Hrsg) Chancen für Hörgeschädigte. Ernst Reinhardt, München Basel
Jussen H, Horsch U (1978) Spracherwerb in früher Kindheit. Sonderpädagogik 1:1–14
Jussen H, Kloster-Jensen M, Wisotzki KH (1994) Lautbildung bei Hörgeschädigten. ED Marhold im Wissenschaftsverlag V. Spiess, Berlin
Jussen H, Krüger M (1975) Manuelle Kommunikationshilfen bei Gehörlosen – das Fingeralphabet. Marhold Berlin
Karpf A (1990) Neurolinguistische Faktoren in der Entwicklung von Kindern im Schulalter. In: Kröhnert O, Stiftung zur Förderung körperbehinderter Hochbegabter (Hrsg) Aufgaben und Probleme der Frühförderung gehörloser und schwerhöriger Kinder unter dem Aspekt der Begabungsentfaltung – Bericht über das Internationale Symposion vom 10. bis 13. November 1989 in Hohenems, Österreich. Vaduz, Fürstentum Liechtenstein
Kern E (1958) Theorie und Praxis eines ganzheitlichen Sprachunterrichts für das gehörgeschädigte Kind. Herder, Freiburg
Klinke R (1990) Hörentwicklung beim Kleinkind. In: Kröhnert O, Stiftung zur Förderung körperbehinderter Hochbegabter (Hrsg) Aufgaben und Probleme der Frühförderung gehörloser und schwerhöriger Kinder unter dem Aspekt der Begabungsentfaltung – Bericht über das Internationale Symposion vom 10. bis 13. November 1989 in Hohenems, Österreich. Vaduz, Fürstentum Liechtenstein
Kloster Jensen M, Jussen H (1970) Lautbildung bei Hörgeschädigten. Carl Marhold, Berlin (Schriften zur Hörgeschädigtenpädagogik Heft 3)
Kraus R (1992) Sprache – Denken – Sozialisation. Phil. Dissertation, München
Kröhnert O (1982) Geschichte. In: Jussen H, Kröhnert O (Hrsg) Pädagogik der Gehörlosen und Schwerhörigen. Carl Marhold, Berlin (Handbuch der Sonderpädagogik Band 3)
Kröhnert O (1991) Umbruchtendenzen in der Gehörlosenpädagogik der Gegenwart. In: Jussen H, Claußen WH (Hrsg) Chancen für Hörgeschädigte. Ernst Reinhardt, München Basel
Kruse E (1984) Stabilisierte Sprachschallperzeption durch zusätzliche drahtlose Hochfrequenzverstärkung in der Frühförderung hörbehinderter Kinder. Sprache – Stimme – Gehör 8:92–98
Kruse E (1990) Frühförderung hörbehinderter Kinder aus medizinischer Sicht. In: Kröhnert O, Stiftung zur Förderung körperbehinderter Hochbegabter (Hrsg) Aufgaben und Probleme der Frühförderung gehörloser und schwerhöriger Kinder un-

ter dem Aspekt der Begabungsentfaltung – Bericht über das Internationale Symposion vom 10. bis 13. November 1989 in Hohenems, Österreich. Vaduz, Fürstentum Liechtenstein

Lehnhardt E (1989) Grundsätzliches zum Cochlear Implantat. In: HNO-Leitlinien 3, Wegweiser für die Hals-Nasen-Ohrenheilkunde 4

Lenneberg E (1972) Biologische Grundlagen der Sprache. Suhrkamp, Frankfurt

Liberman AM (1961) Some results of research on speech perception. In: Saporta S (ed) Psycholinguistics. Holt, Rinehart and Winston, New York Chicago San Francisco Toronto London

Lindner G (1992) Pädagogische Audiologie, 4. Aufl. Ullstein Mosby, Berlin

Lindner G, Brand E (1969) Sprachperzeption durch Absehen mit Tastunterstützung. Die Sonderschule 1:6–16

Ling D (1964) Implications of hearing aid amplification below 300 CPS. The Volta Review 66: 723–729

Ling D (1981) A survey of the present status of methods in english-speaking countries for the development of receptive and expressive oral skills. In: Mulholland AM (ed) Oral education today and tomorrow. Alexander Graham Bell Assoc. of the Deaf, Washington

Ling D (1984) Early oral intervention: An introduction. In: Ling D (ed) early intervention for hearing-impaired children: Oral options. College Hill Press, San Diego

Ling D (1989) Foundations of spoken language for hearing-impaired children. Alexander Graham Bell Assoc. for the Deaf, Washington

Ling D, Ling A (1978) Aural habilitation. Alexander Graham Bell Assoc. for the Deaf, Washington

List G (1972) Psycholinguistik – Eine Einführung. Kohlhammer Stuttgart

Löwe A (1974) Gehörlose, ihre Bildung und Rehabilitation. In: Deutscher Bildungsrat (Hrsg) Gutachten und Studien der Bildungskommission. Bd 30: Sonderpädagogik 2: Gehörlose und Schwerhöriger. Ernst Klett, Stuttgart

Löwe A (1979) Hörhilfen für hörgeschädigte Kinder. Carl Marhold, Berlin

Löwe A (1989) Hörprüfungen in der kinderärztlichen Präxis. Schindele, Heidelberg

Löwe A (1991) Hörerziehung für hörgeschädigte Kinder. HVA / Schindele, Heidelberg

Maas U (1976) Kann man Sprache lehren? Syndikat, Frankfurt am Main

Martin S (1991) Frischer Wind – oder – alter Hut? Morag Clark in Deutschland. Hörgeschädigtenpädagogik 4:213–222

Meyer-Eppler W (1969) Grundlagen und Anwendungen der Informationstheorie. Springer, Heidelberg Berlin New York

Mischook M, Cole E (1986) Auditory learning and teaching of hearing-impaired infants. The Volta-Review, 81: 67–81

Neppert J, Pétursson M (1986) Elemente einer akustischen Phonetik, 2. Aufl. Buske, Hamburg

Niebergall G, Remschmidt H (1981) Neuropsychologie der Entwicklung – Entwicklung des Sprechens und der Sprache. In: Remschmidt H, Schmidt M (Hrsg) Neuropsychologie des Kindesalters. Enke, Stuttgart (Klinische Psychologie und Psychopathologie, Band 15)

Novelli-Olmstead T, Ling D (1984) Speech production and speech discrimination by hearing-impaired children. The Volta Review, Feb–Mar. 1984:72–80

Oksaar E (1987) Spracherwerb im Vorschulalter, 2. Aufl. Kohlhammer, Stuttgart Berlin Köln Mainz

Olbrich I (1989) Auditive Wahrnehmung und Sprache. Verlag Modernes Lernen, Dortmund (Psychomotorische Entwicklungsförderung Bd.6)

Pahlen B von der (1993) Hör-Sprachtherapie. hörgeschädigte kinder 2:77–84

Piaget J (1975) Das Erwachen der Inelligenz. Klett, Stuttgart

Pickett JM (1975) Speech-processing aids for communication handicaps. In: Tower DB (ed) The nervous system; Human communication and its disorders. Raven Press, New York

Plath P (1989) Probleme der Spätversorgung mit Hörgeräten. In: Rehabilitation Schwerhöriger, Ertaubter und Gehörloser – Tagungsbericht Bad Berleberg

Pollack D (1970) Educational audiology for the limited hearing infant. Charles C Thomas, Springfield

Pollack D (1984a) An acoupedic program. In: Ling D (ed) Early intervention for hearing-impaired children: Oral options. College Hill Press, San Diego

Pollack D (1984b) Teaching the child with a hearing impairment by the acoupedic approach. In: Perkins WH (ed) Hearing disorders. Thieme-Stratton, New York

Ramge H (1976) Spracherwerb und sprachliches Handeln. Schwann, Düsseldorf (Sprache und Lernen Bd.43)

Reinfelder D (1925) Die Eigenart der Schwerhörigenschule. In: Lesch E (Hrsg) Bericht über den Zweiten Kongreß für Heilpädagogik in München. Berlin

Remschmidt H (1981) Neuropsychologie der Entwicklung – Psychosoziale Grundlagen der Entwicklung. In: Remschmidt H, Schmidt M (Hrsg) Neuropsychologie des Kindesalters. Enke, Stuttgart (Klinische Psychologie und Psychopathologie, Band 15)

Remschmidt H, Niebergall G (1981) Neuropsychologie klinischer Syndrome – Störungen des Sprechens und der Sprache. In: Remschmidt H, Schmidt M (Hrsg) Neuropsychologie des Kindesalters. Enke, Stuttgart (Klinische Psychologie und Psychopathologie, Band 15)

Renner B (1989) Hörgeräteanpassung aus der Sicht des Mediziners. In: Bundesgemeinschaft der Eltern und Freunde schwerhöriger Kinder (Hrsg) Früherkennung und Frühförderung schwerhöriger und resthöriger Kinder – Tagungsbericht Oberreifenberg. Hamburg

Salz W (1990) Ist das Hörgerät besser als die Hör-Sprech-Anlage? – Eine vergleichende Untersuchung –. Hörgeschädigtenpädagogik 5:275–294

Sanders DA (1971) Aural rehabilitation. Prentice-Hall, Englewood Cliffs

Schaar E (1968) Hörerziehung und Sprachsprecherziehung. In: BDT-Tagungsbericht, Burg Feuerstein

Schilling F (1981) Neuropsychologie der Entwicklung – Entwicklung der Motorik. In: Remschmidt H, Schmidt M (Hrsg) Neuropsychologie des Kindesalters. Enke, Stuttgart (Klinische Psychologie und Psychopathologie, Band 15)

Schlote W (1990) Grundlagen der neurophysiologischen Entwicklung von Kindern im Vorschulalter. In: Kröhnert O, Stiftung zur Förderung körperbehinderter Hochbegabter (Hrsg) Aufgaben und Probleme der Frühförderung gehörloser und schwerhöriger Kinder unter dem Aspekt der Begabungsentfaltung – Bericht über das Internationale Symposion vom 10. bis 13. November 1989 in Hohenems, Österreich. Vaduz, Fürstentum Liechtenstein

Schmid-Giovannini S (1976) Sprich mit mir. Marhold, Berlin

Schmid-Giovannini S (1985) Ratschläge und Anleitungen für Eltern und Erzieher hörgeschädigter Kinder, Heft 1. Internationales Beratungszentrum, Zollikon, Schweiz

Schmid-Giovannini S (1986) Ratschläge und Anleitungen für Eltern und Erzieher hörgeschädigter Kinder, Heft 2. Internationales Beratungszentrum, Zollikon, Schweiz

Schmid-Giovannini S (1987) Ratschläge und Anleitungen für Eltern und Erzieher hörgeschädigter Kinder, Heft 3. Internationales Beratungszentrum, Zollikon, Schweiz

Schulte K (1974) Phonembestimmtes Manualsystem (PMS). Neckar-Verlag, Villingen-Schwenningen

Schulte K, Roesler H, Ding H (1969) Akusto-vibratorische Kommunikationshilfe. Verlag Hörgeschädigte Kinder, Kettwig/Ruhr

Schulte K, Ding H (1983) Initialer Sprachaufbau. Neckar-Verlag, Villingen-Schwen-
   ningen
Sendlmeier WF (1988) Hörtraining durch Merkmalsfokussierung. Hörgeschädigten-
   pädagogik 2: 71–106
Simser J (1989) Developing speech through listening. In: Internationales Beratungs-
   zentrum Meggen (Hrsg) Congress Report Berchtesgaden 1989. Meggen
Stadler B (1978) Sprechhandeln und Grammatik Band 1 und 2. Oldenbourg, München
Stadler M, Seeger F, Raeithel A (1977) Psychologie der Wahrnehmung, 2. Aufl. Juventa,
   München
Sternberg Y (1973) Eine Typologie der verbalen kommunikativen Situation. In: Kochan
   DC (Hrsg) Sprache und kommunikative Kompetenz. Klett, Stuttgart
Stone P, Adam A (1986) Is your child wearing the right hearing aids? Principles for
   selecting and maintaining amplifikation. The Volat Review 88: 45–54
Szagun G (1983) Bedeutungsentwicklung beim Kind. Urban&Schwarzenberg, Mün-
   chen Wien Baltimore
Teigland AD, Wesley RW (1982) Visual backward masking of selected visemes. J Speech
   and Hearing Research 25:269–274
Trubetzkoy NS (1971) Grundzüge der Phonologie. Hofgrefe, Göttingen
Uden A van (1963) Das gegliederte Ziel der Hausspracherziehung. In: Bericht über
   die Arbeitstagung Früherziehung hörgeschädigter Kinder. Berlin, Aachen
Uden A van (1968) Cybernetics and the instruction of the deaf. Instituut voor Doven,
   St. Michielsgestel
Uden A van (1976) Die Welt der Sprache für gehörlose Kinder. Neckar-Verlag, Villin-
   gen-Schwenningen
Uden A van (1987) Das gehörlose Kind – Fragen seiner Entwicklung und Förderung.
   Hörgeschädigtenpädagogik, Beiheft 5, 3. Aufl
Uden A van (1988) Teilleistungsstörungen beim gehörlosen Kind. Hörgeschädigten-
   pädagogik, Beiheft 22
Voit H (1977) Sprachaufbau beim gehörlosen Kind aus der Perspektive gestörter Be-
   ziehung. Schindele, Rheinstetten
Watzlawick, Beavin JH, Jackson DD (1974) Menschliche Kommunikation – Formen,
   Störungen, Paradoxien. Huber, Stuttgart
Wedenberg E (1966) Methoden und Möglichkeiten des Hörtrainings mit Kindern.
   Studium Generale 1:1–13
Wedenberg E (1981) Auditory training in historical perspective: W.W. Wilkerson Me-
   morial Lecture. In: Bess FH et al. (eds) Amplification in Education. Alexander
   Graham Bell Assoc. for the Deaf, Washington
Whetnall E, Fry DB (1970) Learning to hear. William Heinemann, London
Wood D, Wood H, Griffiths A, Howart I (1986) Teaching and talking with deaf children.
   John Wiley & Sons, Chichester New York
Wozniak VD, Jackson PL (1979) Visual vowel and diphtong perception from two ho-
   rizontal viewing angles. J Speech and Hearing Research 22:354–365
Wunderlich D (1976) Studien zur Sprechakttheorie. Suhrkamp, Frankfurt am Main

Springer-Verlag und Umwelt

Als internationaler wissenschaftlicher Verlag sind wir uns unserer besonderen Verpflichtung der Umwelt gegenüber bewußt und beziehen umweltorientierte Grundsätze in Unternehmensentscheidungen mit ein.

Von unseren Geschäftspartnern (Druckereien, Papierfabriken, Verpackungsherstellern usw.) verlangen wir, daß sie sowohl beim Herstellungsprozeß selbst als auch beim Einsatz der zur Verwendung kommenden Materialien ökologische Gesichtspunkte berücksichtigen.

Das für dieses Buch verwendete Papier ist aus chlorfrei bzw. chlorarm hergestelltem Zellstoff gefertigt und im pH-Wert neutral.